国家自然科学基金面上项目（81471645、81871333）资助出版

神经系统感染和免疫性
疾病影像诊断学

主　编　高　波　宫　利　褚文政　吕　翠

主　审　赵　钢

副主编　余　晖　陈启华　冯国栋　张　刚

科学出版社

北　京

内 容 简 介

　　本书是一部神经系统感染和免疫性疾病影像学诊断思路的专著，由国内近 20 家医院参与编写。它以神经系统感染性、免疫性疾病临床诊断思维为切入点，将其影像学与临床表现紧密联系起来，从临床医师角度审视影像。本书通过总结其影像学和疾病演变存在的规律特点，指导临床医师正确分析读片，进而协助临床医师做出正确决策，本书的出版有助于提高神经科医师的影像诊断水平和临床分析思维能力。本书立足于临床实用，编排科学新颖，图像资料丰富，在形式和内容上有较多创新。

　　本书是神经病学、影像学和相关专业临床医师及住院医师规范化培训不可或缺的必备参考书。

图书在版编目（CIP）数据

神经系统感染和免疫性疾病影像诊断学 / 高波等主编. —北京：科学出版社，2021.7
　ISBN 978-7-03-066236-1

Ⅰ. ①神… Ⅱ. ①高… Ⅲ. ①神经系统疾病–影像诊断 Ⅳ. ①R741.04

中国版本图书馆 CIP 数据核字（2020）第 182479 号

责任编辑：周　园　朱　华 / 责任校对：宁辉彩

责任印制：李　彤 / 封面设计：范　唯

国家自然科学基金面上项目（81471645、81871333）资助出版

科 学 出 版 社 出版
北京东黄城根北街 16 号
邮政编码：100717
http://www.sciencep.com

北京虎诚则铭印刷科技有限公司 印刷
科学出版社发行　各地新华书店经销

＊

2021 年 7 月第　一　版　　开本：787×1092　1/16
2022 年 1 月第二次印刷　　印张：15 1/4
字数：371 000

定价：136.00 元
（如有印装质量问题，我社负责调换）

《神经系统感染和免疫性疾病影像诊断学》
编委名单

序 言 一

近年来，随着旅行者和移民的逐年增多以及数字媒体的传播，信息传播和接收速度变快，使得神经科医师和影像科医师可以了解到以前受限于地理区域的疾病。现在不管是发达国家还是发展中国家，其神经病学的研究都有了突飞猛进的进步。在未来的几十年里，神经系统感染性疾病和神经免疫学的研究将会迎来一个更广阔的发展空间。

现代医学影像技术的迅速发展，对神经系统传统或新发感染免疫性疾病的诊断、治疗的重要性越来越凸显。随着神经影像和微生物诊断技术的进步，发现痴呆和脑卒中潜在感染因素的范围正在扩大。熟悉这类疾病的临床和实验室特征将有助于鉴别可治疗的疾病实体，并避免在其他患者中误诊误治。作为现代影像成像方式，CT、MRI和PET/CT正在我国广泛使用，为了满足我国人民日益增长的医疗服务需求，需要大量具备最新影像知识的影像科医师。随着远程医疗和远程影像的发展，偏远地区的患者也会从这种飞速发展的技术中受益。

该书的出版顺应时代潮流，对神经系统感染和免疫性疾病进行了全面、系统的阐述，并参阅了国内外最新资料，从诊断思维的视角出发，重点介绍了神经系统感染和免疫性疾病的影像诊断流程，对于这类疾病的预防和诊断具有重要价值。该书立足于临床，实用适用，内容丰富，图文并茂，语言精练，编排上层次分明、重点突出。相信该书的问世，将对提高神经系统感染和免疫性疾病的影像学检查和诊断水平，丰富世界医学文库起到良好的促进作用。该书不仅是临床神经科和影像科医师的必备参考书，也可以作为住院医师和研究生的教材。

相信该书的出版会使广大读者从中获益，我也非常乐意将该书推荐给各位同道阅读学习。

焦 俊

贵州医科大学附属医院

2020 年 9 月

序 言 二

　　几十年来，神经系统感染和免疫性疾病的疾病谱和分类已经发生了重大变化，其影像学和临床治疗方法也随之发展。该书包括了神经系统感染和免疫性疾病的临床表现、影像表现、诊断思维和最新前沿知识，这部专著的出版非常及时！

　　目前临床应用的神经影像技术包括结构磁共振成像（structural magnetic resonance imaging）、对比增强磁共振血管成像、磁共振灌注加权成像和 CT 成像、观察神经组织中水分子布朗运动的弥散加权磁共振成像（diffusion weighted MRI-DWI）、正电子发射体层摄影（positron emission tomography，PET）、功能性磁共振成像（functional MRI）、用于检测疾病发展过程中各种代谢物的磁共振波谱（magnetic resonance spectroscopy，MRS）、检测出血沉积的磁敏感加权成像（susceptibility weighted imaging，SWI）及利用影像技术引导的穿刺活检等。该书详细介绍了这些成像技术在各种神经系统感染和免疫性疾病中的临床应用，并提供相应诊断流程和鉴别诊断思路。该书系统分析了各种引起脑炎、脑膜炎的新发感染的影像表现，包括细菌、病毒、真菌、无菌性和肉芽肿性疾病。该书还介绍了全球某些地区暴发的目前还比较少见的疾病，总结了其影像特点及进展，同时提醒读者不要被一些常见感染的不常见表现所蒙蔽。

　　该书是一部关于神经系统感染和免疫性疾病影像诊断的出色专著。它涵盖了目前神经系统感染和免疫性疾病的临床、病理、影像、诊断、鉴别诊断及相关治疗的最新进展。我衷心祝贺作者圆满完成这项工作！同时，影像技术的发展日新月异，我殷切期待这本专著将来能够再版。

王毅翔

香港中文大学医学院

2020 年 9 月

前　言

　　神经系统感染和免疫性疾病的诊断和治疗往往是日常临床遇到的复杂问题。它要求我们必须系统掌握相关病理学、解剖学、生理学和影像学及病毒学、寄生虫学、免疫学等全面知识，以便能肯定地做出最终诊断。一方面，对影像解剖和病理学的交叉研究将会为神经系统感染和神经免疫学的理解和研究提供有价值的科学证据；另一方面，先进的磁共振成像技术，如扩散加权成像、灌注加权成像、磁敏感加权成像和磁共振波谱成像等，为神经系统感染和免疫性疾病与其他病变（如肿瘤、代谢性或缺血性疾病）的鉴别，提供了重要辅助诊断证据。如何解决日常工作中的疑难问题，对于临床医师和神经影像专家来说，仍然是一个巨大的挑战。本书力求为神经系统感染和免疫性疾病的诊断提供实用方法和有效途径。

　　本书系统阐述了各种神经系统感染，如病毒、细菌、寄生虫和机会性感染，包括三个专题：脑血管感染并发症、脊髓感染和儿童感染；CNS免疫性疾病，包括多发性硬化和其他脱髓鞘疾病、肉芽肿疾病、自身免疫性脑炎、脑膜炎性疾病和脊髓炎性/自身免疫性疾病。本书重点论述了神经系统感染和免疫性疾病的神经影像学特征和理论，可作为理解、预防和诊断这些疾病的实用手册和临床指导。每章都尽可能地对当前的新兴或有争议观点做全面说明与讨论，某些章节的结构编排还具有个性化，不仅方便作者说明解决复杂疾病的途径，更有助于读者理解其临床、病理和影像特征的一致性。尽管不同章节的主题内容之间存在着一些重叠，但这无疑有益于读者从不同角度更好地加以理解和领会。我们希望这部专著成为医学本科生、住院医师、研究生的必备参考书，相信影像学、神经病学、神经外科和相关学科读者都将从中受益。

　　本书收录的大多数病例资料来源于编者所在的单位，我们衷心感谢为本书做出贡献的所有专家。本书从酝酿到编写、校稿过程中得到了空军军医大学西京医院赵钢教授、复旦大学附属中山医院冯国栋教授的大力支持，同时还得到了国内著名影像学专家卢光明教授、陈敏教授、马林教授、王学建教授等前辈的精心指导和鼓励鞭策；美国南加利福尼亚大学Keck医学院放射科Chi-Shing Zee教授、Meng Law教授和明尼苏达大学医学院放射科Alexander McKinney教授也对本书提出了很好的建议并提供了部分图片；贵州医科大学附属医院影像科焦俊教授、香港中文大学医学院王毅翔教授在百忙中欣然为本书作序。本书的顺利出版得到国家自然科学基金面上项目（81471645、81871333）的资助和贵州医科大学附属医院国家自然科学基金面上项目配套经费支持（项目名称：先兆子痫导致认知功能障碍机制的多模影像学研究）。本书在编写、出版及宣传过程中，各位老师和同道都给予了热心支持和辛勤付出，本人谨代表本书编委会表示衷心的感谢！

　　限于个人学术水平，书中不足祈盼各位同道不吝赐教，以便再版时改进提高！

高　波

2020年8月28日

目 录

第一章　神经系统感染和免疫性疾病诊断决策 ·· 1
　第一节　临床诊断流程 ·· 1
　第二节　诊断思维 ·· 4
　第三节　影像学诊断流程 ·· 8
　第四节　人工智能 ·· 10
　参考文献 ·· 12
第二章　病毒感染 ·· 14
　第一节　病毒性脑膜炎 ·· 15
　第二节　亚急性硬化性全脑炎和进行性风疹性全脑炎 ·· 17
　第三节　流行性乙型脑炎、西尼罗河病毒性脑炎 ·· 19
　第四节　肠道病毒脑（膜）炎 ·· 21
　第五节　新型冠状病毒肺炎 ·· 23
　参考文献 ·· 26
第三章　细菌感染 ·· 27
　第一节　脑脓肿 ·· 27
　第二节　脑室炎 ·· 30
　第三节　硬膜下积脓 ·· 31
　第四节　硬膜外脓肿 ·· 33
　参考文献 ·· 36
第四章　寄生虫感染 ·· 37
　第一节　脑弓形虫病 ·· 37
　第二节　脑阿米巴病 ·· 39
　第三节　脑囊虫病 ·· 41
　第四节　脑包虫病 ·· 44
　第五节　脑旋毛虫病 ·· 45
　第六节　脑血吸虫病 ·· 48
　第七节　脑肺吸虫病 ·· 51
　第八节　脑裂头蚴病 ·· 55
　第九节　广州管圆线虫病 ·· 57
　参考文献 ·· 58
第五章　特殊病原体感染 ·· 60
　第一节　结核感染 ·· 60
　第二节　莱姆病 ·· 64
　第三节　梅毒 ·· 68

第四节 钩端螺旋体病 …………………………………………………… 71
第五节 朊粒病 ………………………………………………………… 73
第六节 猫抓病 ………………………………………………………… 76
第七节 惠普尔病 ……………………………………………………… 78
参考文献 ……………………………………………………………… 80

第六章 机会性感染 …………………………………………………… 81
第一节 AIDS 概论 …………………………………………………… 82
第二节 AIDS 的病毒感染 …………………………………………… 83
第三节 AIDS 的原虫感染 …………………………………………… 84
第四节 AIDS 合并结核的神经系统机会性感染 …………………… 85
第五节 真菌的神经系统机会性感染 ………………………………… 86
参考文献 ……………………………………………………………… 88

第七章 脑血管感染并发症 …………………………………………… 90
第一节 感染性血管炎 ………………………………………………… 90
第二节 感染性栓塞 …………………………………………………… 93
第三节 感染性动脉瘤 ………………………………………………… 96
第四节 脑静脉窦栓塞 ………………………………………………… 98
参考文献 ……………………………………………………………… 101

第八章 儿童神经系统感染 …………………………………………… 103
第一节 先天性及新生儿感染 ………………………………………… 103
第二节 病毒性感染 …………………………………………………… 106
第三节 化脓性脑炎 …………………………………………………… 112
第四节 真菌感染 ……………………………………………………… 116
第五节 寄生虫感染 …………………………………………………… 118
参考文献 ……………………………………………………………… 121

第九章 脱髓鞘疾病 …………………………………………………… 123
第一节 多发性硬化 …………………………………………………… 123
第二节 视神经脊髓炎谱系疾病 ……………………………………… 127
第三节 急性播散性脑脊髓炎 ………………………………………… 131
第四节 同心圆性硬化 ………………………………………………… 133
第五节 弥漫性硬化 …………………………………………………… 135
参考文献 ……………………………………………………………… 137

第十章 中枢神经系统血管炎 ………………………………………… 139
第一节 原发性中枢神经系统血管炎 ………………………………… 141
第二节 继发性中枢神经系统血管炎 ………………………………… 145
第三节 系统性血管炎导致的中枢神经系统血管炎 ………………… 149
参考文献 ……………………………………………………………… 152

第十一章　肉芽肿疾病·········153
　第一节　痛性眼肌麻痹综合征·········153
　第二节　淋巴细胞性垂体炎·········155
　第三节　神经结节病·········158
　第四节　淋巴瘤样肉芽肿·········161
　第五节　炎性肌成纤维细胞瘤·········163
　第六节　朗格汉斯细胞组织细胞增生症·········164
　参考文献·········167

第十二章　自身免疫性脑炎·········169
　第一节　自身免疫性脑炎的分类方法及临床特点·········169
　第二节　自身免疫性脑炎特殊综合征·········171
　参考文献·········178

第十三章　脑膜炎·········180
　第一节　细菌性脑膜炎·········183
　第二节　结核性脑膜炎·········187
　第三节　病毒性脑膜炎·········191
　第四节　真菌性脑膜炎·········194
　第五节　癌性脑膜炎·········197
　参考文献·········201

第十四章　脊髓病变·········203
　第一节　脊髓脓肿·········203
　第二节　多发性硬化·········205
　第三节　视神经脊髓炎谱系疾病·········210
　第四节　特发性急性横贯性脊髓炎·········212
　第五节　蛛网膜炎·········214
　参考文献·········216

第十五章　周围神经病变·········217
　第一节　臂丛神经炎·········217
　第二节　吉兰-巴雷综合征·········220
　第三节　慢性炎性脱髓鞘性多发性神经病·········224
　第四节　多灶性运动神经病·········227
　参考文献·········229

第一章　神经系统感染和免疫性疾病诊断决策

　　神经系统感染性疾病是病原微生物（细菌、病毒、真菌、寄生虫等）侵入神经系统导致的炎症性疾病。根据病原微生物侵入部位的不同，分为中枢神经系统感染（包括脑炎、脑膜炎、脑膜脑炎、血管炎、脊髓炎、脑脊髓炎等）和周围神经系统感染。传统的免疫相关神经系统疾病可能是感染和免疫应答直接参与的疾病，包括中枢/周围神经系统炎性脱髓鞘病变（如多发性硬化、视神经脊髓炎、急性播散性脑脊髓炎、吉兰-巴雷综合征等），系统性自身免疫性疾病累及神经系统（如狼疮脑病、神经贝赫切特综合征、神经结节病、原发或继发性系统性血管炎等）。中枢神经系统和外周神经系统的很多疾病与抗神经元自身抗体相关，相应的靶抗原包括神经元胞内神经肿瘤抗原和神经元表面抗原。

　　神经系统感染和免疫性疾病在病程、临床症状、神经影像等多个层面具有相似性，在临床诊治中易于混淆。就前驱症状而言，病毒性脑炎和急性播散性脑脊髓炎均可出现上呼吸道症状；在病程发展速度上，单纯疱疹病毒性脑炎和急性播散性脑脊髓炎均起病急、病情发展快，短时间内迅速进展；在临床症状方面，发热不仅仅出现于各种脑炎、脊髓炎、急性中枢神经系统脱髓鞘病变、系统性血管炎、自身免疫性脑炎均可在病程中出现发热；以神经影像为例，"刀切征"不仅出现于各种病毒性脑炎（单纯疱疹病毒、带状疱疹病毒），也可见于自身免疫性脑炎（NMDA 受体脑炎）中。此外，神经系统感染性疾病与免疫性疾病也可互相转化。长期接受免疫抑制剂的自身免疫患者，本身容易罹患各种机会性感染；而感染性疾病可诱导自身免疫攻击，导致神经免疫性疾病的发生。因此，神经系统感染性疾病与免疫性疾病的鉴别，不能着眼于某一层面，而要把握全局，从流行病学、起病、病程进展、临床症状/体征、实验室检查、神经影像甚至病理等多个方位剖析。

第一节　临床诊断流程

　　神经系统感染和免疫性疾病的确诊依赖于病原学或自身免疫抗体的检查。病原学检查是神经系统感染性疾病确诊的主要手段，根据病原不同，检测方法也有所不同。如对细菌和真菌性感染，培养是金标准，但是耗时费力，且阳性率相对较低；而病毒性感染，则主要依赖于病毒核酸检测（聚合酶链反应，PCR），普通实验室的条件不能完全胜任。总体上，由于病原诊断阳性率较低，因此往往需要综合患者的既往史、现病史、临床症状/体征和影像学等多重证据进行综合判断，其中影像学可为神经系统感染和免疫性疾病的病因诊断提供重要依据。

　　就易感人群而言，儿童、老年人及其他免疫力低下人群易罹患感染性疾病，而中青年（尤其是女性）则是自身免疫性疾病的相对高发人群，常出现低热、口干、眼干、脱发、皮疹、光过敏、雷诺现象等神经系统外症状；高纬度区域是中枢神经系统脱髓鞘病（特别是多发性硬化）的好发地带，而热带区域则多见各种感染性疾病（如疟疾、登革热、乙型脑炎）；经济发达地区感染性疾病要少于贫穷落后地区。感染性疾病要特别注意疫区、疫水接触史，如长江中下游地区（如洞庭湖区）为血吸虫病流行病区，而西北牧区则为包虫病、囊虫病（图1-1-1）多发区。接触猫类宠物要考虑到脑弓形虫病，密切接触鸽等禽类是隐球菌脑炎的高危因素，既往有犬、猫及蝙蝠咬伤而未接受主动/被动免疫者，要警惕狂犬病脑炎的发生；有不洁水源戏耍、潜泳者，出现急性脑病时要注意筛查阿米巴原虫。

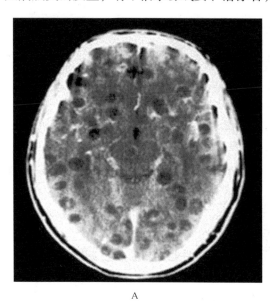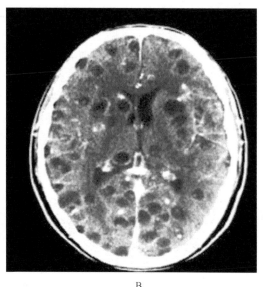

图1-1-1 脑囊虫病

男，45岁；A.头颅CT平扫示颅内双侧大脑半球多发低密度灶，伴钙化，部分病灶内可见头节；B.CT增强示病灶呈部分结节状、环形强化

临床症状方面，部分症状/体征具备一定特殊性，如初期出现腓肠肌疼痛伴淋巴结肿大的脑炎患者，多见于钩端螺旋体感染；游走性环形红斑、心肌炎、双侧面瘫要考虑莱姆病可能。出现发作性皮肤刺痒、神经痛，需警惕多发性硬化的发作性症状；反复呃逆要考虑视神经脊髓炎患者极后区病变；急起高热、呼吸衰竭、抽搐，首先要考虑到乙型脑炎（图1-1-2）；而青少年人群出现记忆力下降、肌阵挛时，如患者未接种或既往有麻疹病史，需高度怀疑麻疹病毒引起的亚急性硬化性全脑炎。恐水、自主神经功能紊乱（如异常竖毛）是狂犬病的特征性症状；口腔、生殖器反复溃疡患者，出现神经系统症状时要首先考虑神经贝赫切特综合征；出血性皮疹则是流行性脑脊髓膜炎的特征之一。

对神经系统感染和免疫性疾病而言，影像学检查所起的作用举足轻重，一般能够提供指向性的作用。最常出现颅内"满天星"样改变的疾病包括脑囊虫病、颅内播散性结核、脑转移瘤，而基底池粘连则是结核性脑膜炎、隐球菌脑炎的表现之一，后者影像上的特殊表现——"皂泡征"（多见于基底核、脑干）有助于诊断（图1-1-3）。与单纯疱疹病毒性脑炎较少侵犯基底核不同，EB病毒脑炎患者影像检查可见基底核灰质核团受累（图1-1-4）；而乙型脑炎等黄病毒科脑炎（包括西尼罗河脑炎）易侵犯双侧丘脑。先天感染的巨细胞病毒容易导致基底核、脑室旁、小脑对称性钙化；后天感染的巨细胞病毒容易

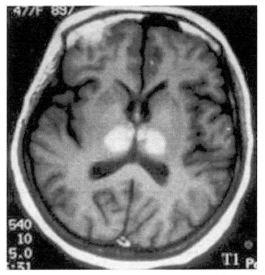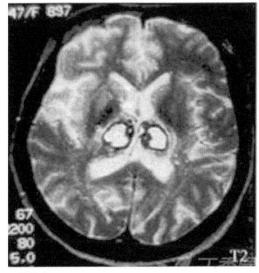

图 1-1-2　乙型脑炎

MRI 平扫示双侧丘脑类圆形短 T_1 长 T_2 信号，T_2WI 可见病灶周边短 T_2 低信号环，提示出血性坏死

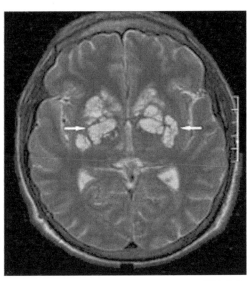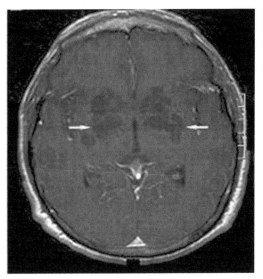

图 1-1-3　隐球菌脑炎

男，52 岁；MRI 平扫示双侧基底核，可见扩大的血管周围间隙

导致脑室炎。影像移行性最常见于裂头蚴、血吸虫及脑肺吸虫病，其代表性的"隧道征"是虫体在脑组织内移动所致，增强可见扭曲的虫体，呈"环叠环"样。容易出现感染后血管炎的病原体包括：水痘-带状疱疹病毒、支原体、结核分枝杆菌、新型隐球菌、毛霉菌、伊曲霉菌、梅毒螺旋体、钩端螺旋体。"黑洞征""插梳征"是中枢神经系统（CNS）脱髓鞘疾病常见的影像表现，长节段脊髓炎则多见于视神经脊髓炎谱系病，"洋葱球"样影像往往提示同心圆性硬化。

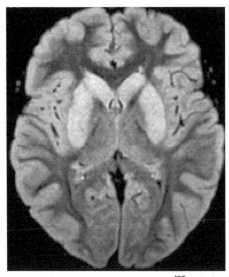
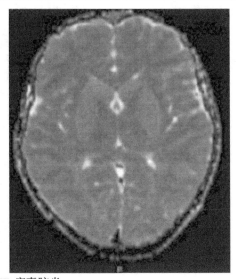

图 1-1-4　EB 病毒脑炎

男，8 岁；头颅 MRI 示双侧基底核对称性病变，累及深部灰质核团（尾状核、壳核）

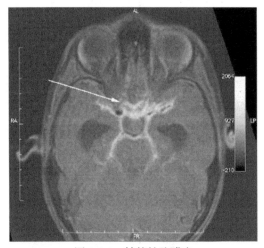

图 1-1-5　结核性脑膜炎

男，6 岁；MRI 增强示基底池内软脑膜明显强化

常规实验室检查在神经系统感染和免疫性疾病的诊断中作用有限，一定比例的异型淋巴细胞的出现代表 EB 病毒感染，外周血嗜酸性粒细胞增多提示过敏反应、寄生虫感染可能。米汤样脑脊液提示化脓性脑膜炎，而脑脊液中氯化物降低则是结核性脑膜炎（图 1-1-5）的表现之一（脑脊液中氯化物主动转运受阻），脑脊液中嗜酸性粒细胞明显升高（高于 30%）则是广州管圆线虫病的表现。脑脊液寡克隆带阳性提示 CNS 脱髓鞘病变，也提示亚急性硬化性全脑炎。脑脊液自身免疫性抗体则有助于自身免疫性脑炎、周围神经系统脱髓鞘病变的诊断。最新的脑脊液病原二代测序有助于致病微生物的确认，并可能在常规脑脊液培养之前给予患者行之有效的抗感染治疗。

第二节　诊断思维

（一）临床诊断中的挑战

神经内科疾病种类繁多，临床诊疗选项也不仅仅是感染和免疫性疾病。随着医学的发展，新的疾病和诊断层出不穷。由于疾病和人群的多样性，同一种疾病可以有不同的病因、表现，即便是日益完善的指南，也无法提供一个放之四海而皆准的方法。因此，如何面对症状复杂多变的患者和海量的疾病，避免管中窥豹导致的漏诊、误诊，对于每个神经科医师而言都是巨大挑战。

正所谓"不识庐山真面目，只缘身在此山中"，因为没有"走出迷雾"去看疾病的全貌，所以容易被一些线索所迷惑、误导。举例来说，一个年轻患者，出现颅内多发的白质病灶，偏偏患者还存在时间上的多发，于是诊断为"多发性硬化"，然后给予激素冲击、免疫调节，殊不知，多发性硬化的诊断，首先即需要除外其他类似疾病，如心房黏液瘤、淋巴瘤、结缔组织病（系统性红斑狼疮、干燥综合征）、Binswanger 病、结节病、中枢神经系统血管炎等；一个头颅 MRI 出现"花边征"的患者，无论有无认知障碍、锥体外系病变、小脑疾病等症候，直接做出"克-雅病"的诊断，殊不知能够导致皮质选择性坏死的疾病（包括线粒体脑病、桥本脑病、缺氧缺血性脑病），都有可能出现类似的影像表现；一个急性对称型四肢远端无力、麻木的患者，恰好病前还有可疑感染史，似乎完全符合"吉兰-巴雷综合征"的诊断，却不料患者来自森林，为蜱性麻痹。

一个合格的神经科医师，应该避免在诊断中断章取义。准确无误的定位是诊断的先决条件，没有准确的定位，就没有后来的准确定性。要做到准确无误的定位，牢记神经科疾病的症状/体征并结合神经解剖知识是关键。概而言之，神经科的疾病离不开"349"原则，即 3 类病灶——局灶性、弥漫性、系统性；4 种症状——破坏、刺激、释放、失联络；九大类疾病（即 Midnights）——m（代谢）、i（炎性）、d（退行）、n（肿瘤）、i（感染）、g（内分泌）、h（遗传）、t（中毒/外伤）、s（卒中）。总体来说，神经科各种疾病就是以上要素的排列组合。

（二）重视多学科知识积累

在神经科疾病的诊断中，仅掌握神经科知识就足以应对各种疾病了吗？答案显然是否定的。一名优秀的内科医师，不一定是一名优秀的神经科医师；然而，要成为一名出色的神经科医师，必定要先有扎实的内科功底。神经科学是在内科的基础上衍生而来，大多数神经科疾病的病因都有内科疾患的影子。若不了解亚急性心内膜炎有全身各处栓塞的发生，就不会明白为何有的患者接连出现脑梗死、急性腹痛、下肢坏死；若不了解干燥综合征可以继发淀粉样变、肾小管酸中毒，就难以理解有些患者反复出现低钾发作、异常碱性尿，而干燥综合征引起的长节段脊髓病变也是屡见不鲜；若不了解卟啉病可以出现间歇性神经精神症状、发作性腹痛及周围神经病变，就不会反复采集急腹症样发作+发作性神经精神异常的患者的尿液；若不了解莱姆病导致的皮肤、心脏、周围神经病变，就不会去探查类吉兰-巴雷综合征患者的心电图、心脏彩超及皮肤红斑；了解曼氏血吸虫倾向于累及脊髓圆锥、马尾，才能将血吸虫病纳入孤立脊髓占位的病因诊断范畴中。相似的例子还有很多，只有熟练掌握内科，甚至外科、儿科、感染科知识，才能站在更高的平台上去分析、探索神经科疾病。尤其在神经感染与免疫性疾病的诊疗过程中，牢牢掌握风湿免疫科、感染科甚至肿瘤科的知识，才能立于不败之地。事实上，感染、免疫、肿瘤三者之间易于互相混淆，诊断神经免疫性疾病的前提是排除感染、肿瘤。如对于多发性硬化，即便出现临床、影像的时空多发，还需要排除其他疾病（如淋巴瘤、转移瘤、神经莱姆病等）。

（三）临床决策中的辩证思维

诊疗过程中，当临床医师掌握了一定的临床资料后，不可避免地会直面临床决策这一关键步骤。严格说来，医学是一门以科学为基础的实践学。临床诊疗中，每个患者都是一个独立的个体，相同的病因在各种环境因素、体质差异上，完全可以表现出截然不同的症状。线粒体脑肌病因为突变基因的差异，会出现 Kearns-Sayre 综合征、慢性进行性眼外肌麻痹、CPEO 综合征、MELAS 综合征、MERRF 综合征、Leigh 病、Leber 视神经萎缩、线粒体胃肠型脑肌病等类型，甚至出现两种的重叠；类风湿关节炎能出现关节、皮肤、脑膜、周围神经等不同器官受累的集合，HIV 感染更是能累及全身各个系统、器官。面对如同密码组合般的诊断难题，如何真正把握疾病的脉搏，从而得到真正的答案，一直是神经病学实践者每时每刻都需要面临的问题。"思"是诊断过程中的重中之重，没有临床思维的医师是可怕的，要么先入为主而不能自拔，要么人云亦云没有主见。因此在临床诊断决策中，辩证地分析疾病是先决条件。

可以这样比喻，丰富的知识储备是神经科医师的"硬件"，缜密的辩证临床思维则是"软件"，两者缺一不可且相辅相成，由此方可避免诊断中的大海捞针和一叶障目现象，能够对疾病的病因、起病、病情进展、预后、可能的鉴别诊断有完整的概括，并且以自己的形式组织起来，深知"横看成岭侧成峰，远近高低各不同"的道理。举例来说，脑血管病患者可以以"发作—缓解—发作—缓解"的形式出现，而不是教科书式的急骤起病，原因在于栓子的迅速再通或是血流障碍的逆转；中枢神经系统脱髓鞘病变可以以占位（脱髓鞘假瘤）、对称性白质病变（Murburg 型）出现，而不仅仅是侧脑室旁"插梳"式病灶。每一个症状/体征、检查结果，都有对应的原因，将这些原因加以整合加工，最终即指向疾病的罪魁祸首。一个颅内多发占位、痫性发作、喜食麻辣烫的患者，对应的常是寄生虫感染（囊虫病居多）；有周围神经病变的患者，如果有口唇干燥、欲哭无泪、肺部多发囊肿，需要考虑干燥综合征；急性炎性脱髓鞘性多发性神经病变异型不仅仅是 Fisher 综合征，还有急性自主神经功能不全；中线附近占位、CT 平扫稍高密度、影像病灶明显而临床症状轻微、增强后有结节样强化，很大可能上是中枢神经系统淋巴瘤；年少即存在糖尿病、癫痫发作，如果合并身材矮小、视力障碍，首先考虑的是线粒体脑肌病。如果临床医师脑中缺乏大量知识信息，抑或是仅仅生搬硬套、断章取义，必然会南辕北辙。

（四）抓住疾病的共性与个性

从唯物辩证法出发，共性与个性是密切联系、不可分割，为辩证统一的关系。一方面，共性寓于个性之中，并通过个性表现出来；另一方面，个性也离不开共性而独立存在。同样，将此观点运用于神经科疾病中，我们会发现，再特殊的疾病，它也总是和同类疾病中的其他病变有共同之处。如炎性脱髓鞘脑病，因为病灶中心髓鞘脱失严重，病灶在 T_1WI 上出现"黑洞征"，T_2WI 上出现"煎蛋征"；中毒性脑病容易累及基底核团和大脑白质，在 MRI 上出现对称的白质和基底核病变。反过来说，隶属于同一类病变的各种疾病，也有其特殊之处可与其他疾病区分开来。脱髓鞘脑病可以有典型的病变多发且垂直于侧脑室的多发性硬化，也有表现为"同心圆样"的巴洛病，以占位为突出表现的脱髓鞘假瘤；中毒性脑病里，甲醇中毒可以出现外囊对称病灶合并严重酸中毒，海洛因脑病选择性累及内囊后肢，肝性脑病可以出现双侧基底核对称性 T_1 短信号，还可出现双侧岛叶异常信号；线粒体脑肌病、糖原沉积病和脂质沉积病都有运动不耐受表现，糖原沉积病患者难以进行短跑、跳远等需要短时间大量耗能的运动，脂质沉积病的无力症状在长时间耐久运动中更为明显，线粒体脑肌病则对任何运动都表现出不能耐受。

在临床诊疗过程中，临床医师需要不断整合疾病的共性和个性，以期最大限度地还原疾病真貌。举例来说，一例发病的肌张力障碍青年患者，我们很快就能够将病灶定位于锥体外系，因为锥体外系疾病的共性就是肌张力障碍，包括舞蹈样症状和帕金森病样症状。但是随即而来的问题就是，Midnights 九大类疾病都有相应的锥体外系病变与之对应，应该如何着手？

首先，病史中的起病情况、病程长短能够为我们提供初步线索。急性起病者，优先考虑急性中毒、代谢紊乱、感染、血管病变可能；如果患者有双侧基底核的对称病灶，优先考虑中毒性疾病；再往下追寻，有典型起病—假愈—加重病程患者，往往对应的是 CO 中毒，食用甘蔗后立即起病者，要警惕霉变甘蔗中毒；如果患者有发作—完全缓解病史，且有生气、哭泣时加重表现，一定要警惕烟雾病，血管检查必不可少；而如果患者出现前驱感染、发热，影像学发现不完全对称的基底核病灶时，要考虑是否存在病毒感染的可能，流行性乙型脑炎、腮腺炎病毒易累及以上部位。如果患者为隐匿、慢性起病，有加重趋势，要考虑遗传代谢、慢性中毒、内分泌及肿瘤性病变。更详细地说，锰中毒患者常有电焊、蓄电池制造接触史，双侧基底核可出现 T_1 短信号，提示为顺磁性物质沉积；汞中毒可以出现明显姿势性震颤、指甲的 Mee 线；内分泌性病变中，甲状旁腺激素减低和假性甲状旁腺激素减低的患者，都有特异性基底核"星火"样钙化，伴随血钙降低、血磷升高，伴或不伴甲状旁腺激素降低；遗传病变中，对小剂量多巴丝肼片有戏剧性疗效的，要考虑多巴反应性肌张力障碍；合并肌酸肌酶升高、脂蛋白下降、周围神经病变的患者，首要完善外周血涂片，明确棘红细胞增多症的可能；对出现肝功能异常，角膜 K-F 环患者，要考虑肝豆状核变性；有明显遗传早现病史者，首发症状为小脑性共济失调者，要考虑脊髓小脑共济失调可能，如有早期侧脑室扩大、尾状核萎缩患者，要考虑亨廷顿病可能；有基底核"虎眼征"患者，很大可能是哈勒沃登-施帕茨病（Hallervorden-Spatz disease，HSD）。仅锥体外系病变就有这么多种疾病，而锥体外系病变也只是神经科疾病中的冰山一角。因此，只有熟练掌握每一个疾病的共性和个性，并在诊断中合理分析，疾病才有可能确诊。

（五）常见疾病和少见疾病的抉择

对于常见疾病和少见疾病的把握，同样要做到辩证思考。从常理来说，在诊断疾病的过程中，神经科医师不应把太多精力放在少见病或罕见病上，而应该首先考虑常见病。事实上，医院神经科大多数遇到的为常见疾病。接诊一个老龄、具有血管病危险因素的卒中患者，我们不会率先考虑血管炎、夹层、卵圆孔未闭等青年卒中原因，而会优先考虑动脉硬化、动脉-动脉栓塞可能；遇见一个有前驱感染、出现急性意识障碍、痫性发作的青年患者，我们也会优先考虑颅内感染（尤其病毒性脑炎）或者急性播散性脑脊髓炎（ADEM）可能，而不会一开始就以 MELAS 综合征、桥本脑病为诊断方向。所以，从诊断策略上来说，先考虑常见病的常见表现，再考虑常见病的少见表现，然后考虑少见病的常见表现，最终才去思考少见病的少见表现，这是一个正常的诊断思路。

但是，医学本身就是一个矛盾体，临床诊疗过程中，时刻要考虑到少见疾病的可能，而不能一条道路走到黑。遇到发热、肺部淋巴结病变、颅底多发病灶的患者，抗结核、抗真菌、抗感染均未见疗效的患者，这个时候要不要换位思维，考虑结节病、淋巴瘤、结缔组织病（尤其是 SLE）的可能；另外，遇见快速进行性认知功能下降的患者，我们除了考虑常见的血管性病变（硬膜下或硬膜外血肿、关键部位梗死、脑出血），颅内感染（病毒性脑膜炎、结核性脑膜炎、隐球菌脑膜炎、神经梅毒、HIV 脑病），脱髓鞘病变（ADEM），肿瘤性病变（转移瘤）、营养代谢疾病（Wernicke 脑病），内分泌病变（甲状腺功能减退）；还需要考虑到更少见的桥本脑病、克-雅病、原发性中枢神经系统淋巴瘤、血管内大 B 细胞淋巴瘤、NMDA 受体脑炎。此外，不同的年龄段，相同症状患者的病因可能迥然不同，对老年人来说是常见病因的疾病，相对于年轻患者就是罕见病因了。比方说，面对快速进行性认知障碍的患者，儿童、少年需要考虑感染中的亚急性硬化性全脑炎（SSPE）、进行性风疹性脑炎、颅内感染、ADEM 等，中青年人需要考虑神经梅毒、HIV 相关性脑病、边缘性脑炎、Wernicke 脑病、颅内感染、ADEM 等，老年患者则要警惕颅内血肿、颅内占位性病变、血管性事件及朊粒病可能。

总而言之，就神经系统感染与免疫性疾病的诊断决策而言，临床医师需要掌握足够丰富的知识，掌握各种疾病的共性与个性，并具备多层面整合疾病的线索的能力，并在此基础上辩证分析常见疾病与少见疾病，方可最大限度地揭示疾病原貌。

第三节　影像学诊断流程

影像是对病灶形态的描摹，影像学诊断就是通过对病变特征的分析来推断病变形成的原因。虽然经常存在同病异像和同像异病，但是颅内病灶分布的模式和特点往往能够提供指向性的作用，影像学在中枢神经系统感染和免疫性疾病的病因学诊断中起着举足轻重的作用。对于病变机制和病理过程的理解有助于对神经影像进行识别和判读，通过对病变部位形态等特征的识别有助于对神经感染性疾病进行快速诊断和治疗效果评估。同时，由于神经感染和免疫性疾病的相关炎症反应往往伴随有血流的增加和血脑屏障的破坏，静脉给予对比造影可以表现为病变部位的强化，因此增强扫描也通常被作为神经感染和免疫性疾病的必需检查常规进行。中枢神经系统感染性、免疫性疾病的影像学诊断是通过对影像模式和特征的分析，首先明确患者是否感染和患免疫性疾病，进而确定其病原或病因，从而指导治疗，评估预后。

（一）神经感染免疫性疾病的影像学特点及原理

神经感染性疾病的影像主要从部位、形态和增强三个特点进行分析，其特征取决于：①感染的途径和方式；②机体的免疫状态；③微生物的侵袭性；④病灶在脑内的解剖分布；⑤临床感染背景，根据影像学的特点对其感染病原和方式进行逆推就是神经影像学诊断的核心。

对神经影像的识别来自于对病变过程的理解。例如，从部位（分布）特点上，弥漫性分布或多灶病变通常提示血源性感染，如病毒性脑炎、粟粒性结核等病变；而孤立的皮质或皮质下病灶往往来自于细菌或真菌，从原发病灶，如鼻窦炎或者中耳炎向相邻脑组织的扩散或侵袭，引起局部的脑膜炎，甚至脑脓肿。而病变在脑内特定部位的存在有时直接具有病原特异性，如李斯特菌因为可以在三叉神经轴突内逆行转运，其感染因此往往表现为脑干受累的菱脑炎；而隐球菌主要沿血管间隙繁殖、蓄积并向脑深部侵入，尤其是因为隐球菌对黑色素的偏好，因此其感染最容易在基底核形成对称的筛孔样结构；同样，病变的部位信息对神经免疫性疾病的诊断也极为重要，对称性分布是自身免疫相关疾病的重要特征，视神经、脑室周围是视神经脊髓炎谱系疾病的发病部位，而边缘叶的病变则常见于自身免疫性脑炎。

神经感染性疾病的形态则常与微生物的侵袭性、机体免疫力有关。如病原侵袭性高，而机体免疫力强，则病变炎症反应明显，可出现广泛的水肿、坏死、液化、出血，如单纯疱疹病毒性脑炎可以表现为出血坏死性表现，而化脓性细菌感染则可以导致脑组织的液化坏死，形成脓肿；如果病原侵袭性低，且机体免疫力弱，则增生反应明显，常形成局限性水肿、结节病灶，如囊虫病的病灶，虽然多发，但往往直径较小，且无明显灶周水肿出现；如果病原侵袭性低，免疫反应强烈，则增生反应较为强烈，病灶局限，且形成结节，并伴有缺血、坏死，如神经系统弓形虫病。

静脉注射对比剂后，头颅 MRI 病变部位的强化往往提示局部血流增加或者血脑屏障的破坏。增强扫描后脑膜和脑实质的强化可表现为脑回状强化、斑片样强化、结节或肿块样强化、环状强化等不同形态。通常脑回状的脑膜强化提示软脑膜血管充血、水肿及增厚，往往见于细菌、真菌引起的脑膜炎，但也可见于癌性脑膜炎；而脑实质内的云絮状强化，皮质病变伴有脑回状强化则提示血脑屏障不完全破坏，常见于病毒性和自身免疫性脑炎；而脑实质内斑片化强化则意味着脑组织坏死，血脑屏障完全破坏，可见于严重的病毒性脑炎，也可见于淋巴瘤；而脑实质内能够引起环形强化的疾病种类繁多，需根据环形强化病变的数量、分布、形态特点进行具体分析。

（二）寻找特异表现，明确诊断

影像学是从大体上对神经感染免疫性疾病进行诊断的最重要依据，寻找疾病的特征性影像改变或"红旗征"是影像学诊断重要的部分。如基底核回避的"刀切征"高度提示为单纯疱疹病毒性脑炎；而基底核灰质核团受累常见于 EB 病毒脑炎（图 1-1-4）；双侧丘脑的"曲棍球征"则是乙型脑炎等黄病毒科脑炎（包括西尼罗河脑炎）的特异表现。最常出现颅内"满天星"样改变的疾病包括脑囊虫病、颅内播散性结核、脑转移瘤，而基底池粘连则是结核性脑膜炎、隐球菌脑炎（图 1-1-3）的表现之一，后者影像上的特殊表现——"皂泡征"（多见于基底核、脑干）则有助于诊断。先天感染巨细胞病毒导致基底核、脑室旁、小脑对称性钙化，后天感染的巨细胞病毒容易导致脑室炎。可以出现影像移行性的疾病，最常见于裂头蚴、血吸虫及脑肺吸虫病，其代表性的"隧道征"是由于虫体在脑组织内移动所致，增强可见扭曲的虫体，呈"环叠环"样。"黑洞征""插梳征"是 CNS 脱髓鞘疾病常见的影像表现，"洋葱球"样影像常提示同心圆性硬化。对于具有上述特征性影像学改变，且临床表现和病史符合的患者，即使没有病原学证据的支持，也可以给予确诊。

（三）发现疾病线索，辅助诊断

多数神经感染免疫性疾病不具有病原指向性的影像学特点，但是却具有一些感染免疫特异性的表现，常见的如脑炎、脑膜炎、脑脓肿，而不常见的病变包括了脑室内的"液-液平面"，这些表现虽然不能明确患者的病原，但是多数情况下强烈提示该患者可能是感染和免疫性疾病，可以缩小临床病原诊断的范围，从而有助于病原学检查的选取。例如，硬脑膜炎通常为免疫、机械和肿瘤转移所致，少见原因包括耳源性因素。硬脑膜的不同强化分布和形态表现对病因学诊断虽然经常没有决定性意义（不同疾病的硬脑膜改变之间有重叠），却具有明确的提示意义。例如，颞叶和额叶弥漫的、光滑的硬脑膜强化常见于低颅压综合征（机械性损伤）；局限性的或者厚薄不均匀强化的硬脑膜改变则常见于转移瘤的中枢神经系统转移；广泛的弥漫性硬脑膜增厚、强化常见于IgG_4或者抗中性粒细胞胞质抗体（ANCA）相关的肥厚性硬脑膜炎，而且更易累及小脑幕、大脑镰，表现为"奔驰征"；而颅底硬脑膜肿块样增生则常见于结节病、风湿性疾病，且常不累及大脑半球的凸面。对硬脑膜病变的部位和形态特点的分析有助于为进一步的病因检查提供方向。

具有辅助诊断价值的病灶通常是伴有血脑屏障破坏的强化病灶，虽然不能作为临床确诊的依据，但是一旦出现，即使没有病原学证据，亦须及时经验性开始抗感染或免疫治疗，并积极地开展病原学检查。

（四）系统分析影像，参考诊断

对于部分神经感染性疾病，不但没有特征性影像表现，而且也没有典型的脑炎脑膜炎改变，而是表现为脑梗死、脑积水等神经系统常见非炎性病灶的影像特征。如结核性脑膜炎患者经常发生基底核梗死，梗死部位位于尾状核头部、丘脑前中区以及内囊的前肢和膝部，和通常由动脉粥样硬化引起的脑梗死部位不同，因此这些部位也被称作结核区（TB zone）。部分中枢神经系统结核感染的患者可以在不出现脑膜改变的情况下，以脑梗死为单一或首发表现。同样的情形亦可见于水痘-带状疱疹病毒、支原体、新型隐球菌、毛霉菌、伊曲霉菌、梅毒螺旋体、钩端螺旋体等病原微生物，它们均可以脑梗死为首发表现，如果不能及时识别这些脑梗死背后的感染因素，则会因为延误感染和免疫性疾病的诊断，而严重影响预后。由此，临床上对于不能用常规原因解释的脑血管性疾病，需要有针对性地进行病原学筛查。例如，梅毒可导致中血管和大血管的闭塞性动脉内膜炎，伴内膜纤维增生、中层变薄以及外膜炎症和纤维化，由此所致的进行性管腔狭窄和血栓形成可导致缺血性脑卒中。因此，对于颈内动脉闭塞或狭窄的患者，需要排除梅毒螺旋体可能。对于病情迁延不愈、治疗反应性不佳或者反复复发的脑梗死、脑积水等中枢神经系统非炎性病灶，亦须进行神经感染和免疫性病因的筛查。

（五）监测疾病进程，修正诊断

神经影像检查不仅在神经感染和免疫性疾病发病之初对疾病进行诊断，随时间的变化辅助评估患者对治疗的反应性和预后，而且经常需要在疾病的治疗过程中监测病情的演进，甚至需要修正诊断，以完善治疗。如对于化脓性脑膜炎患者，在初期只表现为脑膜受累，但是如果抗菌治疗不充分，在病程中可以形成脑脓肿，导致治疗失败或复发。在这一过程中，如不能及时使用神经影像的方法评估病情进展，可能会错失治疗时机。因此，对于神经感染免疫性疾病，适时的影像随诊和评估有助于早期发现患者疾病的不同转归，避免延误治疗。

第四节　人工智能

2017年7月，国务院发布了《新一代人工智能发展规划》，把人工智能作为国家战略提了出来，提出了面向 2030 年我国新一代人工智能发展的指导思想、战略目标、重点任务和保障措施，部署构筑我国人工智能发展的先发优势，加快建设创新型国家和世界科技强国。当前，人工智能在医疗领域的应用已取得了一些进展和突破。在医疗领域，机器阅片、智能检测血型、皮肤病变识别等都已经取得了飞速的发展和应用。较高准确率的医疗影像识别可以辅助医师进行癌症诊断；智能诊疗工具可以根据病历和症状及大量医疗数据和知识帮助医师提高诊断结果准确性，制订个性化、精准化治疗方案；人工智能在新药研发中的应用可以显著降低研发成本、缩短研发周期，辅助发现新药；机器人辅助手术可以提高手术的精度和成功率；虚拟护士、可穿戴设备可以实现健康自我管理；人工智能用于医院管理，可将行政管理工作和重复性工作自动化，提高医院运行效率并优化各方面流程，为医护人员和患者节约时间；此外，人工智能还可用于预测、防控重大流行疾病，实现精准医疗，等等。

2017 年 7 月，国际权威肺结节检测大赛 LUNA16 的世界纪录被中国一家企业打破。阿里云 ET 凭借 89.7% 的平均召回率夺得世界冠军。此项技术的突破由阿里巴巴 iDST 视觉计算团队完成，并已集成到阿里云 ET 医疗大脑中。ET 医疗大脑可在精准医疗、医学影像、药效挖掘、新药研发、健康管理、可穿戴设备等领域承担医师助手角色，并已在肺癌、宫颈癌、甲状腺癌等领域实现突破。加利福尼亚大学圣地亚哥分校（UCSD）眼科张康团队开发了一种使用迁移学习技术的人工智能系统，应用一个多层次的前馈深度神经网络概念，将训练模型 Inception-v3 架构植入到开源机器学习平台 TensorFlow，输入总共约 10 万张准确标注的视网膜光学相干断层成像（optical coherence tomography，OCT）图像，最后开发出可以准确诊断眼疾的人工智能（AI）系统。系统可有效地将图像分类为黄斑变性和糖尿病性视网膜病变，还可准确地区分出胸部 X 线片上的细菌性肺炎和病毒性肺炎，在生物医学成像的应用中具有广泛的潜力。该工具的表现接近于专业的眼科医师，并可以在 30s 内确定患者是否应该接受治疗，准确度达到 95% 以上；在区分病毒性肺炎和细菌性肺炎上，准确率也超过 90%。这是世界范围内首次使用如此庞大的标注过的高质量数据进行迁移学习的 AI 系统，取得了高度精确的诊断结果，接近甚至超越人类医师的准确性。更令人可喜的是，最近来自美国、德国、意大利等 100 多个实验室的近 150 位科学家通力合作，开发了一个超级 AI 系统，该系统基于肿瘤组织 DNA 的甲基化数据，可以准确鉴别近百种不同的中枢神经系统肿瘤，而且这个 AI 系统还能发现一些临床指南里面没有的新分类。

由空军军医大学西京医院神经内科赵钢教授带领其团队研发的脑膜炎 AI 辅助诊断决策系统 DeepDoc，是为临床一线医师打造的一个提高脑膜炎诊断准确率的智能小助手。2018 年 2 月 7 日上午，以"脑（膜）炎病因分型诊断"为主题的首届脑膜炎诊断人机竞技大赛在空军军医大学西京医院神经内科成功举办。来自空军军医大学西京医院神经内科的 38 名专业医师与机器同台竞技，最后按照正确率进行竞技排名。结果显示，AI 系统以准确率超出第一名医师 10% 的优势，战胜了所有参赛医师。本次人机大赛旨在通过与领域医师沟通交流，测试 DeepDoc 系统的实战能力，探讨 AI 在脑膜炎辅助诊断方面的应用。用于人机比赛的病例为经病原学"金标准"验证的结核性脑膜炎、病毒性脑膜炎、细菌性脑膜炎、隐球菌脑膜炎共 10 例，医师们通过回答问卷的形式，依据患者住院 24h 内的资料特点对 10 例病例做出诊断、鉴别诊断、进一步检查和治疗方案。每答对一题得 10 分，全部答对得 100 分。DeepDoc 和医师同台竞技，按照同样的评分标准为 DeepDoc 打分。最终，

DeepDoc 平均用时 60s，准确率 70%，击败了所有的参与医师。这次活动是国际首次脑膜炎人机大赛，DeepDoc 通过输入患者基本的临床资料，不仅能够即刻给出辅助诊断结果，还会同时给出鉴别诊断、下一步的检查建议和治疗方案。DeepDoc 在西京医院首次告捷后，3 月 24 日上午 10 时在汉中市医学会神经病学专业学术年会上再显身手。来自汉中市的 70 名神经科医师与 DeepDoc 同台竞技。比赛提供的 10 份病例均为患者入院 24h 内的临床资料。医师们与 DeepDoc 将在阅读完每一份病历后，同时给出诊断、下一步检查及治疗方案。依据患者最终的病原学诊断（金标准）作为评分标准。本次大赛的结果是：医师最高准确率 50%，平均准确率 23%，DeepDoc 准确率 80%，DeepDoc 胜出。这是第二次脑膜炎人机大赛，DeepDoc 通过输入患者基本的临床资料，不仅能够即刻给出辅助诊断结果，还会给出详细的下一步诊疗方案，又快又准。目前，DeepDoc 在辅助诊断 500 例脑膜炎测试中的准确率可达到 82%，未来可能还需要进一步大规模的试验来验证。相信不久的将来，DeepDoc 将以专业的辅助诊断结果、快速的诊断效率、便捷的应用方式成为医师的得力助手。在人工智能到来的时代，DeepDoc 也会不断地学习、完善。我们共同期待一个越来越神通广大的 DeepDoc，将会为临床一线医师提供更好的服务。

在 2018 年国务院政府工作报告中提出：实施健康中国战略；提高医疗卫生服务质量，下大力气解决群众看病就医难题；加强全科医师队伍建设，推进分级诊疗；支持社会力量增加医疗、养老等服务供给；加强癌症等重大疾病防治攻关；实施大数据发展行动，加强新一代人工智能研发应用，在医疗、养老等多领域推进"互联网+"。在这些医疗目标的实现上，人工智能技术可以发挥重要作用。人工智能被比作 21 世纪的听诊器，有望成为医疗机构和医护工作者的强大"助手"和外脑，可以显著提升医疗健康服务的效率和质量，并帮助节约医疗支出以满足更多医疗需求。在我国医疗资源整体不足、地域分布不平衡，全科医师短缺，分级诊疗不理想、医疗需求持续攀升等大背景下，发展人工智能医疗应用尤其具有重大意义，可助力新医改和十九大报告提出的健康中国战略。

（吕 翠 冯国栋 高 波 赵 钢）

参 考 文 献

Armangue T，Leypoldt F，Dalmau J，2014. Autoimmune encephalitis as differential diagnosis of infectious encephalitis. Curr Opin Neurol，27（3）：361-368.

Armangue T，Petit-Pedrol M，Dalmau J，2012. Autoimmune encephalitis in children. J Child Neurol，27（11）：1460-1469.

Baumgartner A，Rauer S，Mader I，et al.2013. Cerebral FDG-PET and MRI findings in autoimmune limbic encephalitis：correlation with autoantibody types.J Neurol，260（11）：2744-2753.

Bevan CJ，Cree BA，2015. Fulminant demyelinating diseases of the central nervous system. Semin Neurol，35（6）：656-666.

Bluemke DA，Meltzer CC，2015.Ebola virus disease：radiology preparedness. Radiology，274（2）：527-531.

Capper D，Jones DTW，Sill M，et al，2018. DNA methylation-based classification of central nervous system tumours. Nature，555（7697）：469-474.

Carod-Artal FJ，2016.Epidemiology and neurological complications of infection by the Zika virus：a new emerging neurotropic virus. Rev Neurol，62（7）：317-328.

Dalmau J，Rosenfeld MR，2014. Autoimmune encephalitis update. Neuro Oncol，16（6）：771-778.

Das KM，Lee EY，Langer RD，et al，2016.Middle east respiratory syndrome coronavirus：What does a radiologist need to know? AJR Am J Roentgenol，206（6）：1193-1201.

de Oliveira WK，Carmo EH，Henriques CM，et al，2017.Zika virus infection and associated neurologic disorders in Brazil. N Engl J

Med，376（16）：1591-1593.

Gao B，Zee CS，2016. Neuroinfection and neuroimmunology：New opportunities，new challenges. Radiol Infect Dis，3（2）：51-53.

Gao R，Cao B，Hu Y，et al，2013. Human infection with a novel avian-origin influenza A（H7N9）virus. N Engl J Med，368（20）：1888-1897.

Gilden D，Cohrs RJ，Mahalingam R，et al，2009.Varicella zoster virus vasculopathies：diverse clinical manifestations. laboratory features，pathogenesis，and treatment. Lancet Neurol，8（8）：731-740.

Granerod J，Davies N W，Mukonoweshuro W，et al，2016. Neuroimaging in encephalitis：analysis of imaging findings and interobserver agreement. Clin Radiol，71（10）：1050-1058.

Hagens M，van Berckel B，Barkhof F，2016. Novel MRI and PET markers of neuroinflammation in multiple sclerosis. Curr Opin Neurol，29（3）：229-236.

Höftberger R，2015. Neuroimmunology：an expanding frontier in autoimmunity. Front Immunol，6：206.

Kermany DS，Goldbaum M，Cai W，et al，2018.Identifying medical diagnoses and treatable diseases by image-based deep learning. Cell，172（5）：1122-1131.

Lancaster E，2016. The diagnosis and treatment of autoimmune encephalitis. J Clin Neurol，12（1）：1-13.

Levin SN，Lyons JL，2018. Infections of the Nervous System. Am J Med，131（1）：25-32.

Lyons J，McArthur J，2013. Emerging infections of the central nervous system. Curr Infect Dis Rep，15（6）：576-582.

Markvardsen LH，Vaeggemose M，Ringgaard S，et al，2016. Diffusion tensor imaging can be used to detect lesions in peripheral nerves in patients with chronic inflammatory demyelinating polyneuropathy treated with subcutaneous immunoglobulin. Neuroradiology，58（8）：745-752.

Pinto J，Carvalho S，Pereira C，et al，2015. A case of Epstein-Barr encephalitis with some curiosities. Neuroradiol J，28（6）：703-709.

Shih RY，Koeller KK，2015. Bacterial，fungal，and parasitic infections of the central nervous system：radiologic-pathologic correlation and historical perspectives. Radiographics，35（4）：1141-1169.

Singh P，Kochhar R，Vashishta RK，et al，2006. Amebic meningoencephalitis：spectrum of imaging findings. AJNR Am J Neuroradiol，27（6）：1217-1221.

Tomassini V，d'Ambrosio A，Petsas N，et al，2016. The effect of inflammation and its reduction on brain plasticity in multiple sclerosis：MRI evidence. Hum Brain Mapp，37（7）：2431-2445.

Tyler KL，2009. Emerging viral infections of the central nervous system：part 1.Arch Neurol，66（8）：939-948.

Ussel IV，Boer W，Parizel P，et al，2014. Encephalitis related to a H1N1 vaccination：case report and review of the literature.Clin Neurol Neurosurg，124（9）：8-15.

Wilson M，Tyler KL，2016. Emerging diagnostic and therapeutic tools for central nervous system infections.JAMA Neurol，73（12）：1389-1390.

Wilson MR，Naccache SN，Samayoa E，et al，2014. Actionable diagnosis of neuroleptospirosis by next-generation sequencing. N Engl J Med，370（25）：2408-2417.

Xia Y，Ju Y，Chen J，et al，2014. Hemorrhagic stroke and cerebral paragonimiasis. Stroke，45（11）：3420-3422.

第二章　病　毒　感　染

尽管中枢神经系统存在高度复杂的保护机制，仍然不乏侵入并导致中枢神经系统感染的各种病毒。病毒不能在外界环境中独立生存，只能寄生在细胞内，以复制的方式进行增殖。中枢神经系统在病毒感染后，炎症反应可以出现在不同区域，包括大脑（脑炎）、脑膜（脑膜炎）、脊髓（脊髓炎），或同时在多个区域致病（如脑膜脑炎、脑脊髓炎等）。动物实验表明，机体在病毒感染后的免疫反应同样参与疾病的发生和进展，如感染后脑脊髓炎。急性病毒感染时，病毒对细胞产生急性损伤，如急性病毒性脑炎或脑膜炎；有的病毒感染后并不产生感染的症状而潜伏在机体内，某种激发机制作用时才发病（如各种原因导致的免疫功能低下），常见于带状疱疹病毒和单纯疱疹病毒；有的病毒潜伏期长达数月或数年，伴随病程也相应延长，最终导致机体死亡，如亚急性硬化性全脑炎（麻疹病毒）、进行性多灶性白质脑病（乳多空病毒）等。不同的病毒造成的中枢神经系统损害，可以有特异的临床表现，如单纯疱疹病毒性脑炎易累及额叶眶面和颞叶，巨细胞病毒易导致脑室炎，脊髓灰质炎选择性损害脊髓前角细胞，黄病毒属病毒常侵及双侧基底核、丘脑，狂犬病毒易累及脑干。

常见的病毒感染所致的中枢神经系统疾病见表 2-0-1。

表 2-0-1　常见病毒感染及所致中枢神经系统疾病

病毒种类		疾病
疱疹病毒	单纯疱疹病毒	单纯疱疹病毒性脑炎
	水痘-带状疱疹病毒	水痘病毒性脑炎/小脑炎
	带状疱疹病毒	带状疱疹病毒性脑炎/脊髓炎、Ramsay-Hunt 综合征
	巨细胞病毒	巨细胞病毒性脑炎/脑室炎/视网膜炎
	EB 病毒	传染性单核细胞增多症性脑炎
虫媒病毒	黄病毒科病毒	流行性乙型脑炎、蜱媒脑炎/蜱咬性麻痹
肠道病毒	脊髓灰质炎病毒	脊髓灰质炎/脊髓灰质炎样综合征
	肠道病毒 71 型	病毒性脑炎/脑干脑炎/小脑炎/脊髓炎
副黏病毒	流行性腮腺炎病毒	流行性腮腺炎病毒性脑炎/脑膜炎
	麻疹病毒	亚急性麻疹性脑炎、亚急性硬化性全脑炎
狂犬病毒		狂犬病脑炎
乳多空病毒		进行性多灶性白质脑病
风疹病毒		进行性风疹性全脑炎
逆转录病毒		HIV 脑炎

有关中枢神经系统病毒感染性疾病的临床、影像表现将在以下章节中一一阐述。

第一节 病毒性脑膜炎

【概述】

病毒是急性脑膜炎的主要病因，常见病毒包括肠道病毒、副黏病毒（流行性腮腺炎病毒）和淋巴细胞脉络丛脑膜炎病毒。其中，肠道病毒属包括柯萨奇病毒、埃可病毒、肠道病毒71型。肠道病毒呈世界范围分布，且多为无症状性感染（隐性感染），呈季节性流行，夏秋季高发，直接或间接的"面—口"传染为最常见的病毒传播方式。流行性腮腺炎病毒则以冬春季为发病季节，多见于5～15岁年龄组，飞沫传播是主要传染途径，患者及隐性感染者均为传染源，患者在出现腮腺炎前后2周均可出现脑膜炎表现。淋巴细胞脉络丛脑膜炎病毒经消化道或呼吸道传播，经过血-脑脊液屏障出现脑膜炎或脑膜脑炎。其他引起脑膜炎的病毒还包括带状疱疹病毒、EB病毒、登革病毒、黄病毒属病毒等。

【临床表现】

以上病毒均可引起无菌性脑膜炎。临床症状包括发热、全身不适、头痛、恶心、呕吐，查体可发现脑膜刺激征。除无菌性脑膜炎以外，柯萨奇病毒易于出现流行性肌痛、心肌炎、疱疹性咽峡炎；肠道病毒71型可引起流行性手足口病及小脑-脑干脑炎；流行性腮腺炎可并发睾丸炎及胰腺炎，EB病毒可导致传染性单核细胞增多症，带状疱疹病毒可导致皮肤症状。

【实验室检查】

1. 肠道病毒性脑膜炎 脑脊液压力增高，脑脊液中白细胞升高，最高可达500×10^6/L，早期以中性粒细胞为主，3～5d后以淋巴细胞为主；蛋白质含量一般轻度增高，糖和氯化物含量正常。

2. 流行性腮腺炎性脑膜炎 脑脊液细胞数（20～500）$\times10^6$/L，最高可达1000×10^6/L，淋巴细胞占绝对优势（90%～96%），细胞数增高多少与中枢神经系统病损程度没有相关性；脑脊液蛋白质含量正常或中度升高，糖含量偶可减少。

3. 淋巴细胞脉络丛脑膜炎 外周血可见白细胞和血小板减少。脑脊液压力升高，细胞升高明显，一周内可高达1000×10^6/L，以淋巴细胞为主（百分率在0.95以上）；蛋白质含量增高，糖及氯化物含量正常或稍低。

【影像学表现】

头颅CT一般正常。头颅MRI增强可见部分患者硬脑膜强化。

【诊断依据】

好发于流行季节，部分患者有明确接触史，起病急。

病程中出现腹泻、腮腺肿大，部分可合并心肌炎、睾丸炎、胰腺炎。

临床表现为前驱感染之后的头痛、发热，查体发现脑膜刺激征。

实验室检查发现外周血白细胞减少，脑脊液检查发现细胞增多（淋巴细胞为主），蛋白质含量轻度升高。

头颅影像学异常（软、硬脑膜强化）。

【鉴别诊断】

病毒性脑膜炎需和化脓性脑膜炎、结核性脑膜炎、隐球菌脑膜炎以及癌性脑膜炎相鉴别。

1. 化脓性脑膜炎　急性起病，全身感染症状明显，头痛剧烈、发热伴随明显脑膜刺激征，外周血白细胞总数明显增加，以中性粒细胞为主；脑脊液压力明显升高，脑脊液中白细胞数明显升高，在 $1000 \times 10^6/L$ 以上，部分患者脑脊液呈"米汤"样，蛋白质含量明显升高，糖含量明显下降，通常低于 2.2mmol/L，可伴氯化物降低；脑脊液细胞涂片可见致病菌。

2. 结核性脑膜炎　常见慢性起病，病程长，多有脑外结核病灶及结核患者密切接触史，可出现肺部+脑部症状，全身症状包括低热、消瘦、盗汗、咳嗽、咯血等症状；感染中毒症状重，颅高压、脑膜刺激征明显，容易侵犯脑神经（以第Ⅲ、Ⅶ对脑神经多见）；影像学上可见 Willis 环、鞍上池周围及幕下软脑膜弥漫性增厚强化，易并发感染性血管炎、脑积水；脑脊液检查可见明显的糖、氯化物含量降低，蛋白质含量升高。

3. 隐球菌脑膜炎　慢性起病，多有自身免疫力低下或免疫抑制剂使用基础，或有养鸽、鸽粪接触史，病程隐匿且进行性加重，颅高压、脑膜刺激征明显，影像可类似于结核性脑膜炎，出现 Willis 环、鞍上池周围弥漫强化，脑室系统对称性扩大（脑积水），部分患者可见基底核、丘脑、大脑半球隐球菌脓肿形成（"皂泡征"）。脑脊液检查可见明显的糖、氯化物含量降低，蛋白质含量升高。脑脊液墨汁染色可检出新型隐球菌。

【病例分析】

男，32 岁，因突发全身性癫痫就诊，就诊前患者已连续 6 天头痛、发热和发冷。入院时的神经系统检查显示定向力和认知力受损，注意力下降，脑膜刺激征阳性。外周血结果显示白细胞增多（淋巴细胞百分率 0.672），入院时脑脊液检查无异常。入院第 3 天，患者的血清腮腺炎免疫球蛋白 M（IgM）滴度为 2.6。入院第 7 天，患者出现深度昏迷，呼吸困难，需进行气管插管，脑脊液检查提示白细胞增多（淋巴细胞为主）。MRI 检查 T_2WI 显示双侧海马片状高信号影，增强 T_1WI 显示弥漫性软脑膜强化，双侧海马病变无强化（图 2-1-1）。

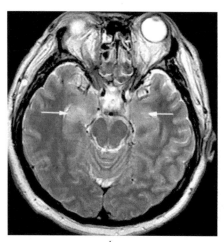
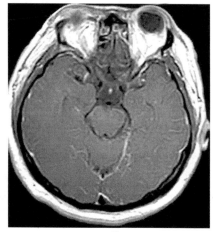

A　　　　　　　　　　　　　　　B

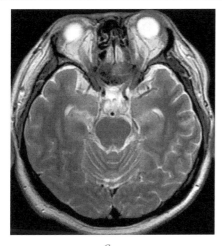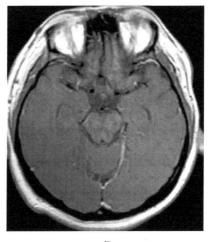

C   D

图 2-1-1　病毒性脑膜脑炎

A、B.T₂WI 显示双侧海马片状高信号影，增强 T₁WI 显示弥漫性软脑膜强化，双侧海马病变无强化；C、D. 抗病毒治疗后，
T₂WI 显示双侧海马高信号消失，增强 T₁WI 显示软脑膜异常强化

定位诊断　患者头痛、定向力和认知力受损，脑膜刺激征阳性，提示神经系统病变，结合 MRI 可定位于双侧海马。

定性诊断　老年患者病程中有发热，病情进行性加重，首先考虑感染性疾病；病灶主要累及双侧海马及软脑膜，脑脊液细胞提示白细胞增多（淋巴细胞为主），可考虑病毒性脑膜脑炎，根据腮腺炎特异性 IgM 血清滴度升高，诊断为流行性腮腺炎性脑膜脑炎。

最终诊断：流行性腮腺炎性脑膜脑炎。

第二节　亚急性硬化性全脑炎和进行性风疹性全脑炎

【概述】

亚急性硬化性全脑炎（SSPE）是由有缺陷的麻疹病毒持续感染所致的中枢神经系统慢性进行性退行性致死性疾病，临床症状多样且不典型，预后差，病死率极高。进行性风疹性全脑炎由风疹病毒引起，孕妇宫内感染可致先天性风疹综合征，儿童后天感染可致进行性风疹性全脑炎（PRP）。

【临床表现】

1. SSPE　典型 SSPE 分为 4 期：1 期主要表现为缓慢进展的智能减退和行为改变；2 期患者则出现运动障碍和节律性肌阵挛，可出现癫痫发作；3 期可出现严重的锥体束征和锥体外系症状，并出现意识障碍，进行性加重；终末期患者呈缄默状态，四肢瘫痪最后因循环衰竭或继发感染死亡。

2. PRP　病程进展缓慢，儿童多见，临床表现类似于 SSPE，起病年龄较 SSPE 晚，预后好于 SSPE。主要表现为认知障碍、小脑性共济失调、癫痫发作。

【实验室检查】

SSPE 患者脑脊液检查压力基本正常，脑脊液细胞数、蛋白质含量正常或轻度升高，常见 OB 试验阳性，脑脊液中麻疹抗体 IgG 滴度升高，酶联免疫吸附试验（ELISA）可检测到脑脊液中麻疹病毒抗体阳性。脑电图表现为周期性复合波，为 1～3Hz 高幅慢波和尖慢波，持续 1～3s。PRP 患者脑脊液中可检测到风疹病毒抗体。

【影像学表现】

SSPE 患者头颅 MRI 表现为不对称性皮质和皮质下白质局部长 T_1 长 T_2 信号，后期可见深部白质异常信号，以及广泛全脑萎缩，部分患者可见小脑、脑干异常信号。PRP 患者 MRI 可见全脑萎缩及脑室扩大。

【诊断依据】

1. 儿童或青少年患者，未接种麻疹/风疹疫苗或曾罹患麻疹/风疹。
2. 临床表现为进行性加重的精神行为异常、认知障碍，并发展为全脑症状。
3. 脑脊液可见风疹/麻疹病毒抗体，可见脑脊液 OB 试验阳性（SSPE）。
4. 脑电图可见周期性放电。
5. 头颅 MRI 可见广泛白质病变、全脑萎缩。

【鉴别诊断】

1. 神经梅毒 患者可出现慢性、亚急性的精神行为异常，伴认知障碍、癫痫发作，进行性加重，影像学可见颞叶为主的局部异常信号及皮质萎缩，血、脑脊液 RPR、TPPR 可鉴别。

2. 进行性多灶性白质脑病 一般发生于免疫力低下人群，临床及影像多变，MRI 可见多发白质异常信号，可融合，一般无强化。

【病例分析】

男，12 岁；10 月龄时曾患麻疹，因反复跌倒发作就诊。其家长发现患者学习成绩变差，性格改变，言语速度慢。3 个月后患者出现肌阵挛、癫痫发作及呕吐。查体可见易激惹，余未见明显异常。血及脑脊液麻疹抗体阳性，脑电图可见双侧 1～3 Hz 尖-慢波复合波周期性放电。头颅 MRI 平扫示脑干、间脑、右侧大脑半球多发异常信号（图 2-2-1）。

定位诊断 患者出现进行性加重的认知障碍，伴肌阵挛、癫痫，提示广泛皮质病变，结合头 MRI 定位于右侧脑叶、脑干为主的皮质及皮质下白质。

定性诊断 患者既往有麻疹病史，属于 SSPE 高危人群；临床表现、脑电图均符合 SSPE，呈进行性认知障碍，病程中出现的肌阵挛具有一定特异性。

最终诊断 SSPE。

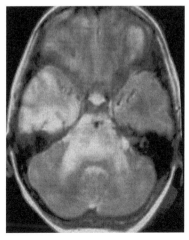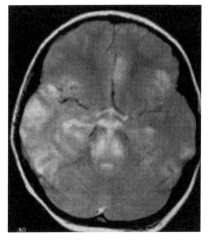

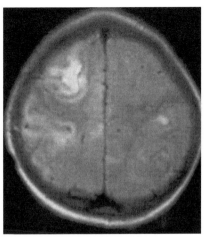

图 2-2-1 亚急性硬化性全脑炎

头颅 MRI 平扫 T_2WI 示脑干、间脑、右侧大脑半球脑叶皮质、皮质下白质多发长 T_2 信号，以右侧大脑为著

第三节 流行性乙型脑炎、西尼罗河病毒性脑炎

【概述】

流行性乙型脑炎（又称为日本脑炎），是虫媒病毒黄病毒科乙型脑炎病毒（Japanese encephalitis virus，JEV）引起的急性中枢神经系统炎症。人畜共患，主要流行于亚洲东部的热带、亚热带及温带地区，好发于儿童，夏秋季为流行季节。西尼罗河病毒性脑炎国内少见，由西尼罗病毒（从属于黄病毒科）引起，通过蚊虫叮咬引起中枢神经系统感染，同样为夏秋季高发。

【临床表现】

1. 流行性乙型脑炎 暴发型主要表现为寒战、高热，体温可达 40℃ 以上，神志障碍、肢体运动功能障碍，伴肢体抽搐、呼吸急促、呼吸衰竭，最终因中枢性呼吸衰竭死亡。轻症者仅出现发热、头痛、无菌性脑膜炎症状。

2. 西尼罗河病毒性脑炎 西尼罗河病毒感染人体后，多数患者不会发病，约 20% 出现西尼罗河热（发热、头痛、呕吐及局部皮疹）；少数患者出现西尼罗河病毒性脑炎，出现高热、剧烈头痛、颈强直、癫痫发作、共济失调、意识障碍等症状，可因脊髓前角细胞受累出现四肢急性瘫痪（弛缓性瘫痪）及膀胱功能障碍。

【实验室检查】

1. 流行性乙型脑炎 外周血白细胞升高，以中性粒细胞为主（百分率 0.8 以上），脑脊液压力升高，白细胞数增多，糖及氯化物含量多正常，特异性 IgG、IgM 抗体可做早期诊断。

2. 西尼罗河病毒性脑炎 血常规及常规生化一般正常，脑脊液表现类似于乙型脑炎；病程中期 ELISA 可发现西尼罗河病毒抗体。

【影像学表现】

1. 流行性乙型脑炎 头部 CT 可见双侧丘脑及基底核低密度影；头颅 MRI 表现为丘脑、中脑、大脑皮质、小脑及脑干异常信号，呈长 T_1 长 T_2 信号，合并坏死出血时可伴病灶周边短 T_1 短 T_2 信号环；双侧丘脑和中脑病灶几乎见于所有患者（图 2-3-1）。

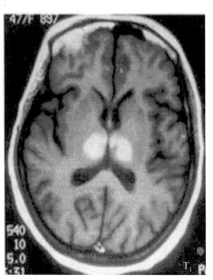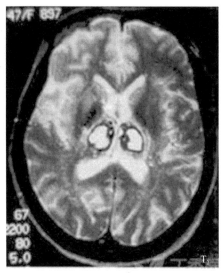

图 2-3-1 流行性乙型脑炎

头颅 MRI 平扫示双侧丘脑类圆形短 T_1 长 T_2 信号，T_2WI 可见病灶周边短 T_2 信号环，提示出血性坏死

2. 西尼罗河病毒性脑炎 影像表现类似于乙型脑炎。

【诊断依据】

流行区域、流行季节，尤其有蚊虫叮咬史。

临床表现为高热、意识障碍，可出现呼吸衰竭（流行性乙型脑炎）。

影像学显示为双侧丘脑、中脑病灶，可出现出血性坏死征象（流行性乙型脑炎）。

病原学检测明确有相关黄病毒抗体。

【鉴别诊断】

1. 急性坏死性脑病 发生在婴幼儿的一种罕见的致死性疾病。诊断主要依赖影像学。迅速出现昏迷、抽搐、强直,特征性的脑损伤改变(对称性脑内结构受损,尤其丘脑、脑干和齿状核),肝功能损伤。

2. Leigh 病 先天代谢异常,多发生于 1 岁以下婴儿。临床表现为喂养困难、智能发育迟滞、肌张力低下、眼外肌麻痹、视力及听力减退、呼吸功能障碍。

3. 大脑深静脉血栓形成 表现为高热、意识障碍、肢体抽搐等表现。D-二聚体明显升高。磁共振静脉成像可见深部静脉回流障碍。

4. 狂犬病脑炎 有犬、猫、蝙蝠等动物舔、咬史。反复出现意识障碍、恐惧性痉挛和自主神经功能障碍,恐水症及交感神经兴奋性亢进(流涎、多汗、心率快、血压升高),后期出现迟缓性瘫痪,呼吸微弱或不规则,出现潮式呼吸。影像学可见双侧基底核、脑干对称性异常信号。

第四节 肠道病毒脑(膜)炎

【概述】

肠道病毒是急性脑膜炎的主要病因,也可出现脑膜脑炎。肠道病毒属包括柯萨奇病毒、埃可病毒、肠道病毒 71 型。肠道病毒呈世界范围分布,且多为无症状性感染(隐性起病),呈季节性流行,夏秋季高发,直接或间接的"面—口"传染为最常见的病毒传播方式。

【临床表现】

肠道病毒可引起无菌性脑膜炎,临床症状包括发热、全身不适、头痛、恶心、呕吐,查体可发现脑膜刺激征。除无菌性脑膜炎以外,柯萨奇病毒感染易出现流行性肌痛、心肌炎、疱疹性咽峡炎;肠道病毒 71 型可引起流行性手足口病及小脑-脑干脑炎。

【实验室检查】

脑脊液压力增高;脑脊液中白细胞计数升高,最高可达 500×10^6/L,早期以中性粒细胞为主,3~5 天后以淋巴细胞为主;蛋白质含量一般轻度增高,糖和氯化物含量正常。

【影像学表现】

头颅 CT 一般正常。头颅 MRI 增强可见部分患者存在硬脑膜强化,合并脑炎患者可出现扣带回、岛叶、基底核长 T_1 长 T_2 信号,液体抑制反转恢复序列(FLAIR)高信号。

【诊断依据】

1. 流行季节相关,病程中出现腹泻、咽峡炎、心肌炎。

2. 临床表现为前驱感染之后的头痛、发热,查体发现脑膜刺激征、脑病样表现。

3. 实验室检查发现外周血白细胞减少,脑脊液检查发现细胞增多(淋巴细胞为主),蛋白质含量轻度升高。

4. 头颅影像学异常，发现软、硬脑膜强化及脑叶异常信号。

【鉴别诊断】

1. 化脓性脑膜炎 急性起病，脑脊液压力明显升高。脑脊液中白细胞计数明显升高，往往在 $1000 \times 10^6 / L$ 以上，部分患者脑脊液呈"米汤"样，蛋白质含量明显升高，糖含量明显下降，通常低于 2.2mmol/L，氯化物含量降低；脑脊液细胞涂片可见致病菌。

2. 结核性脑膜炎 常见慢性起病，病程长，多有脑外结核病灶及结核患者密切接触史，可出现肺部+脑部症状，全身症状包括低热、消瘦、盗汗、咳嗽、咯血等；感染中毒症状重，易侵犯脑神经（以第Ⅲ、Ⅶ对脑神经多见）；影像学上可见 Willis 环、鞍上池及幕下软脑膜弥漫性增厚强化，易并发感染性血管炎、脑积水；脑脊液检查糖、氯化物含量明显降低，蛋白质含量升高。

3. 隐球菌脑膜炎 慢性起病，多有自身免疫力低下或使用免疫抑制剂，或有养鸽、鸽粪接触史；影像学显示 Willis 环、鞍上池周围弥漫强化，脑室系统对称性扩大，部分患者可见基底核、丘脑、大脑半球隐球菌脓肿形成"皂泡征"；脑脊液检查可见明显的糖、氯化物含量降低，蛋白质含量升高；脑脊液墨汁染色可检出新型隐球菌。

【病例分析】

男，70 岁；因头痛、记忆障碍 7 个月就诊。最初出现右侧颞部疼痛，逐渐出现视物模糊，近期认知障碍迅速发展，近 1 个月出现低热；脑脊液：白细胞计数 $12 \times 10^6 / L$（以淋巴细胞为主，百分率为 0.69），蛋白质 1.37g/L，糖 6.5mmol/L，脑脊液 14-3-3 蛋白弱阳性，RT-PCR 检测出肠道病毒阳性；头颅 MRI 示双侧颞叶、右侧扣带回、基底核、左侧岛叶多发异常信号（图 2-4-1）。

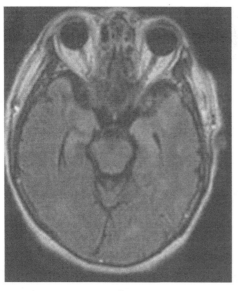
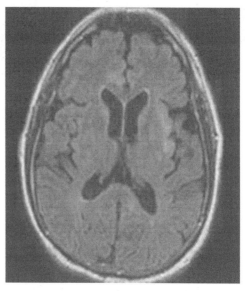

A   B

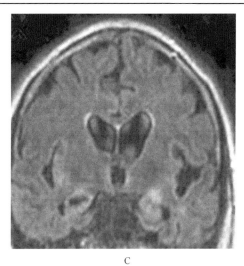
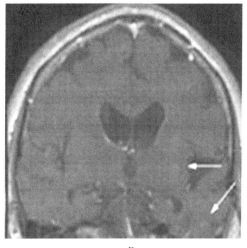

图 2-4-1 肠道病毒脑炎

A～C. 头颅 MRI 示双侧颞叶、右侧扣带回、基底核、左侧岛叶多发异常信号，FLAIR 像呈高信号；D. 增强 T_1WI 显示部分区域有强化

定位诊断 患者头痛、认知功能障碍，提示脑膜脑室系统及皮质、边缘系统病变，结合 MRI 可定位于双侧颞叶、右侧扣带回、基底核、左侧岛叶。

定性诊断 老年患者病程中有发热，病情进行性加重，出现快速进展性痴呆，首先考虑感染性疾病；病灶主要累及额颞叶及边缘系统，脑脊液细胞轻度增多，蛋白质含量明显升高，需考虑神经梅毒、病毒性脑炎（单纯疱疹病毒性脑炎），但患者病情进展慢，少见于单纯疱疹病毒性脑炎。

最终根据 RT-PCR 诊断为肠道病毒脑炎。

第五节 新型冠状病毒肺炎

【概述】

新型冠状病毒（SARS-CoV-2）属于 β-冠状病毒，是冠状病毒家族的第 7 个成员，它感染人类并诱发新型冠状病毒肺炎（COVID-19）。其主要靶细胞是呼吸道和胃肠道的上皮细胞，这些上皮细胞含有血管紧张素转换酶Ⅱ（ACEⅡ），病毒利用它进入细胞。ACEⅡ受体还存在于大脑和脊髓神经元的神经胶质细胞中。因此，它可以附着、繁殖和破坏神经元组织。既往存在神经系统疾病的患者感染 COVID-19 后，预后情况较差。

【临床表现】

COVID-19 主要累及呼吸系统，表现为病毒性肺炎，伴发热、干咳和呼吸困难，偶有腹泻、消化不良及厌食等胃肠道症状。病毒感染累及神经系统，可进一步细分为中枢神经系统（CNS）和周围神经系统（PNS）特征。CNS 的特征包括头痛、头晕、共济失调、意识改变、脑炎、急性脑血管病和癫痫发作。PNS 的特征主要是指骨骼肌损伤和周围神经受累，表现为味觉和嗅觉丧失。

【实验室检查】

多数脑脊液表现正常，少数 COVID-19 相关脑炎脑脊液表现为炎症改变，如脑脊液压力增高，脑脊液中白细胞计数升高，蛋白质含量轻度增高，糖和氯化物含量正常。部分脑脊液中可检测到 SARS-CoV-2。

【影像学表现】

多数患者头颅影像学表现正常，部分 COVID-19 相关脑病表现为皮质或皮质下白质 T_2-FLAIR 高信号及多发微出血灶；危重患者有严重的凝血障碍，自发性脑出血的风险增加，表现为播散性微出血；合并急性脑血管病患者可表现为脑梗死或脑出血，部分可见静脉窦血栓征象；一些 COVID-19 相关脑病表现为独特的影像学特征，如急性坏死性脑病，特征性表现为对称性、多病灶的丘脑病变，其他常见的受累部位包括脑干、脑白质和小脑 CT 表现为低密度，MRI 显示 T_2-FLAIR 高信号伴内出血。增强可表现为环形强化；急性播散性脑脊髓炎（ADEM），MRI 表现为多灶性、广泛 T_2-FLAIR 高信号；部分患者可见双侧苍白球对称性低信号改变。

【诊断依据】

1. 具有明确流行病史及接触史。

2. 临床表现为呼吸系统症状之后的头痛、发热、意识障碍等，或呼吸系统表现及神经系统表现同时出现。

3. 实验室检查发现脑脊液检查可正常；部分存在 SARS-CoV-2，外周血白细胞减少，细胞增多（淋巴细胞为主），蛋白质含量轻度升高。

4. 头颅影像表现为正常或异常，部分具有特征性表现，如对称的、多病灶的丘脑病变；多灶性、广泛 T_2-FLAIR 高信号；双侧苍白球对称性低信号改变。

【鉴别诊断】

1. **其他病毒性脑炎**　临床及影像学表现相似，可依据脑脊液病原体检测进行区分。

2. **登革热脑病**　登革热病毒引起的中枢神经系统并发症与 SARS-CoV-2 相关的中枢神经系统并发症非常相似。完全或部分嗅觉障碍及味觉障碍有助于帮助区分。

3. **多发性硬化**　多时相病程，反复发作，预后差。影像上多累及脑室周围白质，极少累及丘脑。

4. **缺氧性脑病**　缺氧缺血性损伤与苍白球病变（包括双侧苍白球病变和海马受累）相似。但缺氧缺血性损伤通常有其他皮质和深部核团受累。

5. **细菌性脑炎**　急性起病，发热、头痛、呕吐、进行性意识障碍，脑膜刺激征可阳性；脑脊液检查，示明显的糖、氯化物含量降低，蛋白质含量升高。

【病例分析】

女，50 岁；航空公司员工，连续 3 天出现咳嗽、发热和精神状态改变。核酸检测阳性，确诊 COVID-19。脑脊液（CSF）单纯疱疹病毒 1 和 2、水痘-带状疱疹病毒和西尼罗河病毒试验均为阴性。无法对脑脊液中是否存在 SARS-CoV-2 进行检测。CT 平扫示双侧内侧丘脑对称性低密度影（图 2-5-1 箭头）。静脉造影及动脉造影显示血管通畅。MRI 图像显示双侧颞叶内侧和丘脑内的 T_2-FLAIR 高信号，磁敏感性加权图像上的低信号显示出血迹象，并在对比增强后表现为环形强化。

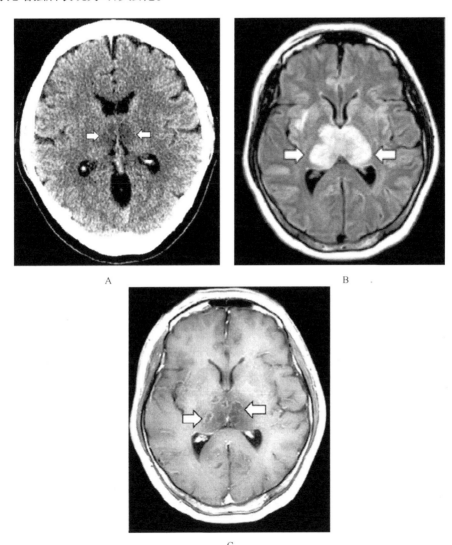

图 2-5-1　COVID-19 相关急性坏死性脑病

A. 双侧内侧丘脑对称性低密度影；B. 双侧丘脑内的 FLAIR 高信号；C. 对比增强后表现为环形强化

定位诊断　患者发热、精神状态改变，CT 及 MRI 可定位于双侧颞叶内侧丘脑。

定性诊断　患者病程中存在咳嗽、发热等呼吸系统症状，并伴有精神状态改变，提示可能颅内出现病变；脑脊液检查示其他病毒均为阴性，病灶特征性出现于双侧颞叶、内侧丘脑，可判断为急性坏死性脑病；结合患者既往体健，核酸检测为阳性，确诊 COVID-19。

最终结合临床、实验室检查及影像学检查，综合诊断为 COVID-19 相关的急性坏死性脑病。

（陈启华　陈　锶　任　超　高　波）

参 考 文 献

Bertrand A，Leclercq D，Martinez-Almoyna L，et al，2017. MR imaging of adult acute infectious encephalitis. Med Mal Infect，47（3）：195-205.

Boucher A，Herrmann JL，Morand P，et al，2017. Epidemiology of infectious encephalitis causes in 2016. Med Mal Infect，47（3）：221-235.

Carteaux G，Maquart M，Bedet A，et al，2016. Zika virus associated with meningoencephalitis. N Engl J Med，374（16）：1595-1596.

Chen S，Guan M，Shang JK，et al，2015. Reduced cerebral blood flow in genetic prion disease with PRNP D178N-129M mutation：an arterial spin labeling MRI study. J Clin Neurosci，22（1）：204-206.

Gaudino S，Gangemi E，Colantonio R，et al，2017. Neuroradiology of human prion diseases，diagnosis and differential diagnosis. Radiol Med，122（5）：369-385.

Geschwind MD，Shu H，Haman A，et al，2008. Rapidly progressive dementia. Ann Neurol，64（1）：97-108.

Gilden D，Cohrs RJ，Mahalingam R，et al，2009. Varicella zoster virus vasculopathies：diverse clinical manifestations，laboratory features，pathogenesis，and treatment. Lancet Neurol，8（8）：731-740.

Iwasaki Y，2017. Creutzfeldt-Jakob disease. Neuropathology，37（2）：174-188.

Kandemirli SG，Dogan L，Sarikaya ZT，et al，2020. Brain MRI findings in patients in the intensive care unit with COVID-19 infection. Radiology：201697.

Kim JH，Choi BS，Jung C，et al，2011. Diffusion-weighted imaging and magnetic resonance spectroscopy of sporadic Creutzfeldt-Jakob disease：correlation with clinical course. Neuroradiology，53（12）：939-945.

Lattanzio F，Abu-Rumeileh S，Franceschini A，et al，2017. Prion-specific and surrogate CSF biomarkers in Creutzfeldt-Jakob disease：diagnostic accuracy in relation to molecular subtypes and analysis of neuropathological correlates of p-tau and Aβ42 levels. Acta Neuropathol，133（4）：559-578.

Manix M，Kalakoti P，Henry M，et al，2015. Creutzfeldt-Jakob disease：updated diagnostic criteria，treatment algorithm，and the utility of brain biopsy. Neurosurg Focus，39（5）：E2.

Parchi P，Strammiello R，Giese A，et al，2011. Phenotypic variability of sporadic human prion disease and its molecular basis：past，present，and future. Acta Neuropathol，121（1）：91-112.

Poon MA，Stuckey S，Storey E，2001. MRI evidence of cerebellar and hippocampal involvement in Creutzfeldt-Jakob disease. Neuroradiology，43（9）：746-749.

Poyiadji N，Shahin G，Noujaim D，et al，2020. COVID-19-associated acute hemorrhagic necrotizing encephalopathy：imaging features. Radiology，296（2）：E119-E120.

Prusiner SB，1998.Prions. Proc Natl Acad Sci U S A，95（23）：13363-13383.

Puoti G，Bizzi A，Forloni G，et al，2012. Sporadic human prion diseases：molecular insights and diagnosis. Lancet Neurol，11（7）：618-628.

Saiegh F AI，Ghosh R，Leibold A，et al，2020. Status of SARS-CoV-2 in cerebrospinal fluid of patients with COVID-19 and stroke. J Neurol Neurosurg Psychiatry，91（8）：846-848.

Sköldenberg B，Aurelius E，Hjalmarsson A，et al，2006. Incidence and pathogenesis of clinical relapse after herpes simplex encephalitis in adults.J Neurol，253（2）：163-170.

Varatharaj A，Thomas N，Ellul MA，et al，2020. Neurological and neuropsychiatric complications of COVID-19 in 153 patients：a UK-wide surveillance study. Lancet Psychiatry，7（10）：875-882.

Vitali P，Maccagnano E，Caverzasi E，et al，2011. Diffusion-weighted MRI hyperintensity patterns differentiate CJD from other rapid dementias.Neurology，76（20）：1711-1719.

Woo AR，Lee HY，Lim MK，et al，2017. Magnetic resonance imaging findings of mumps meningoencephalitis with bilateral hippocampal lesions without preceding acute parotitis：a case report. Korean J Radiol，18（2）：378-382.

第三章 细菌感染

第一节 脑脓肿

【概述】

脑脓肿是指细菌感染引起的化脓性脑炎、脑化脓及脑脓肿包膜形成,少部分也可由真菌或原虫侵入脑组织所致,是严重的颅内感染性疾病。青壮年男性及儿童多见。根据感染途径的不同,本病可分为耳源性、鼻源性、血源性、外伤性及隐源性等类型,其中以隐源性居多,革兰氏阳性球菌是主要致病菌。根据其病理发展过程可分为早期脑炎期、晚期脑炎期、早期包膜期和晚期包膜期。脑脓肿在不同时期具有较大的病理改变,并出现不同的影像学征象。

大部分患者出现发热、颅内压增高、神经功能缺损等症状,不同患者间因脓肿数目、大小、位置以及患者自身条件等方面存在差异,临床表现也有所不同。近年来,脑脓肿的整体发病率、病死率明显下降,但随着抗生素的普及与不合理使用,脑脓肿患者临床表现与影像学征象均不典型,给早期诊断带来一定困难。

【临床表现】

发热、头痛及神经系统定位体征是脑脓肿患者典型临床表现,但由于脑脓肿的部位、发展时期等不同,大部分患者的临床表现多样。

1. 急性脑炎期 患者可出现全身急性感染中毒症状,如高热、头痛、呕吐、嗜睡、全身乏力、颈部抵抗等,若病灶靠近脑浅表处,则可出现脑膜炎,此期持续1~2周。

2. 化脓期 软化灶逐渐融合成脓腔并形成薄层包膜,此时患者全身感染症状好转或消失,此期持续数天到数月。

3. 包膜形成期 脓腔壁的肉芽组织和神经胶质细胞纤维化而形成一个坚韧的包膜,此时患者逐渐出现颅内压增高及神经定位体征,病情发展快者易出现脑疝及脓肿破裂。

颞叶脓肿容易发生颞叶钩回疝,小脑脓肿易发生小脑扁桃体疝。脑脓肿破裂则多见于邻近脑室和脑浅表处脓肿,当脓腔压力增大或腔壁较薄时,突然破入同侧侧脑室或蛛网膜下腔,形成急性化脓性脑室炎或脑膜炎。

【实验室检查】

血常规常可见白细胞数增多,以中性粒细胞为主;若病变累及脑膜,脑脊液检查可出现化脓性脑膜炎的表现,如脑脊液压力升高、白细胞计数增多、糖及氯化物含量水平下降及蛋白质水平升高等。

【影像学表现】

CT、MRI 检查是诊断脑脓肿的主要影像学方法。典型的多为包膜形成期脓肿,呈类圆形，壁完整、光滑、均匀。CT 平扫表现为境界清楚、形态不规则的低密度区，MRI 平扫脓腔 T_1WI 为低信号，T_2WI 为高信号，部分脓腔内可见气-液平；脓肿的包膜 T_1WI 显示不清，T_2WI 显示一光滑薄壁的低信号"暗带"，为脓肿包膜的特征性表现；增强后脓肿壁环形强化，脓腔及周围水肿无强化，占位效应明显。

但非包膜期及不典型脑脓肿影像表现缺乏特征性。急性脑炎期病灶范围小且边界不清，CT 平扫多表现为边界不清的低或混杂密度区，增强扫描一般无强化，也可有斑点状强化；MRI 平扫 T_1WI 为低信号，T_2WI 呈稍高信号，增强扫描强化不明显或脑回状强化。不典型脑脓肿形态常呈不规则形或分叶状，或呈多囊状改变，脓肿壁欠规整，厚薄不均，部分病例有结节样外生性肉芽向壁外突起，或脓肿壁不连续，增强扫描脓肿壁见连续或不连续环形强化，多房性脓肿的脓肿壁呈多环重叠，或分房状强化；若脑脓肿位置表浅或接近脑室，可引起邻近脑膜或室管膜发生炎性反应，或破入同侧脑室或蛛网膜下腔，形成急性化脓性脑室炎或脑膜炎；增强扫描邻近脑膜或室管膜可见强化，也是脑脓肿的一个重要 MRI 表现。

虽然常规 MRI 技术可对脑脓肿做出准确的定量和定性诊断，但功能 MRI 技术的临床价值正逐渐被认可：

（1）磁敏感加权成像（SWI）：脑脓肿在 SWI 上见一完整光滑的明显低信号环，此低信号环位于脓肿病灶边缘的外侧，而靠近病灶边缘内侧则是比脓腔信号高的环，在病灶边缘形成两个同心环，即双环征。

（2）弥散加权成像（DWI）：脓腔内为黏稠脓液，限制了水分子扩散，在 DWI 上呈高信号，表观弥散系数（ADC）值较低，在 ADC 图上呈低信号；但需注意脓腔受病程长短、病灶大小、治疗与否等因素影响，其在 DWI 图像上的信号及 ADC 值是变化的。

（3）弥散张量成像（DTI）：脑脓肿的脓腔、脓肿壁及近灶水肿带在 DTI 上与胶质瘤和转移瘤有明显差异，脑脓肿的脓腔、脓肿壁的各向异性（FA）均较胶质瘤和转移瘤高；而近灶水肿带出现高 FA 应考虑胶质瘤或转移瘤。

（4）灌注加权成像（PWI）：脑脓肿周围水肿区的局部脑血容量（rCBV）无明显改变。

（5）磁共振波谱成像（^{1}H-MRS）：包膜期脑脓肿，脓肿坏死中心缺乏正常脑组织的代谢产物，如 N-乙酰天冬氨酸（NAA）、胆碱（Cho）和肌酸（Cr）；但胞质氨基酸（AA）和乳酸（Lac）水平升高，同时伴有或不伴有醋酸和琥珀酸增高，是脓肿腔的典型表现。虽然乳酸和脂质（Lip）信号在脑脓肿和脑肿瘤中都能被检测到，但是 AA（缬氨酸、亮氨酸和异亮氨酸）却是诊断脑脓肿的关键性标志，不过检测不到 AA 峰不能排除脑脓肿的存在。

【诊断依据】

1. 局部或全身感染症状，可有颅内压增高或定位体征。

2. 典型脑脓肿 CT 平扫呈等或低密度区，增强扫描环形强化，脓肿壁完整、光滑、均匀。

3. DWI 脓腔弥散受限。

【鉴别诊断】

化脓期及包膜形成期脑脓肿影像表现多较典型，诊断较易；但急性脑炎期、小脓肿及非典型脑脓肿不具特异性影像学表现，易与脑内高级别胶质瘤、转移瘤、结核性脑脓肿、脑梗死、机化期血肿、有血栓形成的巨大动脉瘤、放射性坏死及脱髓鞘病变等相混淆。

DWI 及 ^{1}H-MRS 等影像学技术有助于鉴别细菌性脑脓肿、结核性脑脓肿与脑肿瘤：细菌性脑脓肿单发多见，多位于幕上，脓腔在 DWI 上多呈高信号，可出现特异性 AA 峰；结核性脑脓肿多为多发病灶，常同时累及幕上及幕下，脓肿坏死区在 DWI 上多呈低信号，且不含 AA 峰；脑肿瘤坏死囊变区在 DWI 上多呈低信号，且有研究表示，坏死性脑胶质瘤壁检测到的 Cho/Cr、Cho/NAA 明显高于脓肿壁，脑脓肿壁的血供及血脑屏障破坏较大，其 rCBV 常明显高于脑脓肿壁，坏死性脑胶质瘤在 SWI 上不出现双环征。转移性肿瘤一般为多发，靠近皮质，周围水肿明显，少见钙化，强化方式根据原发瘤的不同有所差异。

【病例分析】

女，28 岁；患者因头晕、头痛 2 周，左侧肢体乏力 5 天就诊。查体：神志清楚，语利，左侧肢体肌张力减弱，肌力Ⅳ级，左侧肱二头肌反射、肱三头肌反射、桡骨膜反射、膝腱反射、跟腱反射均稍亢进，左侧踝阵挛阳性。血常规：中性粒细胞增多，淋巴细胞和嗜酸性粒细胞减少；脑脊液检查：脑脊液无色透明，总蛋白质浓度增高（0.59g/L），葡萄糖及氯离子浓度正常。头颅 MRI 检查显示右额叶凸面脑皮质下类圆形病灶（图 3-1-1）。

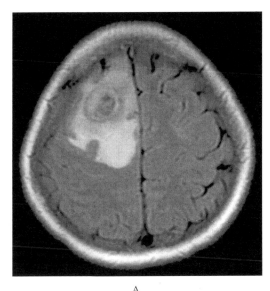 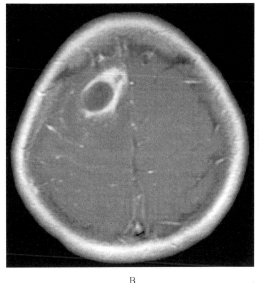

A   B

图 3-1-1 脑脓肿

A. MRI 平扫 FLAIR 像显示右额叶凸面脑皮质下类圆形脓腔呈稍低信号，包膜信号较高，周围广泛水肿；B. 增强扫描 T_1WI 见脓肿壁明显强化，厚薄不一，周围水肿区无强化

定位诊断 患者临床症状提示有局灶神经功能缺失及癫痫发作，结合影像定位于右侧大脑半球运动区。

定性诊断 患者表现为亚急性头痛及左侧肢体无力，血常规和脑脊液检查均提示感染。影像学为偏侧、多发占位性病灶，影像学特征符合脑脓肿：光滑、均匀环形强化，T_2WI 低信号脓肿壁，脓腔呈弥散受限。

术后病理证实为脑脓肿。

【治疗及预后】

脑脓肿的治疗主要包括药物治疗和手术治疗。

第二节 脑 室 炎

【概述】

脑室炎是少见的颅脑感染，包括室管膜炎、脑室内脓肿、脑室内积脓和脑积脓。近 30 年来，由院内感染引起的细菌性脑膜炎发病率逐渐增高。脑室炎的发病数量也不断提高，约 30% 的患者可出现脑室炎，在年轻人中更常见。最常引起脑室炎的微生物是葡萄球菌和肠杆菌。病原菌可通过多种途径进入脑室系统，包括直接种植、继发于外伤或神经外科手术（如脑室导管留置术）及邻近病变的扩散（如脑脓肿破裂），进入脑室系统或经血行进入室管膜下或脉络丛。脑室外脑脊液逆流进入脑室系统也是引起脑室炎的另一个常见原因。虽然脑室炎的症状、体征轻微，病程进展缓慢，但可致命。此外，即使脑膜炎已经治愈，脑室炎也可引起持续感染。因此脑室炎的早期诊断对于治疗非常关键。

【临床表现】

脑室炎早期临床表现与普通颅内感染相似，可出现发热、颈强直、呕吐、意识障碍、颅内压增高等症状，早期诊断存在一定的难度；晚期可出现瞳孔改变、抽搐、呼吸障碍、脑疝等。

【实验室检查】

有脑室外引流者可行脑室液检查，脑脊液外观浑浊，白细胞数和中性粒细胞百分率增高，蛋白质含量增高，糖定量早期降低，晚期可正常或增高，脑脊液培养可明确病原菌。反复多次脑脊液检查有助于提高阳性率，即使白细胞数不高，也不能完全排除脑室炎的存在。

【影像学表现】

经颅超声是评价脑室炎的有效手段，特别是婴儿。最常见征象包括室管膜回声不规则，脑室内出现沉积物，常伴脑室扩张。约 10% 脑膜炎患者会产生脑室内粘连和分隔等慢性并发症。其诊断对选择合适的引流位置非常重要，在这方面超声优于 CT。

脑室内出现富含蛋白质的碎屑沉淀物是脑室炎的特征性影像学表现。T_2WI 可显示脑室壁高信号，脑室扩张，可见到沉淀物，通常沉淀物 DWI 为高信号，ADC 值降低，FLAIR 像上可见高信号液平面；当脓液被脑脊液稀释后，ADC 值增高。脑室内粘连和分隔可包裹部分脑室，引起节段性扩张。另外，脑室炎还可伴发脉络丛炎，MRI 表现为脉络膜明显增厚，边界不清，增强扫描可出现强化。与病毒性感染不同，化脓性脑室炎几乎从不引起脑室周围的钙化。脑室炎可引起脑脊液吸收障碍，继发脑室扩张，也可继发室管膜下和脑室旁静脉梗阻，或细菌毒素直接作用均可导致脑室周围白质坏死。

【诊断依据】

脑室液检查可进行确诊。对于只能取腰大池脑脊液检查者、有近期脑室侵入手术者，一旦诊断为颅内感染时应首先考虑脑室炎可能，尤其是患者出现明显意识障碍、瞳孔改变、抽搐、呼吸障碍，应进一步行头颅 CT、MRI 检查或取脑室液检查明确诊断。

【鉴别诊断】

脑室炎需要与化脓性脑膜炎、脑室内出血鉴别。从病史、颅内病灶分布及病灶密度/信号特点综合分析，有助于准确鉴别。

【治疗及预后】

如有脑室引流管，应将先前置入脑室的引流管或分流管拔出，去除潜在感染源；如有脑室梗阻，可更换脑室引流管或在对侧脑室重新置管。除早期静脉滴注足量广谱敏感的抗生素外，尽早对患者采取外科干预亦非常重要。

第三节　硬膜下积脓

【概述】

硬膜下积脓（subdural empyema，SDE）是脓液积聚在硬脑膜和蛛网膜之间的空隙。本病较为少见，脓液积聚的位置与原发感染灶有关，多单个出现在大脑镰或小脑幕等邻近感染灶的硬膜下。10%～41%局部颅内感染可发展为硬膜下积脓，60%来源于耳部感染，包括化脓性中耳炎及乳突炎，也可来源于鼻窦炎、化脓性脑膜炎、糖尿病、创伤、血性源播散等。化脓性中耳炎和乳突炎、鼻窦炎患者脓液可以直接或间接迁延到硬膜下。直接迁延只需出现骨质破坏，间接迁延目前认为可能和脓性血栓性静脉炎或经静脉的逆行性感染有关。

【临床表现】

头痛、倦怠、局灶性神经障碍及抽搐发作在数天之内出现，如果不经治疗可迅速进展至昏迷或死亡。临床表现多以下肢软瘫起病，出现进展性上肢瘫痪，可伴有意识障碍、抽搐等，小脑和后组脑神经受累症状较少。新生儿和婴幼儿感染性脑膜炎的临床特点与年长儿不同，主要表现为嗜睡、目光呆滞、喂养困难和易激惹等，40%病例可发生癫痫，亦可出现囟门凸出，而脑膜炎的典型征象如颈抵抗、克氏征通常不明显或不出现。

【实验室检查】

血常规可见白细胞数增加，嗜酸性粒细胞增多，红细胞沉降率增快。脑脊液压力增高，脑脊液白细胞和蛋白质均增高，部分可见红细胞增多，脑脊液糖、氯化物一般正常。部分患者痰、粪便中可检测到虫卵。脑组织或皮下结节活检可发现幼虫。血清及脑脊液中并殖吸虫抗体有助于脑肺吸虫病的诊断。

【影像学表现】

约 50% 的 SDE 位于大脑凸面，约 20% 沿大脑镰分布，腔单房或多房，有时呈典型新月形。源自鼻窦的 SDE 脓液多优先聚集在离鼻窦较近的额叶硬膜下，源自耳部的脓液多倾向于聚集在颞叶硬膜下。脓液聚集在大脑镰、小脑幕下成为镰幕硬膜下积脓，是 SDE 的一种罕见形式。

CT 表现为脑表面液体积聚，密度等或稍高于脑脊液，范围可能很大，可为双侧性，颅后窝积脓引起中耳鼓室顶壁骨质侵蚀。在 MRI 上，SDE 通常表现为颅骨内板下新月形液体信号积聚，不超过硬膜反折；与脑脊液相比，T_1WI 稍高信号，T_2WI 等或高信号，FLAIR 呈高信号，DWI 和 ADC 图弥散受限，这些特征有助于与脑外积液、囊肿或慢性血肿鉴别。炎症使得包膜纤维化及血管增生，增强扫描可见到明显环形强化，有时内部可见分隔；积脓周围脑膜强化可持续存在，直至积脓吸收，因此不能单纯靠积脓周围脑膜是否有强化来判断病情进展；随着病情发展，炎症波及脑表面皮质静脉，引起脑炎或缺血等改变。因此，SDE 患者发生静脉血栓的风险较高，需磁共振静脉成像（MRV）检查评估静脉窦是否通畅。

【诊断依据】

1. 病程 感染急性进展或慢性迁延。
2. 临床表现 颅高压，脑膜（脑）炎，脑外感染。
3. 实验室检查 WBC 升高，CSF 压力增高、浑浊，蛋白质含量增高。
4. 影像学表现 硬膜下新月形病灶，线状或环形强化。

【鉴别诊断】

SDE 需要与硬膜下积液、硬膜下血肿、硬膜外脓肿等鉴别。

1. 硬膜下积液 一般多有外伤或手术史，外伤发生在受力的对冲部位；CT 平扫表现为颅骨内板下新月形低密度影，CT 值接近零，MRI 信号与脑脊液相似，占位效应不明显。

2. 硬膜下血肿 血肿多在受力的对冲部位，单侧和大脑凸面多见；急性期密度较高，慢性期密度降低，MRI 信号具有一定特征；往往伴有脑组织挫伤、水肿，占位效应明显，可见中线结构移位、脑疝形成。

3. 硬膜外脓肿 表现颅骨内板下梭形或双凸形异常密度或信号影。

【病例分析】

男，19 岁；因反复发热伴双下肢乏力半月余就诊。最初体温 38.0℃，随后呈进行性升高，最高体温 40℃。查体：正常面容，表情自如，神志清楚，精神状态良好，查体配合，反应略迟钝，记忆力及计算力减退；上肢肌张力略增高，肌力正常，双下肢肌张力增高，左侧肌力Ⅳ级，右侧肌力正常；双侧肱二头肌腱反射（++），双侧膝腱反射（++），双侧跟腱反射（++），双侧巴氏征（+）；颈软无抵抗，克氏征（+），布氏征（−）。血常规：

白细胞 9.65×10^9/L（中性粒细胞百分率 0.74）。腰穿：脑压（初压）230mmH$_2$O、（末压）120mmH$_2$O，蛋白质 36.5mg/dl，Cl$^-$ 122.1mmol/L，Glu 2.78mmol/L，脑脊液白细胞计数 28个/μl，结核抗体阴性，新型隐球菌阴性。头颅 MRI 检查见图 3-3-1。

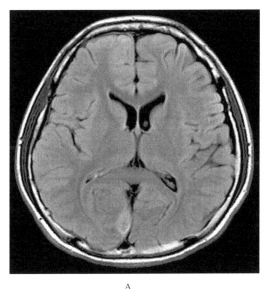 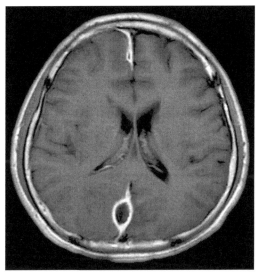

A B

图 3-3-1 硬膜下积脓

A. MRI 平扫 FLAIR 像显示后纵裂池内一类圆形脓腔呈稍高信号，周围无明显水肿，右额部硬脑膜增厚；B. 增强扫描 T$_1$WI 见脓肿壁明显均匀性强化，邻近硬脑膜明显强化增厚，右额部硬脑膜强化及微小脓腔

定位诊断 以反复发热伴肌力下降为主要症状，Kerning 征阳性；MRI 显示大脑镰脑膜增厚、明显强化；因此定位于脑膜。

定性诊断 急性起病，反复发热；血常规白细胞计数接近高限，CSF 检查支持细菌感染，结核抗体阴性，新型隐球菌阴性；MRI 显示硬脑膜、蛛网膜增厚、硬膜下积脓（前纵裂）和硬膜外积脓（后纵裂）；考虑急性细菌性脑膜炎。

抗生素治疗 2 周后复查血常规和脑脊液，所有指标均好转或恢复阴性。

最终诊断：硬膜下积脓。

【治疗及预后】

硬膜下积脓属内科急症，应立即对积脓做手术引流，降低颅内压。

第四节 硬膜外脓肿

【概述】

硬膜外脓肿是一种通过血行扩散或邻近组织直接蔓延而产生的颅内硬膜外腔隙的化脓性炎症。主要通过以下 3 种途径扩散：创伤或外科手术后细菌血性播散、直接种植和邻近感染部位的直接蔓延。病原菌以金黄色葡萄球菌居多。正常硬膜外腔隙内有少量结缔组织和静脉丛，病原菌在硬膜外间隙扩散，形成蜂窝织炎，然后形成脓肿。近年来随着影像技术发展、人口老龄化、静脉注射毒品及糖尿病患者增加，硬膜外脓肿的发病率持续增长。腰椎穿刺可增加脑膜炎和硬膜外感染的风险。鼻窦炎引起的颅内感染中，硬膜外脓肿最为常见。

【临床表现】

临床表现与脓肿发生的位置、占位效应及相应神经定位体征相关。若硬膜外脓肿发生于颅内，头痛是最常见表现，还可出现发热、局灶性神经功能缺失、恶心、呕吐及癫痫等；若硬膜外脓肿发生于椎管内，则多表现为背痛、神经根痛、神经功能缺失及瘫痪等。

【实验室检查】

血液白细胞、C反应蛋白增多，红细胞沉降率加快；脑脊液中细胞及蛋白增多，提示感染性病变，但对硬膜外脓肿诊断价值甚微。血培养及脑脊液培养阳性率较低。

【影像学表现】

硬膜外脓肿表现为颅骨内板下梭形或双凸形占位，以颅底或近颅底处多见。CT平扫表现为低密度，范围通常较局限，不跨颅缝；脓液量较多时，邻近的脑实质可见受压移位征象；积脓在中线时，可见脓液越过中线，这是脓液位于硬膜外的典型征象。MRI对硬膜外脓肿的诊断价值较高：急性期脓液表现为长T_1长T_2信号，脓肿壁呈等或略低信号，少有分隔；随着病情的进展，病灶逐渐缩小，腔壁逐渐增厚并出现分隔；部分脓腔小，T_1WI、T_2WI信号逐渐缩短，并倾向于等信号，呈肉芽肿性改变。增强扫描脓肿壁（或分隔）或肉芽肿性病变明显强化，脓液无强化；脓液区内缘增厚的硬脑膜T_1WI、T_2WI均呈略低信号，并出现明显强化，周围脑组织受压。

【诊断依据】

临床出现头痛、发热、神经功能缺失。

有手术或颅脑创伤病史，或合并中耳乳突炎、鼻窦感染等。

CT检查发现颅骨内板下梭形或双凸形低密度影，MRI平扫病灶呈长T_1长T_2信号，且有等或略低信号壁，增强扫描环状强化，DWI病灶中心弥散受限。

【鉴别诊断】

硬膜外脓肿主要与硬膜外血肿、硬膜外肿瘤鉴别：

1. 硬膜外血肿 多数有外伤史，可合并脑挫裂伤、颅内血肿、颅骨骨折，无发热史；硬膜外血肿不同时期MRI信号表现多样，增强扫描血肿壁可见强化，而硬膜外脓肿内侧缘硬膜亦可见明显强化。

2. 硬膜外肿瘤 如神经源性肿瘤、转移瘤等，病灶多局限，转移瘤可多发；MRI平扫T_1WI多呈等信号，T_2WI多呈略高或等信号，增强扫描明显强化。

【病例分析】

男，43岁；头部外伤后3年，额部间断肿胀与流脓1年。查体：一般情况较好，神志清楚，不发热。查体：正常病容，表情自如，意识清楚，四肢肌张力及肌力未见异常，肌腱反射未见异常，双侧巴氏征阴性。额部见陈旧冠状切口瘢痕，皮瓣稍肿胀，鼻根部皮肤轻度肿胀。切口两侧最下端分别见直径约 0.8cm 的陈旧圆形瘢痕，皮肤愈合不良，右侧见少许肉芽生长，按压头皮有少许白色无臭脓液流出。骨髓有轻度漂浮感觉，压痛轻微。无脑脊液渗漏。血常规：白细胞计数 9.90×10^9/L，中性粒细胞总数 7.86×10^9/L。头颅 CT 检查见图 3-4-1。

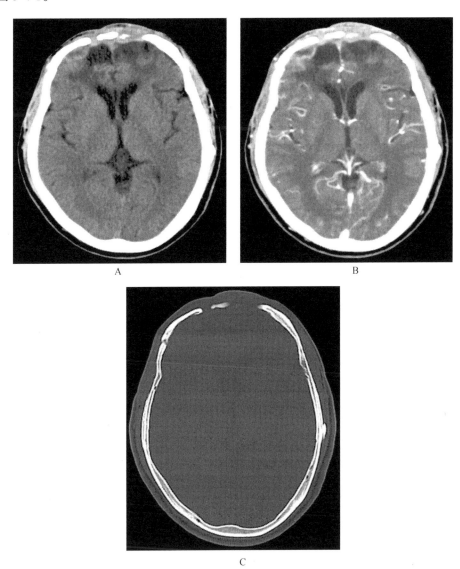

图 3-4-1　硬膜外脓肿

A、B.CT 平扫及增强显示硬脑膜增厚并异常强化；C. 骨窗见额骨部分缺损

定位诊断　头外伤后 3 年，额部间断肿胀与流脓 1 年，无明显神经系统症状；CT 显示额骨部分缺损，硬脑膜增厚、异常强化，考虑脑膜受累为主。

定性诊断　慢性起病，血常规发现白细胞计数接近正常值上限，可见手术切口流脓和颅骨浮动感，CT 显示颅骨缺损和硬膜外低密度不强化影，脑膜增厚；考虑额部外伤术后慢性感染并硬膜外脓肿形成。

最终诊断：硬膜外脓肿。

【治疗及预后】

关键是尽早引流脓液，并根据微生物培养结果来选择相应抗生素静脉注射 4~6 周。

（吴元魁　沈桂权　宫　利　吕　翠）

参 考 文 献

Akgoz A，Mukundan S，Lee TC，2012.Imaging of rickettsial，spirochetal，and parasitic infections. Neuroimaging Clin N Am，22（4）：633-657.

Bartt R，2012.Acute bacterial and viral meningitis. Continuum（Minneap Minn），18（6 Infectious Disease）：1255-1270.

Crapp S，Harrar D，Strother M，et al，2012.Rocky Mountain spotted fever："starry sky"appearance with diffusion-weighted imaging in a child. Pediatr Radiol，42（4）：499-502.

Czarnowska-Cubala M，Wiglusz MS，Cubala WJ，et al，2013. MR findings in neurosyphilis-a literature review with a focus on a practical approach to neuroimaging. Psychiatr Danub，25 Suppl 2：S153-S157.

Fu JH，Chuang TC，Chung HW，et al，2015.Discriminating pyogenic brain abscesses, necrotic glioblastomas, and necrotic metastatic brain tumors by means of susceptibility-weighted imaging.Eur Radiol，25（5）：1413-1420.

Harisinghani MG，McLoud TC，Shepard JA，et al，2000.Tuberculosis from head to toe. Radiographics，20（2）：449-470.

Helton KJ，Maron G，Mamcarz E，et al，2016. Unusual magnetic resonance imaging presentation of post-BMT cerebral toxoplasmosis masquerading as meningoencephalitis and ventriculitis. Bone Marrow Transplant，51（11）：1533-1536.

Khalil JG，Nassr A，Diehn FE，et al，2013. Thoracolumbosacral spinal subdural abscess magnetic resonance imaging appearance and limited surgical management. Spine，38（13）：844-847.

Novakova M，Costa FB，Krause F，et al，2016. Rickettsia vini n. sp.（Rickettsiaceae）infecting the tick Ixodes arboricola（Acari：Ixodidae）. Parasit Vectors，9（1）：469.

Pal D，Bhattacharyya A，Husain M，et al，2010. In vivo proton MR spectroscopy evaluation of pyogenic brain abscesses：a report of 194 cases. AJNR Am J Neuroradiol，31（2）：360-366.

Rath TJ，Hughes M，Arabi M，et al，2012.Imaging of cerebritis encephalitis and brain abscess. Neuroimaging Clin N Am，22（4）：585-607.

Suresh K. Mukherji，Gaurang Shah，2015. 中枢神经系统感染临床影像学. 吴元魁，刘岘，吕国士，译. 北京：人民军医出版社.

Saremi F，Helmy M，Farzin S，et al，2005. MRI of cranial nerve enhancement. AJR Am J Roentgenol，185（6）：1487-1497.

Schoenfeld AJ，Wahlquist TC，2015. Complication risk，and total charges after the treatment of epidural abscess. Spine J，15（2）：249-255.

Shah GV，2000.Central nervous system tuberculosis：imaging manifestations.Neuroimaging Clin N Am，10（2）：355-374.

Shih RY，Koellcr KK，2015.Bacterial, Fungal, and parasitic infections of the central nervous system：radiologic-pathologic correlation and historical perspectives. Radiographics，35（4）：1141-1169.

Smirniotopoulos JG，Murphy FM，Rushing EJ，et al，2007. Patterns of contrast enhancement in the brain and meninges. Radiographics，27（2）：525-551.

第四章　寄生虫感染

引起中枢神经系统感染的寄生虫分为蠕虫和原虫，蠕虫分为吸虫、绦虫及线虫，原虫则有多种类型。蠕虫和原虫的生理功能及发病机制存在较大差异，故分开描述。

引起脑/脊髓病变的蠕虫包括囊虫、包虫、旋毛虫、血吸虫、肺吸虫、裂头蚴、广圆线虫。蠕虫幼虫侵入人体导致机体机械性和化学性损害，包括虫体/虫卵对腔道的阻塞及对周围组织的挤压或破坏；蠕虫的分泌物及排泄物对宿主的直接/间接损害（免疫性损害）。因此，蠕虫病的临床表现既有局部病变又有全身性损害，前者包括虫体移行导致的破坏、虫卵的阻塞，后者主要由于蠕虫的特殊致病作用、变态反应导致。

与蠕虫不同，原虫是单细胞原生动物，种类繁多，其形态特点在光镜下可以辨认。由于原虫生理功能与蠕虫迥异，致病机制也不同。原虫致病途径包括：①人际传播，能在人群中直接传播（如阿米巴原虫）；②循环传播，需要1个以上宿主（如弓形虫）；③虫媒传播，中间途径需要吸血昆虫完成（如疟原虫）。原虫入侵后，其致病能力与宿主防御功能、原虫种类、数量和寄生部位相关。宿主免疫低下时，原虫可表现出直接损害（机械性、化学性损伤）和间接损害（如疟原虫引发红细胞溶解和破坏）。

第一节　脑弓形虫病

【概述】

脑弓形虫病由刚地弓形虫原虫的滋养体引起，人畜共患，在人体内多为隐性感染。弓形虫病主要侵犯眼、脑、心、肝、淋巴结。由于血脑屏障阻止抗体进入中枢神经系统，故弓形虫易在中枢神经系统生长发育，因此50%的弓形虫病患者合并脑弓形虫病。孕妇感染弓形虫可通过胎盘感染胎儿，造成先天性脑弓形虫病，免疫功能低下者（尤其是HIV患者）感染常引起严重或致死性全身播散性感染，而免疫功能健全者多表现为隐性感染。

【临床表现】

脑弓形虫病的临床表现分为后天获得性和先天性。

后天获得性脑弓形虫病可作为脑部原发疾病或全身性弓形虫病组成部分。轻者仅表现为周期性发热、头痛，重者出现急性发热、全身痛性淋巴结肿大，伴颅高压、脑膜刺激征、脑实质症状（癫痫发作、精神行为异常、意识障碍）。病变位置不同，临床症状迥异，包括单瘫、偏瘫、截瘫、共济失调等，部分患者合并脊髓病损。慢性脑弓形虫病患者可出现假性肿瘤表现。

先天性脑弓形虫病由孕妇感染弓形虫引起，造成胎儿流产、早产或死产，存活婴儿出现难以喂养、抽搐、呕吐、黄疸、肢体强直、小头畸形、脑积水、脑瘫等症状，部分慢性患者出现间脑癫痫和下丘脑综合征。

【实验室检查】

获得性脑弓形虫病患者脑脊液可见白细胞升高，以淋巴细胞为主，伴有嗜酸性粒细胞和蛋白质含量增高，糖含量正常或降低；先天性脑弓形虫病患者颅内压可正常或升高，脑脊液黄变，潘氏试验阳性，白细胞数及蛋白质含量升高，氯化物含量减少。PCR 适用于早期及活动性弓形虫感染。血清及脑脊液中弓形虫抗体有助于疾病诊断。

【影像学表现】

头颅 X 线平片可见散在钙化灶。

头颅 CT 显示脑内多发低密度影，免疫低下患者可表现为基底核病变，增强后可见环形强化；先天性脑弓形虫病患者可见脑内对称性钙化。

头颅 MRI 可见脑内多发圆形长 T_1 长 T_2 信号，常波及脑膜及室管膜，伴周边水肿；增强可见环形强化，伴脑积水。

【诊断依据】

1. 免疫抑制史（白血病、淋巴瘤、HIV 感染及长期使用免疫抑制药物），或与猫等动物有密切接触史。

2. 发热、全身痛性淋巴结肿大等全身症状。

3. 颅高压、脑膜刺激征及脑（脊髓）病表现。

4. 影像学发现脑内对称性钙化或基底核单发病变或脑内多发病变，伴环形强化。

【鉴别诊断】

1. 其他寄生虫病　脑囊虫病缺乏全身症状，影像上为囊性病灶，部分可见病灶中偏心头节，DWI 头节为高信号，增强后可见环形强化；脑包虫病囊变明显，且易于形成巨大占位或簇状病灶，钙化罕见。

2. 转移瘤　一般为多发，靠近皮质，周围水肿明显，少见钙化，增强后呈环形强化；部分转移瘤为囊性病灶，部分转移瘤容易出血。

3. 淋巴瘤　易于累及中线、侵犯胼胝体，且 T_1WI 信号不低，T_2WI 信号不高。

【病例分析】

女，31 岁；有 8 年 HIV 感染病史，出现 4 天间歇性精神错乱病史，伴有头痛、发热、咳嗽和呼吸困难。MRI 显示左侧基底核区病灶，周围出现水肿，增强后呈环形强化（图4-1-1），实验室检测提示 CD4 细胞计数低，HIV 病毒载量 206 548copies/ml。

定位诊断　临床提示出现精神错乱病史，结合影像定位于左侧基底核区。

定性诊断　患者出现精神错乱病史，并伴有头痛发热等症状，影像学 T_2WI 显示左侧基底核区病灶，呈"同心"靶征，周围伴有水肿，增强呈"偏心"靶征，需考虑感染、肿瘤；结合患者有 8 年 HIV 感染病史，且实验室检测提示患者免疫功能受到抑制，存在机会性感染的风险，如脑弓形虫病可能。

组织病理学检查证实为弓形虫囊肿。

最终诊断：后天获得性脑弓形虫病。

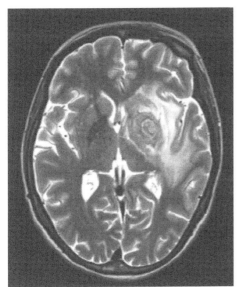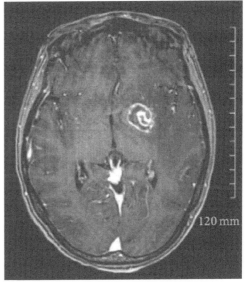

图 4-1-1　脑弓形虫病

MRI 显示左侧基底核区长 T_2 病灶，呈类圆形，周围见水肿，增强层可见多发环形强化

第二节　脑阿米巴病

【概述】

脑阿米巴病由溶组织阿米巴原虫、耐格里阿米巴原虫或棘阿米巴原虫寄生在脑部引起，发病率低但病死率高。溶组织阿米巴原虫滋养体侵入肠壁后引起阿米巴肠病，经血流或直接蔓延至肠外组织，形成阿米巴脓肿（肝、肺、脑）；耐格里阿米巴原虫和棘阿米巴原虫可跳过胃肠道感染阶段，直接侵入中枢神经系统，引起阿米巴脑膜脑炎。

【临床表现】

1. 阿米巴脑膜脑炎　耐格里阿米巴原虫易侵犯儿童和青少年，尤其是接触不洁净水域者。前驱症状为上呼吸道感染表现，随后出现急骤高热，伴以前额为著的剧烈头痛、明显的脑膜刺激征和脑实质症状，可伴味觉、嗅觉障碍。棘阿米巴原虫引起的脑膜脑炎多见于免疫功能低下人群，常表现为视力障碍、进行性颅高压及精神行为异常，并可出现阿米巴性角膜炎。

2. 阿米巴脑脓肿　溶组织阿米巴滋养体可在大脑任何部位形成脓肿，以额顶叶多见，皮质、皮质下好发，脓肿内可见褐色坏死物质，可破溃，周围水肿明显。大多数患者合并脑外阿米巴病（肠、肝、肺），临床表现类似于急性化脓性脑膜炎。

【实验室检查】

血常规可见白细胞明显升高，核左移；腰穿可见脓血性脑脊液，蛋白质含量升高，糖含量降低，脑脊液涂片可找到阿米巴滋养体；阿米巴肠病患者粪便中可找到溶组织阿米巴滋养体。

【影像学表现】

头部 CT 可见大片状低密度病灶，增强可见脑膜强化，形成脓肿者可见环形强化；头部 MRI 可见单发或多发囊性病灶，易合并出血，病灶环形增强伴硬脑膜强化，病灶周围水肿明显。

【诊断依据】

1. 免疫功能低下群体，或在不洁水域游泳（尤其潜泳）者，既往有脑外阿米巴病史者。

2. 发热、进行性颅高压、脑膜刺激征。

3. 影像学可见单发或多发囊性病灶，易合并出血，可伴明显脑膜强化。

【鉴别诊断】

1. **脑脓肿** 临床表现类似阿米巴脑脓肿，合并渗血者少，脑脊液涂片可提供病原学鉴别。

2. **急性化脓性脑膜炎** 易与肉芽肿性阿米巴脑炎混淆，影像学和脑脊液常规检查难以区分，脑脊液涂片、培养可鉴别。

【病例分析】

男，32 岁；HIV 阴性，既往有酒精及药物滥用史，因颅高压就诊。脑脊液检查提示细胞总数增多（220×10^6/L，中性粒细胞百分率 0.44，单核细胞百分率 0.56，蛋白质 1.6g/L，糖 2.1mmol/L）。影像（图 4-2-1）指导下活检提示：凝固性坏死为主、血管周围慢性炎症细胞浸润，未见细菌、真菌、寄生虫成分，组织培养阴性。入院第 25 天患者出现左颞叶大量出血，入院第 35 天患者死亡。

定位诊断 患者长期酗酒且药物滥用，存在免疫能力低下基础，以颅高压就诊，首次影像可见左侧颞叶厚壁脓肿，1 周后病灶扩散。

定性诊断 免疫能力低下人群，为机会性感染高发人群；脑脊液细胞增多、蛋白质含量明显升高、糖含量低，提示生物源性病变；厚壁脓肿需考虑脑脓肿、阿米巴脓肿、结核瘤、弓形虫感染可能。

最终尸检发现灶周多发出血，病检发现阿米巴滋养体，诊断为出血性阿米巴脑炎。

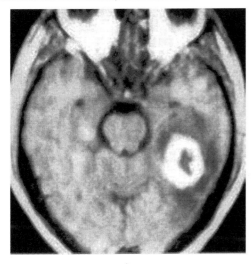
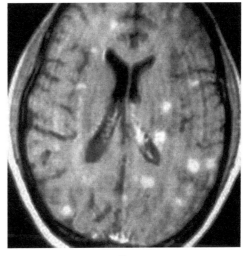

图 4-2-1　脑阿米巴病

A. MRI 增强 T_1WI 可见左侧颞叶病灶，周围水肿明显，伴厚壁环形强化；B. 1 周后复查可见双侧大脑半球灰质、白质多发强化病灶

第三节　脑囊虫病

【概述】

脑囊虫病又称脑囊尾蚴病，为猪带绦虫幼虫寄生于中枢神经系统引起的疾病，人畜共患。以脑、肌肉、皮下组织和眼最为常见，其中脑囊虫病占 60%～80%。多数脑囊虫病患者合并皮下囊尾蚴结节。

【临床表现】

根据囊虫寄生部位的不同，脑囊虫病分为大脑皮质型、脑膜炎型、脑室型、脊髓型，其中以大脑皮质型最为常见，脑囊虫各型间可相互交叉、转化。

1. 大脑皮质型　囊虫寄生于皮质与白质交界处，常以症状性癫痫为首发临床表现，可伴颅内压升高；如囊虫数量多、寄生时间长，可导致脑组织广泛破坏、皮质萎缩，出现认知障碍及精神行为异常。

2. 脑膜炎型　表现为发热、脑膜刺激征，病程反复且持续，易被误诊为结核性脑膜炎或隐球菌脑膜炎。

3. 脑室型　第四脑室常见，表现为颈强直、颅高压症状，患者体位变化时可出现 Brun 综合征（眩晕、头痛、呼吸循环障碍甚至猝死）；部分患者出现第四脑室扩张、继发性室管膜炎、脑干功能障碍。

4. 脊髓型　出现脊髓压迫、刺激症状和体征，包括神经根痛、单瘫、截瘫、感觉障碍及膀胱直肠功能障碍。

【实验室检查】

重症患者可见外周血白细胞升高，嗜酸性粒细胞增多明显；腰穿可见颅内压升高，白细胞轻度升高，蛋白质含量高，部分患者脑脊液糖含量低；血液/脑脊液 ELISA 法可发现囊虫抗体阳性。

【影像学表现】

1. X 线片　可见患者骨骼肌皮下结节、钙化。

2. 头部 CT　皮质型可见单发或多发低密度区，可出现结节、钙化，部分病灶中可见点状头节，严重者可见"满天星"样表现，增强后可见结节或环形强化；脑室型可见脑室内圆形或类圆形脑脊液样低密度灶，边缘光滑，无强化，可伴脑室梗阻、扩大；脑膜型可见脑室扩大、脑积水。

3. 头部 MRI　皮质型分为活动期、退变死亡期及钙化期：活动期头节短 T_1 短 T_2 信号，囊液信号与脑脊液相同；退变死亡期头节不可见，病灶水肿，囊腔呈长 T_1 长 T_2 表现；钙化期 MRI 显示不佳，以上三期可同时出现。脑膜型可见基底池单发或多发病变，易出现梗阻性积水，部分患者出现继发血管炎。

【诊断依据】

1. 疫区生活史，或有食用未彻底煮熟肉类习惯。

2. 症状性癫痫、脑膜刺激征、颅高压。

3. X 线平片可见患者骨骼肌皮下结节、钙化。

4. 头 CT 或 MRI 可见单发或多发圆形病灶，部分可见头节。

5. 脑脊液囊虫抗体阳性。

【鉴别诊断】

1. 脑脓肿　临床症状较囊虫严重，往往有高热；影像学可见单发或多发病灶，脓肿周边可见等、短 T_1 短 T_2 环，增强后可见厚壁环形强化。

2. 脑转移瘤　病灶周围水肿明显，部分囊性转移瘤可见环形强化，全身检查可见原发肿瘤。

3. 血行播散性结核性脑炎　可见颅内多发病灶，可表现为"满天星"样表现，胸部 CT 可见粟粒样肺结核。

【病例分析一】

男，45 岁，乞丐；因强直阵挛发作就诊，神经科查体未见明显异常。头 CT 平扫+增强可见颅内双侧大脑半球多发低密度灶，伴钙化，部分病灶内可见头节，增强后呈结节状、环形强化（图 4-3-1）；口服阿苯达唑前未口服激素，出现癫痫持续状态、脑水肿死亡。

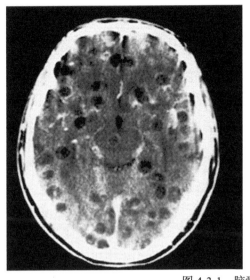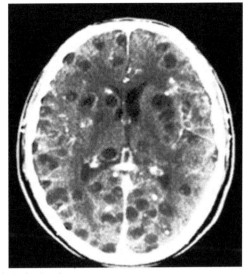

图 4-3-1 脑囊虫病（一）

头颅 CT 平扫+增强可见双侧大脑半球多发低密度灶，伴钙化，部分病灶内可见头节，增强后可见部分结节状、环形强化

定位诊断 结合影像可见双侧多发病灶，呈"满天星"样。

定性诊断 患者仅出现症状性癫痫，不伴发热，临床轻于影像，重点考虑脑囊虫病；此类患者在驱虫治疗前必须口服小剂量激素，阿苯达唑治疗后患者病情迅速加重，提示脑内囊虫大量崩解、坏死，导致重症脑水肿及癫痫持续状态。

最终诊断：脑囊虫病。

【病例分析二】

男，41 岁；墨西哥人，右利手。因眩晕、头痛及恶心 3 个月就诊于急诊科，神经科查体未见明显异常。头颅 MRI 平扫 T_2WI 示基底池多发囊性病变，呈"葡萄样"，伴侧脑室扩大（图 4-3-2）。手术摘除脑室内囊性病灶，病检证实为巨大蛛网膜下腔囊虫。

定位诊断 患者出现颅高压症状，提示脑膜、脑室病变，结合影像可见基底池多发病灶。

定性诊断 患者病程中无发热，出现进行性加重的眩晕、脑膜刺激征，头颅 MRI 可见基底池多发病灶，需重点考虑囊虫、结核及隐脑，但病程中无发热，且临床症状轻于影像，囊虫可能性大。

最终诊断：蛛网膜下腔囊虫病。

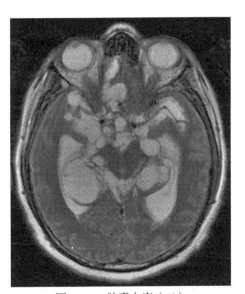

图 4-3-2 脑囊虫病（二）

头颅 MRI 平扫 T_2WI 示基底池多发囊性病变，呈"葡萄样"，伴侧脑室扩大

第四节　脑包虫病

【概述】

脑包虫病又称脑棘球蚴病，由细粒棘球蚴幼虫感染人体所致。棘球蚴常寄生于肝、肺及其他脏器，偶寄生于脑。脑包虫病为其最为严重的并发症之一，儿童多见。

【临床表现】

脑包虫病占包虫病的 3%～5%，多在流行区域发病，尤其是牧区。临床进展缓慢，主要由于包虫持续生长、其虫囊的机械性挤压所致，颅内压增高和症状性癫痫为最主要表现；可压迫脑室系统，造成脑脊液循环障碍，表现为头痛、恶心、呕吐，严重时患者出现脑实质受损症状，出现不同程度运动、感觉功能障碍。此外，包虫尚可侵蚀颅骨，造成局部头皮肿痛。值得注意的是，脑外包虫囊破裂时，由于其内容物大量进入血液循环，导致过敏反应（严重者出现过敏性休克）、心血管功能障碍。

【实验室检查】

外周血和脑脊液中嗜酸性粒细胞增高；腰穿可见颅内压升高，合并椎管梗阻时可见蛋白-细胞分离现象，蛋白质含量明显升高；ELISA 检测可发现包虫抗体阳性，但是与吸虫、囊虫之间存在交叉反应。

【影像学表现】

头颅 X 线片可见患者弧线、环形或蛋壳样钙化，部分患者可见颅骨破坏。头部 CT 可见脑内边界清楚的类圆形巨大囊性病灶，囊内信号类似于脑脊液，无水肿，占位效应明显，可伴囊壁钙化；非炎症期囊壁不强化，如囊壁强化提示存在异物反应；部分患者可见子囊。头部 MRI 可见巨大脑内囊肿，囊液呈脑脊液样长 T_1 长 T_2 病灶，有时可显示头节。

【诊断依据】

1. 牧区生活史，有牲畜接触人群。
2. 进行性加重的症状性癫痫、颅高压。
3. 外周血嗜酸性粒细胞明显升高。
4. 既往有脑外包虫病史。
5. 头部 CT 或 MRI 可见单发或多发巨大类圆形病灶。
6. 脑脊液包虫抗体阳性。

【鉴别诊断】

1. 脑转移瘤　部分囊性转移瘤可见环形强化，临床表现与脑包虫病相似，全身检查可见原发肿瘤。

2. 脑脓肿　单发巨大脑脓肿易与脑包虫病混淆，但前者多有发热，且脓肿周边可见等、短 T_1 短 T_2 环。

【病例分析】

男，27 岁，屠夫；因剧烈头痛、左侧肢体偏瘫就诊。既往因反复过敏性休克发现包虫病史，当时外周血嗜酸性粒细胞达到 46%～56%，包虫抗体阳性，已行手术治疗。专科检查：左侧面瘫，左侧肢体轻偏瘫，左侧巴氏征阳性。头颅 CT 平扫示右侧脑叶内巨大囊性病变（图 4-4-1）。

定位诊断 患者出现颅高压症状及左侧面部、肢体偏瘫，左侧巴氏征阳性，结合 CT 定位于右侧大脑半球，累及皮质运动区、锥体束。

定性诊断 患者接触牲畜，且既往有反复过敏性休克，曾行切除手术，属于高危人群；此次出现颅高压及脑实质症状，病程中无发热，CT 可见巨大包囊，首先考虑为脑包虫病。

术后病理检查证实为脑包虫病。

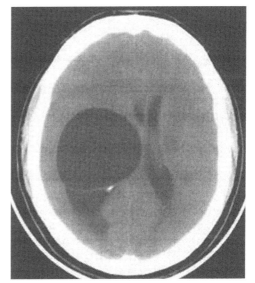

图 4-4-1 脑包虫病
头颅 CT 平扫示右侧脑叶内巨大囊性病变

第五节 脑旋毛虫病

【概述】

脑旋毛虫病是食入旋毛虫所致的人畜共患寄生虫病。含有旋毛虫的生肉或半熟肉被人类食入后，含有旋毛虫幼虫的包囊未被杀灭，幼虫从小肠黏膜移行至中枢神经系统，引起旋毛虫脑膜炎或脑炎，在此移行过程中可引发全身性中毒和变态反应。骨骼肌为旋毛虫幼虫侵犯的主要部位。

【临床表现】

脑旋毛虫病因中枢神经系统寄生部位不一，临床表现差异较大。旋毛虫侵入小肠（约1 周）时可出现腹泻、腹痛等症状，随后移行期（2～3 周）患者出现发热、肌肉肿痛，部分患者可出现高热（弛张热），同时可出现脑膜刺激征、程度不一的意识障碍，可伴脑实质受累症状，少数患者甚至出现急性脊髓炎、神经根炎。

【实验室检查】

幼虫移行期患者外周血白细胞增加，嗜酸性粒细胞明显升高，可达 60%～70%，可持续数月至半年，重症患者、免疫缺陷患者外周血嗜酸性粒细胞可不升高；腰穿可见脑脊液压力升高，白细胞轻度或中度，以嗜酸性粒细胞为主；ELISA 法检测可见旋毛虫抗体阳性。

【影像学表现】

头颅 MRI 可见多发微小长 T_1 长 T_2 信号，DWI 弥散受限，提示为微小梗死。

【诊断依据】

1. 发病前有进食未熟透的肉类食品史。

2. 有腹泻、腹痛等前驱症状，随后出现发热、肌肉疼痛以及脑膜脑炎表现。

3. 外周血嗜酸性粒细胞明显升高。

4. MRI 可见脑内多发性小缺血灶。

【鉴别诊断】

1. 钩端螺旋体病 流行季节、流行区域好发，除肌肉疼痛外，尚可出现肝脾大、肾功能不全、溶血性贫血等表现。

2. 皮肌炎 可出现肌肉疼痛、无力伴肌酶升高，常累及颈部肌群导致抬头费劲，常有向阳性皮疹，肌炎抗体有助于鉴别。

【病例分析】

男，41 岁；左利手，因水样泻、一过性皮疹、发热、意识混乱及面部肿胀 3 周就诊。3 天后患者出现左面、左臂部麻木、无力伴活动不灵便，其同伴发现患者睡眠时间增多且有找词困难，并伴有每日发作的双侧额部疼痛、共济失调及视野中红点。白细胞 15.3×10^9/L，嗜酸性粒细胞 5.8×10^9//L（百分率 0.38），CK 290U/L，肌钙蛋白 3.12mg/L，红细胞沉降率 34mm/h，脑脊液糖 3.2mmol/L，蛋白质 0.34g/L。7 周后患者出现持续头痛及肌肉疼痛，并出现记忆力不集中，头颅 MRI 示双侧深部白质区多发散在病灶（图 4-5-1）。起病 3 个月前患者曾食用未经煮过的黑熊肉。

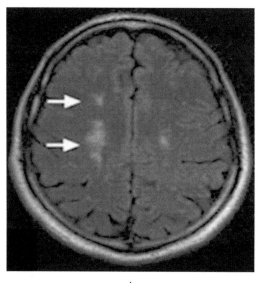
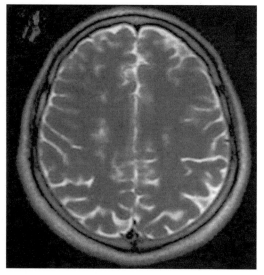

A   B

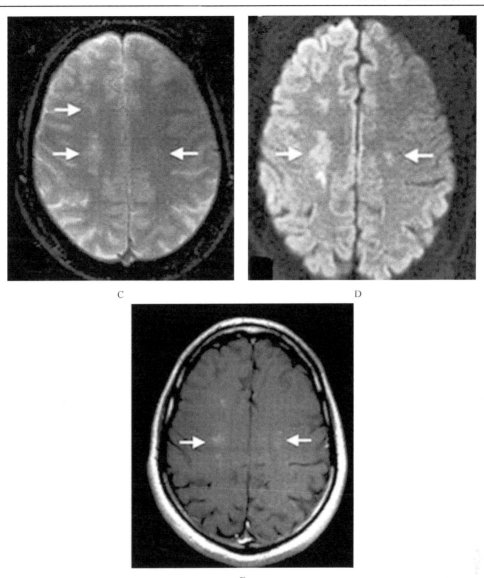

图 4-5-1 脑旋毛虫病

A~D. 头颅 MRI 示双侧大脑深部白质区多发长 T_1 长 T_2 信号，FLAIR 高信号，DWI 弥散受限；E. 增强 T_1WI 可见皮质、皮质下多发强化

定位诊断 患者表现为左侧面部及上臂偏瘫、偏麻，找词困难，提示累及右侧大脑半球感觉、运动皮质及皮质下传导束，结合 MRI 可定位于双侧大脑半球深部白质，右侧为主。

定性诊断 患者有前驱腹泻、皮疹，且有进食未煮熟肉类史，需考虑寄生虫病（包括血吸虫、旋毛虫）可能；患者肌肉疼痛明显，且未接触疫水，MRI 显示脑内多发性小缺血灶，需重点考虑旋毛虫病。

最终患者血清旋毛虫抗体阳性，诊断为脑旋毛虫病。

第六节　脑血吸虫病

【概述】

脑、脊髓血吸虫病由血吸虫寄生于中枢神经系统导致。寄生于人体的血吸虫主要以日本血吸虫、埃及血吸虫、曼氏血吸虫多见，我国流行日本血吸虫，少数出现埃及血吸虫和曼氏血吸虫。血吸虫寄生于门脉系统，门脉系统外的成虫和虫卵引发异位血吸虫病，可发生于脑、脊髓、肺等部位，中枢神经系统血吸虫病发病率低于 5%。

【临床表现】

血吸虫病全身症状包括发热、腹胀、肝脾大、腹水、全身淋巴结肿大、周围血象嗜酸性粒细胞明显增多。中枢神经系统血吸虫病包括脑、脊髓血吸虫病，其中日本血吸虫主要引起脑血吸虫病，曼氏血吸虫病主要累及脊髓。急性血吸虫神经系统病损以急性脑膜脑炎为主要特征，包括脑膜刺激征、意识障碍、认知功能受损、癫痫发作及肢体偏瘫，累及脊髓可出现急性脊髓炎、后索病变，少数患者出现周围神经病变；慢性血吸虫病神经系统病损包括：癫痫型（皮质慢性炎症或瘢痕）、假瘤型（血吸虫肉芽肿）、卒中型（虫卵栓塞血管或继发血管炎）、脊髓压迫型（多见于埃及和曼氏血吸虫，由脊髓内外肉芽肿所致）。

【实验室检查】

急性期患者外周血白细胞明显升高（以嗜酸性粒细胞为主，百分率可达 0.8），出现脾亢进时患者三系减少；腰穿可见脑脊液压力升高，常规、生化无特殊，合并脊髓压迫时出现蛋白质明显增多；ELISA 法检测发现血吸虫抗体阳性，但是与囊虫、肺吸虫可有交叉。

【影像学表现】

头 CT 可见片状低密度区，肉芽肿形成时可见周边明显肿胀，慢性炎症或瘢痕形成时可见皮质萎缩；假瘤型可表现为占位病灶，合并血管炎/栓塞患者可出现脑栓塞、脑出血及蛛网膜下腔出血。增强 MRI 对观察脑膜炎症（尤其软脑膜强化），虫卵聚集（点状、结节状强化）更为清楚；MRA 可评估血管炎（局部血管显影不清、断续）。合并脊髓压迫症患者，脊髓 MRI 可见脊髓内或脊髓外占位，周围可伴水肿。

【诊断依据】

1. 血吸虫流行区域、流行季节，疫水接触者。
2. 早期出现皮肤、腹部症状，晚期存在肝脾大。
3. 血和脑脊液白细胞增多，以嗜酸性粒细胞为主。
4. 大便中检测到虫卵。
5. 影像学发现局部占位、虫卵聚集或血管炎征象。

【鉴别诊断】

1. 脑脓肿 多有反复发热，且脓肿周边可见等、短 T_1 短 T_2 环，且血-脑脊液嗜酸性粒细胞不高，缺少肝脾大、腹水等表现。

2. 乙型脑炎 主要累及双侧丘脑、基底核，且持续高热，ELISA 法检测抗体阳性。

3. 阿米巴脑炎 不洁水源接触史，表现为单发或多发出血性肉芽肿，额叶多见，腰穿可见脓血样脑脊液。

4. 其他脑寄生虫病 脑囊虫病缺乏全身症状，影像上为囊性病灶，部分可见病灶中偏心头节，DWI 可见头节为高信号，强化后环形强化；脑包虫病囊变明显，且易于形成巨大肿块样病灶或簇状病灶，钙化罕见；脑血吸虫病和脑裂头蚴病临床、影像学表现与脑型肺吸虫病类似，但脑血吸虫病一般有肝血吸虫病；脑曼氏裂头蚴病因裂头蚴无法在脑组织产卵，故缺乏虫卵聚集样表现。另外，根据流行病学、饮食习惯有助于区分各类脑寄生虫病，如长江流域为血吸虫好发地区，北方牧区为囊虫、包虫多发区域，四川、东北为肺吸虫高发地带。

【病例分析一】

女，14 岁；因眩晕、头痛、呕吐及晕厥发作 4 个月就诊。患者居住于东江湖区（疫区），血清 ELISA、间接血凝试验及大便均证实为血吸虫病。头颅 MRI 平扫示左侧枕叶占位性病变，增强后呈不规则斑片状强化（图 4-6-1）。

定位诊断 病灶位于左侧枕叶。

定性诊断 患者生活于疫区，且接触疫水；病灶可见局部假瘤样占位，不规则强化；驱虫治疗后患者临床及影像学表现均逐渐改善。

最终结合实验室检查确诊为脑血吸虫病。

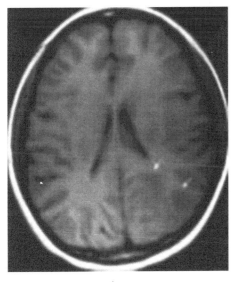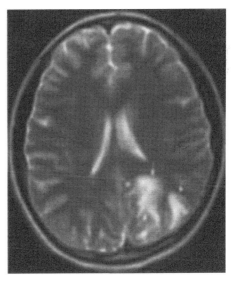

A   B

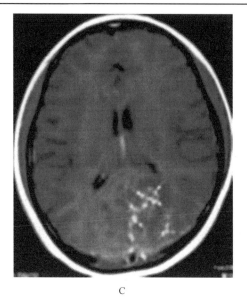

C

图 4-6-1　脑血吸虫病（一）

A、B. 头颅 MRI 平扫示左侧枕叶局部占位，呈长 T_1 长 T_2 信号，伴周边水肿；C. 增强 T_1WI 病灶不规则斑片状强化

【病例分析二】

女，26 岁；因剧烈头痛、癫痫发作 5 天就诊。CT 增强示左侧额顶叶占位性病变，MRI 增强示多发点状强化（图 4-6-2）。

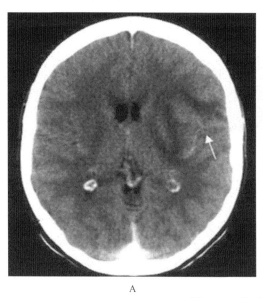
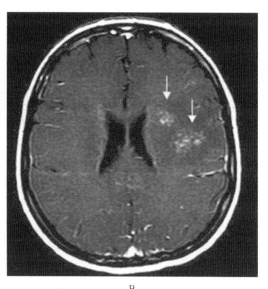

A　　　　　　　　　　　　　　　　B

图 4-6-2　脑血吸虫病（二）

A. CT 增强示左侧额顶叶占位性病变，呈等密度，周围水肿，可见线状强化；B. MRI 增强 T_1WI 见多发点状强化

定位诊断　患者表现为剧烈头痛及癫痫发作，提示皮质及头颅痛敏结构受累，结合影像学定位于左侧额顶叶。

定性诊断　患者表现为急性脑膜脑炎症状，且病灶呈多发点状、结节状强化，需考虑血管炎、血管内淋巴瘤、结节病、血吸虫病等疾病。

活检证实为曼氏血吸虫脑膜脑炎。

第七节 脑肺吸虫病

【概述】

肺吸虫病是一组由并殖吸虫病引起的人畜共患蠕虫疾病。肺吸虫病常见于中国、日本，我国常见的并殖吸虫为卫氏并殖吸虫和斯氏并殖吸虫。人生食含并殖吸虫囊蚴的溪蟹、蝲蛄、饮用受污染的生水均可引起感染。食入的囊蚴进入终宿主消化道，发育为幼虫，并在腹腔中移行于腹腔内脏器，多数穿过膈肌进入胸腔到达肺内；亦可寄生于肺外组织或器官，如脑、脊髓、皮下、心包、肝脏等。斯氏并殖吸虫在人体内不能发育成熟，以童虫、幼虫在体内移行，故肺部症状较卫氏并殖吸虫轻，主要以皮下游走性包块、过敏反应为常见表现。

【临床表现】

肺吸虫病脑外症状包括发热、消瘦、胸痛、咳嗽、咳痰（铁锈或烂桃样）、哮喘发作、腹痛、腹泻、黄疸、皮下结节或包块等。

脑肺吸虫病是并殖吸虫引起的最严重肺外病变，由成虫在体内移行所致。致病机制主要是成虫在脑内移行引起脑组织直接破坏和炎性反应，以及虫卵大量沉积引起的占位和异物反应，多同时合并胸部、肺部受累，以青少年多见。因肺吸虫侵犯部位、生存时间不同，患者可出现脑膜炎和（或）脑炎、颅内占位、脑萎缩、出血性卒中。临床症状包括颅高压（头痛、呕吐、视盘水肿、视力减退、反应迟钝），局灶症状（肢体瘫痪、感觉障碍、失语、偏盲），皮质刺激症状（癫痫发作、肢体感觉异常等）。

【实验室检查】

1. 血常规可见白细胞数增加，嗜酸性粒细胞增多。

2. 红细胞沉降率增快。

3. 脑脊液压力增高，脑脊液白细胞和蛋白质含量均增高，部分可见红细胞增多，脑脊液糖、氯化物含量一般正常。

4. 部分患者痰、粪便中可检测到虫卵。

5. 脑组织或皮下结节活检可发现幼虫。

6. 血清及脑脊液中并殖吸虫抗体有助于脑肺吸虫病的诊断。

【影像学表现】

胸部 X 线片可见密度不均、边缘模糊的云雾状阴影，呈圆形或椭圆形，多位于中下肺野，亦可见大小不等的结节影；肺部 CT 可见多发结节样病灶及“隧道征”。

脑肺吸虫病根据影像学表现可分为活动期、囊肿期及纤维瘢痕期。活动期可见皮质、皮质下大片状病灶，CT 呈低密度，MRI 平扫呈长 T_1、长 T_2 信号，周边水肿明显，如虫体移行可见“隧道征”（MRI 上表现为等 T_1 等 T_2 信号），增强后部分可见不规则形条索样强化，与虫体形状类似；囊肿期 CT 平扫可见高密度占位灶，边缘不清，可强化，MRI 平扫可见病灶周边为短 T_1 短 T_2 信号，中心为长 T_1 长 T_2 信号，增强后可见环形强化；纤维瘢痕期可见局灶性脑萎缩及钙化。

【诊断依据】

1. 肺吸虫病流行区域，有生食/半生食溪蟹、蝲蛄或饮用不洁水源史。
2. 病程中出现肺吸虫病脑外症状（咳铁锈样痰、游走性皮下结节）。
3. 临床表现为不明原因癫痫发作、脑膜（脑）炎、脑卒中。
4. 实验室检查发现高嗜酸性粒细胞血症、血清/脑脊液并殖吸虫抗体阳性。
5. 肺部及头颅影像学异常发现（如"葡萄样"钙化、条索样增强、"隧道征"等）。

【鉴别诊断】

1. 结核性脑膜脑炎 可出现肺部、脑部症状，全身症状如低热、消瘦、盗汗、咳嗽、咯血等，易于与肺吸虫病混淆；不同点在于结核性脑膜脑炎感染中毒症状重，高颅压、脑膜刺激征明显，容易侵犯脑神经（以第Ⅲ、Ⅶ对脑神经多见）；影像学可见 Willis 环、鞍上池周围及幕下软脑膜、蛛网膜异常强化，易并发感染性血管炎；脑脊液检查可见糖、氯化物含量明显降低，蛋白质含量升高。

2. 其他寄生虫病 脑血吸虫病和脑裂头蚴病临床、影像学表现与脑肺吸虫病类似，但脑血吸虫病一般有肝血吸虫病；脑曼氏裂头蚴病因裂头蚴无法在脑组织产卵，故缺乏虫卵聚集样表现；根据流行病学、饮食习惯有助于区分各类寄生虫病。

3. 转移瘤 累及中枢的肺吸虫病需与转移瘤鉴别，尤其是肺癌脑转移。转移瘤一般为多发，靠近皮质，周围水肿明显，少见钙化，增强后呈环形强化，部分转移瘤为囊性病灶，部分转移瘤容易发生出血。

【病例分析一】

男，41 岁；因渐起头痛、左侧肢体无力 1 个月余就诊。既往有反复癫痫发作 20 余年。查体：神志清楚，语利，高级认知功能正常，左侧肢体肌力减退。血常规：白细胞计数 $4.7×10^9$/L（中性粒细胞百分率 0.63，淋巴细胞百分率 0.237，单核细胞百分率 0.97，嗜酸性粒细胞百分率 0.33）。连续两次大便常规未见寄生虫卵。血清及脑脊液肺吸虫抗体均为阴性。肺部 CT 未见明显异常，颅脑 CT 平扫示右侧额颞叶多发"葡萄样"钙化（图 4-7-1）。

定位诊断 临床症状提示有局灶神经功能缺损及癫痫发作，结合影像定位于右侧大脑半球运动区。

定性诊断 患者有长期癫痫发作，并出现亚急性头痛及左侧肢体无力，不伴感染中毒症状，影像学为右侧大脑多发占位性病灶，且临床表现轻于影像，优先考虑为肿瘤（非恶性）、特殊感染性疾病；患者影像可见"葡萄样"钙化，周边水肿不明显，且为不连续病灶，波及右侧额、颞叶，需重点考虑寄生虫卵聚集所致；患者血常规、大便常规及寄生虫抗体检测均为阴性，且颅内病灶已钙化，提示为脑寄生虫病慢性期；追问病史，患者青少年期曾有生食溪蟹史，行脑活检发现肺吸虫卵。

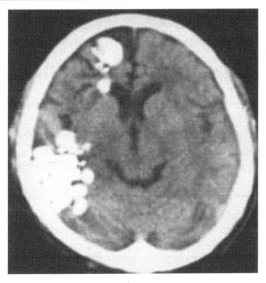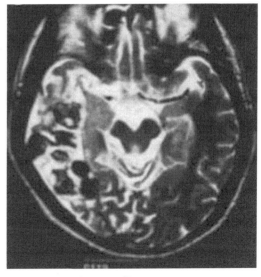

A   B

图 4-7-1　脑肺吸虫病（一）

A. CT 平扫示右侧额颞叶多发"葡萄样"钙化，周边水肿不明显；B. MRI 平扫显示右侧大脑半球广泛性萎缩

最终诊断：脑肺吸虫病。

【病例分析二】

女，10 岁；因突发构音障碍、右侧面瘫及右手无力就诊。既往体健。查体：神志清楚，构音障碍，高级认知功能正常。口角左歪，伸舌偏右，右手肌力减退。血常规：白细胞计数 $8.91×10^9$/L（嗜酸性粒细胞百分率 0.20）。行头颅 CT 提示脑出血（图 4-7-2）。予以相应治疗后患者神经科症状完全缓解，家属未行进一步检查出院，出院后预防性口服抗癫痫药物。3 个月后患儿因癫痫发作再次就诊，其间患儿自行停用抗癫痫药物。胸部 CT 可见右肺上叶簇状薄壁囊性病灶。复查头颅影像学发现原有病灶水肿较前明显，考虑为"高级别胶质瘤"，予以完善 PET 及外科手术治疗。胸部 CT 及头颅 MRI、PET 见图 4-7-2 所示。

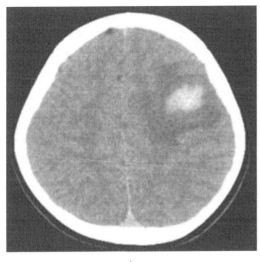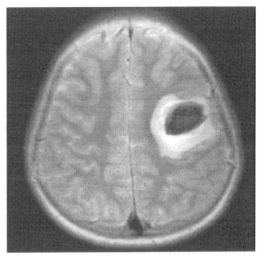

A   B

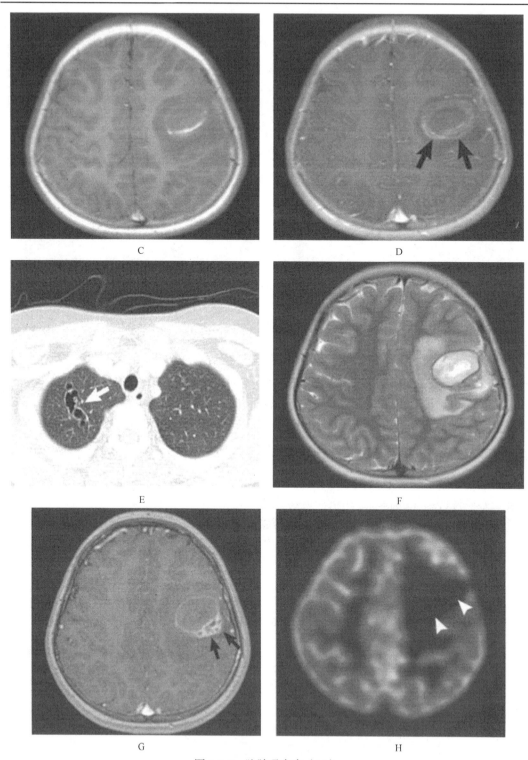

图 4-7-2 脑肺吸虫病（二）

A. 颅脑 CT 平扫显示左额叶类圆形高密度影；B～D. MRI 平扫病灶呈短 T_2 信号，T_1WI 见薄壁环状高信号，增强扫描呈厚壁环状强化，周围水肿区无强化；E～G. 3 个月后复查：胸部 CT 可见右肺上叶簇状薄壁囊性病灶，复查颅脑 MRI 发现原有病灶呈稍长 T_2 信号，周围水肿较前明显，强化壁变薄但其后外侧见蜂窝状强化壁结节；H. PET 显示局部低代谢

定位诊断　以构音障碍、右侧手和面部无力为临床表现，并出现癫痫发作，结合影像定位左侧半球运动区。

定性诊断　卒中样起病，提示脑血管病变；患儿既往无卒中高危史，需考虑卒中少见原因如血管畸形、血液病、寄生虫感染、血管炎等；发病3个月后患者病灶周围水肿较前明显，出现"泡沫状"强化，并出现癫痫发作，提示病情仍持续进展，高级别胶质瘤、转移瘤以及脑寄生虫病均应纳入考虑范围；病灶PET为低代谢，不支持肿瘤；结合患者病程中曾出现过高嗜酸性粒细胞血症，以及胸部CT簇状囊性病灶，脑肺吸虫病可能性大。

活检证实为脑肺吸虫病。

第八节　脑裂头蚴病

【概述】

脑裂头蚴病由曼氏迭宫绦虫的蚴虫（裂头蚴）感染中枢神经系统所致。曼氏迭宫绦虫卵孵化成钩球蚴，被剑水蚤吞噬后，再经蝌蚪捕食发育成裂头蚴。人体并非曼氏迭宫绦虫的适宜宿主，仅食用感染裂头蚴的动物（蛙、蛇、鸟）后偶然感染，少数患者经不洁水源通过皮肤黏膜进入体内。

【临床表现】

脑裂头蚴病的临床症状因寄生部位而异，可出现颅高压症状、癫痫发作、偏瘫、感觉障碍等，侵犯脑干可出现交叉瘫；出现脊髓压迫症状则表现为截瘫、感觉障碍及直肠膀胱功能障碍。因裂头蚴具备移行性，病灶可在脑、脊髓间迁移。

【实验室检查】

血常规及常规生化无特殊；腰穿可见脑脊液压力升高，常规、生化无特殊，合并脊髓压迫时出现蛋白质含量明显增多；ELISA法检测发现裂头蚴抗体阳性，但是与血吸虫、肺吸虫可有交叉。

【影像学表现】

头部CT可见片状低密度病灶伴钙化，增强后可见点状、结节状强化，出现肉芽肿时可见白质病变伴局部水肿；MRI显示占位性病灶呈长T_1长T_2信号，可见"隧道征"，病灶中可见条索样强化（与虫体条索样增强）。

【诊断依据】

1. 食用未熟透蛙类、蛇类肉制品。

2. 反复癫痫、颅高压等症状。

3. 头颅影像学发现"隧道征"、条索样强化或病灶迁移。

4. 血液/脑脊液裂头蚴抗体阳性。

【鉴别诊断】

1. 其他脑寄生虫病　脑裂头蚴病在临床和影像学上与脑肺吸虫病、脑血吸虫病有类似的临床表现，脑血吸虫病一般伴有肝血吸虫病，脑肺吸虫病可合并肺部症状。

2. 转移瘤 脑裂头蚴病需与脑转移瘤鉴别，转移性肿瘤一般为多发，靠近皮质，周围水肿明显，少见钙化，增强后呈环形强化；部分转移瘤为囊性病灶，部分转移瘤易出血。

3. 脑胶质瘤 低级别胶质瘤一般强化不明显，高级别胶质瘤多为花环样强化，且易合并囊变及出血。

【病例分析】

女，18岁；因眩晕、头痛、记忆力下降、反应迟钝1个月余就诊。腰穿提示脑脊液压力明显升高，血清及脑脊液裂头蚴抗体检测（ELISA法）强阳性；MRI显示病灶周围水肿明显，增强扫描见"条索征""隧道征"（图4-8-1）。

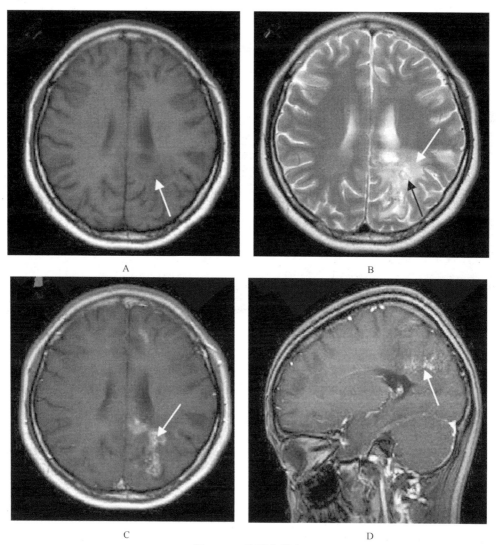

图 4-8-1 脑裂头蚴病

A、B. 头颅 MRI 示左侧顶叶片片状病灶，信号不均匀，病灶周围水肿明显；C、D. 增强 T_1WI 病变呈条索样强化，病灶内可见"隧道征"

定位诊断 青年女性，出现眩晕、头痛、记忆力下降、反应迟钝，提示有高级认知功能损害（皮质及皮质下白质病变），脑脊液压力升高提示颅高压，结合影像学定位于左侧顶叶。

定性诊断 病程无发热，且病情逐渐加重，临床症状轻于影像，颅内病灶可见明显条索样强化，可见"隧道征"，重点考虑脑寄生虫病（裂头蚴、肺吸虫感染）。

最终结合寄生虫抗体检测诊断为脑裂头蚴病。

第九节 广州管圆线虫病

【概述】

广州管圆线虫病流行于我国东南沿海，福寿螺、小型蜗牛等软体动物为其宿主，患者食用感染广州管圆线虫的螺类而患病。

【临床表现】

广州管圆线虫病主要表现为嗜酸性粒细胞性脑膜脑炎，常见急性和亚急性头痛、呕吐，伴意识障碍，查体可见明显脑膜刺激征，部分患者出现脑神经麻痹（展神经、面神经受累多见），也有患者出现急性脊髓炎、腰骶神经根炎，出现剧烈神经根痛。

【实验室检查】

血常规可见外周血及脑脊液嗜酸性粒细胞明显增多，脑脊液压力升高，ELISA 法可检测到血液/脑脊液广州管圆线虫抗体阳性。

【影像学表现】

头部 MRI 可见皮质、皮质下白质多发点、片状病变，呈长 T_1 长 T_2 信号，FLAIR 高信号，强化后可呈点、线样强化，可见软脑膜强化。儿童患者可出现多发 SWI 低信号（微出血）。

【诊断依据】

1. 食用淡水螺（尤其福寿螺）者。

2. 出现急性、亚急性脑膜脑炎症状或脑神经炎。

3. 血液/脑脊液嗜酸性粒细胞百分率显著升高。

4. 血液/脑脊液广州管圆线虫抗体阳性。

【鉴别诊断】

1. 脑旋毛虫病 临床表现类似于管圆线虫病，但后者脑脊液嗜酸性粒细胞百分率更高，往往高于 0.3。

2. 化脓性脑膜炎 急性起病伴高热，脑脊液浑浊，外周血及脑脊液白细胞计数明显高，以中性粒细胞为主，脑脊液涂片、培养可见病原菌。

3. 钩端螺旋体病 流行季节、流行区域好发，以脑神经麻痹为首发表现，可有肝脾大、肾功能不全、溶血性贫血等。

【病例分析】

女，74岁；因眩晕、双下肢无力、走路不稳及感觉异常就诊，患者3周前生食金线蛙。就诊时患者低热（37.3℃），神经科查体无明显异常，脑膜刺激征阴性。血常规：白细胞计数 $25.4×10^9$/L（嗜酸性粒细胞百分率0.69）。脑脊液压力 $200\ mmH_2O$，细胞及生化未见异常。广州管圆线虫抗体阳性。MRI平扫显示病变呈点片状，增强扫描呈点线状强化（图4-9-1）。

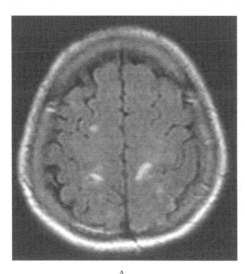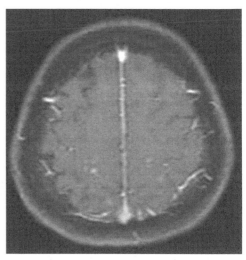

A   B

图4-9-1　广州管圆线虫病

A. 头颅MRI平扫FLAIR像显示双侧额顶叶散在点、片状高信号病灶；B. 增强 T_1WI 可见点、线状强化

定位诊断 患者表现为双侧肢体无力、感觉异常，锥体束征阴性，提示感觉、运动区皮质及皮质下白质受累，结合影像学定位于双侧额顶叶。

定性诊断 老年女性，有生食动物肉类史，存在脑寄生虫病危险因素；外周血嗜酸性粒细胞显著升高进一步佐证。头部MRI表现不具备特异性。

最终根据免疫学检查诊断为广州管圆线虫病。

（陈启华　刘　鼎　于台飞　高　波）

参 考 文 献

Ajzenberg D，Lamaury I，Demar M，et al，2016. Performance testing of PCR assay in blood samples for the diagnosis of toxoplasmic encephalitis in AIDS patients from the French departments of America and genetic diversity of toxoplasma gondii: A Prospective and Multicentric Study. PLoS Negl Trop Dis，10（6）：e0004790.

Bazan R，Hamamoto Filho PT，Luvizutto GJ，et al，2016. Clinical symptoms，imaging features and cyst distribution in the cerebrospinal fluid compartments in patients with extraparenchymal neurocysticercosis. PLoS Negl Trop Dis，10（11）：e0005115.

Gong C，Liao W，Chineah A，et al，2012. Cerebral sparganosis in children: epidemiological，clinical and MR imaging characteristics. BMC Pediatr，12：155.

Huang J，Luo J，Peng J，et al，2017. Cerebral schistosomiasis: diffusion-weighted imaging helps to differentiate from brain glioma and metastasis. Acta Radiol, 58（11）: 1371-1377.

Jang SY, Kim CH, 2012.Migration of sparganosis from the brain to the cervical spinal cord. J Korean Neurosurg Soc, 51（3）: 170-172.

Koh EJ, Kim SK, Wang KC, et al, 2012. The return of an old worm: cerebral paragonimiasis presenting with intracerebral hemorrhage. J Korean Med Sci, 27（11）: 1428-1432.

Koshy AA, Cabral CM, 2014. 3-D imaging and analysis of neurons infected in vivo with Toxoplasma gondii. J Vis Exp,（94）: 52237.

Lambertucci JR, Voieta I, Silveira Idos S, 2008. Cerebral schistosomiasis mansoni. Rev Soc Bras Med Trop, 41（6）: 693-694.

Li Y, Ross AG, Hou X, et al, 2011. Oriental schistosomiasis with neurological complications: case report. Ann Clin Microbiol Antimicrob, 10: 5.

McDonald CM, Tai P, Krings T, 2014.Pearls & Oysters: a rare case of neurotrichinosis with MRI.Neurology, 82（4）: e30- e32.

Nickerson JP, Tong KA, Raghavan R, 2009.Imaging cerebral malaria with a susceptibility-weighted MR sequence. AJNR Am J Neuroradiol, 30（6）: e85- e86.

Nie D, Xia L, Chen J, et al, 2016.Teaching NeuroImages: Giant neurocysticercosis with unusual imaging manifestations. Neurology, 87（21）: e260.

Potchen MJ, Kampondeni SD, Seydel KB, et al, 2018. 1.5 Tesla magnetic resonance imaging to investigate potential etiologies of brain swelling in pediatric cerebral malaria.Am J Trop Med Hyg, 98（2）: 497-504.

Rasalkar DD, Paunipagar BK, Sanghvi D, et al, 2011.Magnetic resonance imaging in cerebral malaria: a report of four cases.Br J Radiol, 84（1000）: 380-385.

Roche AD, Rowley D, Brett FM, et al, 2018. Concentric and eccentric target MRI signs in a case of HIV-associated cerebral toxoplasmosis. Case Rep Neurol Med, 2018: 9876514.

Rostami A, Karanis P, Fallahi S, 2018.Advances in serological, imaging techniques and molecular diagnosis of Toxoplasma gondii infection. Infection, 46（3）: 303-315.

Ruiz-Sandoval JL, Ramírez-Guzmán G, Chiquete E, et al, 2013.Massive non-encephalitic neurocysticercosis.Intern Med, 52（12）: 1435.

Tsai HC, Lai PH, Sy CL, et al, 2011. Encephalitis caused by Angiostrongylus cantonensis after eating raw frogs mixed with wine as a health supplement.Intern Med, 50（7）: 771-774.

Viola GM, White AC Jr, Serpa JA, 2011.Hemorrhagic cerebrovascular events and neurocysticercosis: a case report and review of the literature.Am J Trop Med Hyg, 84（3）: 402-405.

Xia Y, Chen J, Yan J, et al, 2016.Characteristic CT and MR imaging findings of cerebral paragonimiasis.J Neuroradiol, 43（3）: 200-206.

Yu Y, Shen J, Yuan Z, et al, 2016.Cerebral sparganosis in children: epidemiologic and radiologic characteristics and treatment outcomes: a report of 9 cases. World Neurosurg, 89: 153-158.

第五章 特殊病原体感染

中枢神经系统感染，除了前面介绍的病毒、细菌等病原体外，还有一些较特殊类型的感染，包括结核分枝杆菌、立克次体、螺旋体及朊蛋白的感染。近年来随着实验室检验及影像技术的提高，对中枢神经系统特殊感染的认识也逐渐提高。

第一节 结 核 感 染

【概述】

结核分枝杆菌感染最常见部位为肺部，此外还可以发生肺部以外器官的结核感染，包括淋巴结核、神经系统结核、肠结核、肾结核、骨关节结核等。神经系统结核占肺外结核的5%～15%，其中又以结核性脑膜炎（tuberculous meningitis，TBM）最为常见，约占神经系统结核的70%。近年来，因结核分枝杆菌基因突变、抗结核药物研发相对滞后和AIDS患者剧烈增多等多种因素，国内外结核病的发病率及病死率逐渐增高。中枢神经系统结核病原菌多为人型结核分枝杆菌，少部分为牛型结核分枝杆菌。患者抵抗力下降或者发生变态反应时，结核菌经淋巴系统和血行播散，进入脑膜及脑实质；此外，结核分枝杆菌还可以由颅骨、脊椎骨、乳突的结核病灶直接向颅内或椎管内侵入。

【临床表现】

1. 全身结核中毒症状 表现为低热、盗汗、少纳、消瘦、精神萎靡等，合并其他部位结核时可出现相应症状，亦可伴电解质紊乱，以低钠血症多见。

2. 颅内压增高及脑膜刺激征 早期由于感染致脑膜及脉络丛炎症反应，脑脊液分泌增加，表现为头痛、呕吐等，查体可发现视盘水肿，脑膜刺激征阳性；晚期由于蛛网膜粘连，可出现梗阻性脑积水，严重时可出现去大脑强直发作和去皮质状态。

3. 脑实质受累 如果未能及时治疗，发病第4～8周可出现脑实质受损症状，如精神萎靡、淡漠、谵妄或妄想、癫痫发作、昏睡或意识障碍，因结节性动脉炎所致的卒中样发作。

4. 脑神经受累 由于颅底炎性渗出物刺激、粘连、压迫可引起脑神经损害，以动眼神经、面神经、展神经及视神经最易受累，表现为视力下降、复视和面神经麻痹等。

【实验室检查】

1. 血生化检查 血常规检查大多正常，部分患者红细胞沉降率增高，伴有抗利尿激素异常分泌综合征的患者可出现低钠血症和低氯血症。

2. 结核菌素试验 阳性，重症患者可呈阴性。

3. 脑脊液检查 多数TBM患者腰椎穿刺脑脊液压力增高，达200～400mmH$_2$O；脑脊液外观多为无色透明或微黄，静置后有薄膜形成；细胞数多在（50～500）×10^6/L，早期主要表现为中性粒细胞明显增高，恢复期主要以淋巴细胞为主；蛋白质含量多在 1~3g/L，糖和氯化物含量下降；脑脊液抗酸染色仅少数为阳性，脑脊液培养出结核分枝杆菌可确诊，但需大量脑脊液和数周时间。

4. 免疫学检查 结核分枝杆菌抗原抗体检测、T-SPOT。

5. 病原学检查 脑脊液细胞涂片和细菌培养发现结核分枝杆菌生长是"金标准"，但培养时间较长，故对早期诊断价值不大。

【影像学表现】

常规 X 线检查如发现肺部结核或脊椎结核等结核病灶有助于结核性脑膜炎的诊断。胸片或胸部 CT 发现活动性肺结核尤其是粟粒型肺结核应高度怀疑 TBM。CT/MRI 是评估 TBM 诊断和并发症的最常用影像学方法。脑积水、结核瘤以及脑膜强化是 TBM 常见的影像学特征。CT 特点包括基底池强化、渗出物、脑积水以及脑室周围梗死灶，脑积水及基底池强化是最常见异常表现，CT 平扫基底池高密度被认为是敏感性和特异性的表现，脉络膜丛强化以及脑室扩大应高度怀疑 TBM。MRI 比 CT 敏感性更高，常见的异常表现包括：脑积水、脑膜及基底池强化、脑梗死和局灶性、弥漫性脑水肿及结核瘤，MRI 增强检查可在疾病早期发现脑膜强化。有报道称高达 39%的 TBM 患者早期 MRI 可出现异常表现，局部的脑膜强化比弥漫性脑膜强化更常见。

【诊断依据】

结核病病史或接触史，在肺及其他部位有结核病灶，痰结核分枝杆菌阳性。

亚急性或慢性起病，低热、乏力、盗汗、纳差、消瘦等结核中毒症状。

头痛、呕吐等颅内压增高症状，脑膜刺激征阳性。

脑脊液淋巴数目增多、蛋白质含量增高及糖含量减低，脑脊液抗酸染色涂片、结核分枝杆菌培养阳性。

脑脊液 PCR、ELISA 法检测阳性。

排除其他疾病。

临床诊断有困难者，可行诊断性抗结核治疗。

【鉴别诊断】

TBM 有六大特征：①病程超过 5 天，②头痛，③脑脊液细胞数<$1000×10^6$/L，④颜色淡黄或微混，⑤淋巴细胞百分率>0.3，⑥蛋白质含量增高>1g/L。各种类型的中枢神经系统感染、血管疾病、炎症性疾病、肿瘤都需与 TBM 相鉴别。一些炎症性或自身免疫性疾病（如 Wegener 肉芽肿、结节病）除了引起脑膜的炎症外，还会引起其他器官炎症。

1. 隐球菌感染 慢性病程，其临床表现和脑脊液改变酷似结核性脑膜炎，但可自行缓解；有鸽粪密切接触史、长期应用广谱抗生素或免疫抑制剂者应提高警惕。结核性脑膜炎、隐球菌脑膜炎脑脊液压力均可升高，以隐脑脑脊液压力升高更为明显，两者细胞总数均增加，蛋白质含量增加，糖及氯化物含量降低，结核性脑膜炎糖和氯化物含量均可降低，隐球菌脑膜炎糖含量降低更为明显，而氯化物含量可正常；隐球菌脑膜炎的脑脊液墨汁染色呈阳性，脑脊液检出隐球菌可确定诊断。

2. 化脓性脑膜炎 急性起病,全身感染症状明显,头痛剧烈、发热伴随明显脑膜刺激征,外周血白细胞总数明显增加,以中性粒细胞为主;脑脊液压力明显升高,脑脊液中白细胞明显升高,往往在 $1000 \times 10^6/L$ 以上,部分患者脑脊液呈"米汤"样,蛋白质含量明显升高,糖含量明显下降,通常低于 2.2mmol/L,可伴氯化物含量降低;脑脊液细胞涂片可见致病菌。

【病例分析一】

女,4 岁;因发热、咳嗽 1 周,以上呼吸道感染收入院。入院后出现呕吐及脱水,入院第 4 天出现癫痫全面性发作。脑脊液以淋巴细胞数目增多为主,脑脊液培养发现结核分枝杆菌;CT 提示侧脑室扩大,经过抗结核治疗后复查头部 MRI 可见多发性结核瘤,伴环形强化,周围可见水肿(图 5-1-1)。

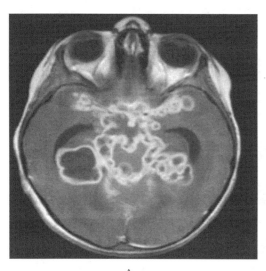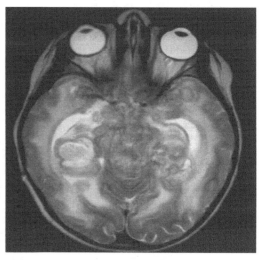

A	B

图 5-1-1　颅内结核(一)

A. 头部 MRI 增强 T_1WI 示脑基底池闭塞并多发结核瘤以及环形强化;B. MRI 平扫 T_2WI 示病灶周围水肿,合并梗阻性脑积水,脑室周围对称性间质性脑水肿

【病例分析二】

男,20 岁;主要表现为间断发热、头痛 5 个月,加重 1 个月,由于剧烈头痛和呕吐被送往急诊室。查体:视盘水肿,无局灶性感觉、运动或脑神经阳性体征。急诊头颅 CT 平扫+增强提示左额顶叶水肿并形成大脑镰下疝和钩回疝;入院 MRI 检查平扫示病灶 T_1WI 等信号,T_2WI 稍低信号,可见硬脑膜宽基底强化和斑团状病灶,邻近颅骨侵蚀破坏(图 5-1-2)。该患者 HIV 检测阴性,且胸片未提示结核,尽管术前诊断不能排除结核瘤,但由于患者有钩回疝,为了减轻颅内压,遂施行手术切除病灶。术中可见硬脑膜上和硬脑膜下病灶为黄白色、质软、易碎,其覆盖的颅骨被侵蚀和骨髓炎改变;术后恢复可,并开始抗结核治疗。组织活检可见多发的中央为干酪样坏死以及周围为朗格汉斯巨细胞肉芽肿,快速抗酸染色阳性,证实病变组织为结核瘤。出院后 6 个月随访患者无明显症状,复查 MRI 显示病灶完全消失。

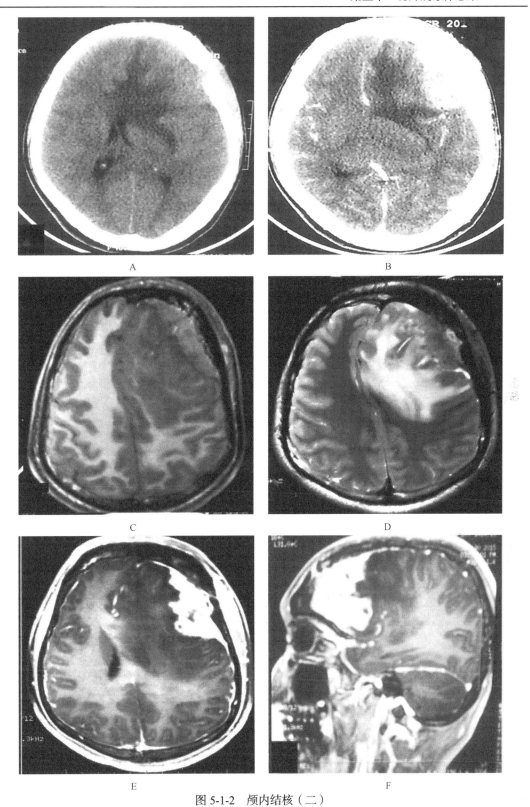

图 5-1-2 颅内结核（二）

A. 头颅 CT 平扫示左额顶叶病变及周围骨质受侵蚀；B. 增强示病灶周围水肿和脑疝形成；C、D. 头颅 MRI 平扫示病灶呈不均匀等 T_1 短 T_2 信号影；E、F. MRI 增强 T_1WI 示病灶强化并有脑膜尾征

【治疗及预后】

治疗以抗结核治疗、激素治疗、药物鞘内注射为主。

第二节 莱 姆 病

【概述】

莱姆病是伯氏疏螺旋体引起的神经系统感染，是一种蜱媒传播引起的自然疫源性疾病。1977 年首先在美国康涅狄格州莱姆镇发现，1986 年我国黑龙江省海林地区也发现此病，目前经流行病学调查及病原学证实 23 个省（自治区、直辖市）存在莱姆病自然疫源地。莱姆病临床表现多样，除有皮肤慢性游走性红斑、脑膜炎、脑神经炎、神经根炎、关节炎、慢性萎缩性肢皮炎等临床症状外，病原学、治疗证实莱姆病螺旋体可引起精神异常，危害严重。该病已成为我国一种相当重要的虫媒传染病，应该给予高度重视。

莱姆病是一种蜱媒传染病，病原体是疏螺旋体中的伯氏疏螺旋体（Borrelia burgdorferi，Bb），通过蜱咬虫媒传递，感染人和动物，但被感染的蜱咬后不一定患病。该病呈地方性流行，其分布具有明显地区性，主要在有利于硬蜱生长繁衍的山区、林区、牧区。我国莱姆病的高发地区主要在东北和西北地区。该病又具有明显的季节性，多发生于温暖季节，初发于 4 月末，一般从 5 月初开始，6 月上、中旬达到高峰，8～11 月仅见散在病例，11 月终止。这些特征与某些特定的蜱的种类、数量及其活动周期相关。

【临床表现】

该病的潜伏期为 3～32 天，平均 9 天；病程可分为 3 期：

Ⅰ期：螺旋体侵入皮肤并局部孵育，表现为慢性游走性红斑（erythema chronicum migrans，ECM），有头痛、肌痛、颈强直及罕见面神经瘫痪，ECM 多分布于四肢近端、腋窝、腹股沟、腹部及大腿，3～4 周消退。

Ⅱ期：经淋巴或血液播散到各个器官，产生针对伯氏螺旋体鞭毛蛋白的 IgM、IgG 抗体，产生特异性免疫反应，形成循环免疫复合物，导致器官损伤。主要表现为神经系统和心脏损害，见于起病数周到数月之后；出现无菌性脑膜炎或脑膜脑炎，表现为脑膜刺激征如头痛、颈强直等症状，克氏征、布氏征可以阴性；脑炎主要表现为嗜睡、记忆障碍和情绪改变，严重者可出现意识障碍及瘫痪；常可出现流感样症状，如疲倦、肌痛、关节痛、颈强直、头痛、恶心、眼痛、寒战等表现；常累及周围神经、多个或单个神经根，神经根性疼痛为其最突出的症状，神经根性疼痛常伴有相应神经根分布范围表皮感觉障碍、肢体无力及反射消失。少数患者可出现心脏并发症，如房室传导阻滞、心包心肌炎、心脏扩大等。

Ⅲ期：常见于感染后数月，出现慢性关节炎，主要为大关节游走性、反复发作性肿痛，少数患者可见慢性脑脊髓病，如记忆和认知障碍、视神经和括约肌功能异常等。

【实验室检查】

1. 一般检查 急性期血象白细胞增高及红细胞沉降率增快,脑膜炎型的脑脊液检查示淋巴细胞计数增加及蛋白质含量增高。

2. 抗体检测 通常先用 ELISA 法检测血清、脑脊液 Bb 特异性 IgM、IgG 抗体,结果可疑时再用蛋白质印迹法检测,特异性 IgM、IgG 抗体滴度大于 1:64 为阳性;IgM 通常在病后 2~4 周出现,6~8 周达高峰,4~6 个月降至正常,IgG 在病后 6~8 周才开始升高,4~6 个月达高峰,可持续数年。

3. 病原学检测 可对患者脑脊液、关节液、滑膜液或皮肤红斑灶,行暗视野显微镜和镀银染色法 Bb 检测或分离培养,也可用 PCR 检测 Bb,但 PCR 检测对脑脊液和血清标本的敏感性低,但对关节炎型莱姆病患者的滑膜液标本敏感性尚可。

【影像学表现】

头颅 CT 检查可见脑白质多个低密度灶,MRI 平扫 T_2WI 为高信号病灶。

【诊断依据】

1. 到过疫区并有被蜱咬史。

2. 早期出现游走性红斑,以后发生心脏、神经系统、关节和眼部损害症状和体征。

3. 病变组织或体液检测到 Bb 或其特异性抗体阳性。

4. 脑炎型患者 MRI 可见脑白质高信号病灶。

【鉴别诊断】

以中枢神经和周围神经损害的表现为主,主要表现为脑神经损伤、脑膜炎、神经根炎和末梢神经炎等,需与特发性面神经麻痹、病毒性脑膜炎、脑血管病、脑肿瘤等鉴别,血清学试验对鉴别诊断有帮助。

【病例分析一】

女,28 岁;诉头痛、不明原因发热 2 周。2 周前有蜱咬伤史,既往史、家族史无特殊。完善血常规、肝酶学、肌酐、乳酸脱氢酶、C 反应蛋白、电解质、甲状腺功能以及疏螺旋体检验,血清筛选试验均无明显异常,予以非甾体类止痛药治疗;2 周后(即蜱咬伤 4 周后),发热自发缓解,仍有头痛,并出现颈强直、疲倦、恶心、食欲减退、体重减轻 2.5kg,伴意向性震颤、静止性震颤和上肢活动协调性差,最后患者出现突发的眩晕。蜱咬伤 8 周后,抽血复查相关检验,血常规、C 反应蛋白、电解质、肝酶和肌酐仍在正常范围内,疏螺旋体血清学检验为阳性,具体:①疏螺旋体筛选试验:ELISA-IgG 抗体>200U/ml,ELISA-IgM 抗体>100U/ml,正常均小于 9U/ml;②疏螺旋体确定试验:蛋白质印迹法检测 IgG、IgM 抗体也呈阳性。随后完善腰椎穿刺术并留取脑脊液送检,脑脊液常规生化提示淋巴细胞总数增加(252/μl,99.5%),蛋白质总量增加(2.006g/L,正常 0.2~0.4g/L),乳酸增加(2.5mmol/L,正常 1.2~2.1mmol/L),糖含量稍低(2mmol/L,正常 2.4~4.2mmol/L);脑脊液 IgG 抗体升高(0.353g/L,正常<0.051g/L),脑脊液病毒检测阴性(包

括 ESME、HIV、CMV、EBV、HSV、VZV），脑脊液伯氏疏螺旋体 IgG、IgM 抗体检测阳性。头颅 MRI 平扫 T_2WI 显示脑桥病变呈稍高信号，双侧前庭神经高信号，增强扫描可见双侧前庭神经内耳道段强化，脑膜未见强化（图 5-2-1）。

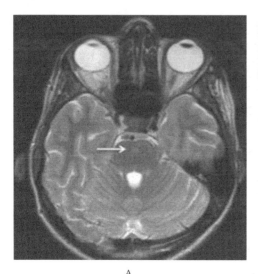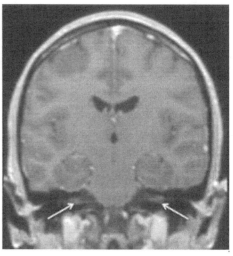

图 5-2-1　莱姆病（一）

A. T_2WI 示脑桥病变呈稍高信号；B. 增强 T_1WI 示双侧前庭神经内耳道段强化

诊断为莱姆病，静脉使用头孢曲松钠，疗程 3 周；3 周后所有症状均缓解。

该患者有明确的蜱咬伤史，临床表现为一些非特异性的神经系统症状，病程中未出现游走性皮肤环形红斑，头颅 MRI 平扫 T_2WI 可见脑桥和神经根高信号，增强扫描可见神经根病灶强化，影像学有助于诊断。

该患者早期（蜱咬 2 周后）伯氏疏螺旋体筛选试验阴性，而后复查血清学出现阳性结果，诊断为莱姆病，并予以静脉用头孢曲松钠治疗，症状缓解。

【病例分析二】

女，5 岁；因突发右侧肢体瘫痪，右下肢感觉异常 5h 入院。主要表现为完全性右侧肢体瘫痪，持续时间约 20min，进行性右下肢感觉异常 1h，伴有眩晕反复发作，持续时间较短。查体：无明显阳性体征，临床症状完全缓解。根据以上病史，完善头部 MRI+MRA，MRA 提示大脑中动脉分支多出狭窄，提示大脑中动脉分支供血区缺血（图 5-2-2）。进一步完善引起儿童期栓塞相关检查，未发现卵圆孔未闭或其他心脏结构异常病变。为了预防血栓栓塞事件，因为无法排除病毒感染，为了避免发生瑞氏综合征，依诺肝素[1mg/（kg·d），一天 2 次]治疗。完善病毒相关检测，排除病毒感染后，开始用阿司匹林[3mg/（kg·d）]替代依诺肝素。

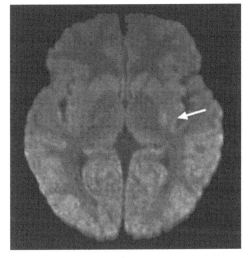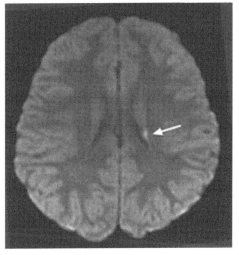

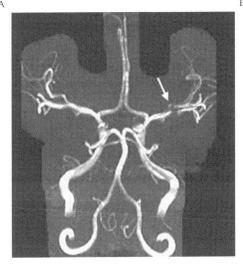

图 5-2-2　莱姆病（二）

A、B. DWI 示左侧壳核、侧脑室旁小片状高信号；C. MRA 示左侧大脑中动脉分支多处狭窄

　　完善腰椎穿刺术留取脑脊液标本送检：细胞总数增多，淋巴细胞 25/μl，培养阴性，脑脊液免疫学和 PCR 排除不同病毒感染；血清伯氏疏螺旋体抗体水平升高：IgG＞240U/ml（对照组＜15U/ml），IgM 26U/ml（对照组＜18U/ml）；蛋白质印迹法阳性；脑脊液 IgG＞240U/ml（对照组＜5.5U/ml），IgM 26U/ml（对照组＜4.5U/ml）。追问病史，该患者既往有过 2 次蜱咬伤史，分别为 3 岁时和 6 个月前。该患者并未出现莱姆病的常见早期症状（如游走性皮肤红斑），也未出现其他文献报道过的症状。根据检验检查结果，伯氏疏螺旋体感染可引起中枢神经系统血管炎，予以静脉用头孢曲松钠治疗，经过治疗症状未再发。在开始头孢曲松钠治疗 12 天后复查头颅 MRI 提示与血管炎病变范围一致的新发左侧大脑后动脉狭窄，大脑中动脉病变无明显变化。为了阻止血管病变的进一步进展，甲泼尼龙 20mg/（kg·d）治疗 3 天。长期应用抗生素并不能使患者获益，所以抗生素疗程满 3 周后停用抗生素，但是继续小剂量甲泼尼龙治疗。出院 3 个月后复查头颅 MRI 提示左侧大脑后动脉病变完全消失，但大脑中动脉狭窄持续存在，患者无明显症状和体征。

最终诊断：神经莱姆病。

【治疗及预后】

主要使用抗生素治疗。

第三节 梅 毒

【概述】

梅毒（syphilis）是由苍白密螺旋体（treponema pallidum）感染人体所引起的一种慢性传染性疾病，几乎可侵犯全身各个器官，并引起多种多样的临床症状和体征。侵犯神经系统可引起神经梅毒，出现脑脊膜、血管或脑脊髓实质损害的一组临床综合征，是晚期（Ⅲ期）梅毒全身性损害的重要表现。20 世纪 50 年代后神经梅毒在我国几乎绝迹，但 70 年代后发病率又有上升趋势，目前世界范围内艾滋病的流行使得神经梅毒患者明显增加。

本病病因是因为感染了苍白密螺旋体，传染源为梅毒患者，感染途径有以下 3 种。①性传播：为主要传染途径，不正当性行为及多个性伴侣是高危因素；②垂直传播：患病妊娠妇女可通过胎盘感染胎儿；③其他途径：如接吻、哺乳、接触具有传染性患者所污染的日常生活用品（如剃刀等），输血也可能导致感染，但概率较低。

神经梅毒病理改变可分为间质型和主质型：间质型病例包括脑膜炎、增生性动脉内膜炎和梅毒样树胶肿；主质型病理改变为脑组织神经细胞弥漫性变性、坏死和脱失，伴有胶质细胞增生及神经纤维的斑块样脱髓鞘。

【临床表现】

本病常见无症状型神经梅毒、脑膜神经梅毒及主质型神经梅毒 3 种类型，其中脑膜神经梅毒可分为：累及脑膜的脑膜梅毒和累及血管的脑膜血管梅毒和脊髓膜血管梅毒；主质型神经梅毒分为脊髓痨和麻痹性痴呆。

1. 无症状型神经梅毒　患者常无症状，体格检查也无异常，但血清学、脑脊液检查可有白细胞计数、蛋白质含量增加，性病研究实验室（VDRL）试验阳性。

2. 脑膜神经梅毒　常发生于梅毒感染后 5～12 年，以脑膜、脊膜和局灶性脑、脊髓或脑神经、脊神经受损症状为主要临床表现。

（1）脑膜梅毒：多为青年男性，发热、头痛和颈强直等类似病毒性脑膜炎症状，可有不同程度脑神经受损症状和体征；若影响脑脊液通路可引起颅高压、阻塞性或交通性脑积水。

（2）脑膜血管梅毒：可能与螺旋体累及血管壁引起血管闭塞有关，体征取决于闭塞血管，内囊基底核区 Heubner 动脉、豆纹动脉等最常受累，出现偏瘫、偏身感觉障碍、偏盲和失语等，颇似脑梗死症状和体征，发病前可有持续且突出的头痛、人格改变等前驱症状。因此，对于脑卒中伴有持续性头痛患者，尤其是无高血压、糖尿病青年患者，应考虑到有无神经梅毒的可能。

（3）脊髓膜血管梅毒：可表现为横贯性（脊膜）脊髓炎，运动、感觉及排尿异常等局灶性脊髓和（或）脊神经根受损症状和体征。

3. 主质型神经梅毒

（1）脊髓痨：多于梅毒感染后 15～20 年，起病隐匿，是脊髓后索发生变性所引起的一种神经梅毒，表现为脊髓症状如下肢针刺样或闪电样疼痛、进行性感觉性共济失调、括约肌及性功能障碍，还出现阿-罗瞳孔、内脏危象（胃、肠及直肠痉挛）、低张力性膀胱排尿障碍等症状，病情进展缓慢，可自发或经治疗后缓解，针刺样疼痛和共济失调可长期存在。

（2）麻痹性痴呆：也称麻痹性神经梅毒或梅毒性脑膜炎，多见于梅毒初期感染后 10～30 年，为脑实质严重受损的一种神经梅毒，临床以进行性痴呆合并神经损害为主，表现为性格变化、注意力不集中、智力及记忆力逐渐减退等，后期出现严重痴呆、癫痫发作、四肢瘫痪等症状。

【实验室检查】

脑脊液淋巴细胞显著增多（100～300）×10^6/L，蛋白质含量增高达 0.4～2.0g/L，糖含量正常或减低；非特异性螺旋体检测包括 VDRL 试验、快速血浆抗体试验（RPR）、梅毒螺旋体凝集试验（TPHA），如阳性提示可能为神经梅毒；特异性梅毒螺旋体血清学试验包括螺旋体固定术试验（TPI）和荧光密螺旋体抗体吸附试验（FTA-ABS），可作为神经梅毒的确诊实验，但不能用于疗效评价。

【影像学表现】

神经梅毒不同病理阶段、不同累及部位，其影像学表现有所不同，缺乏特异性，再加上神经梅毒的影像学表现多样，因此目前影像学尚不能作为神经梅毒的直接诊断依据。一般无症状神经梅毒影像学无明显脑实质变化；脑膜梅毒 MRI 平扫 T_1WI 可显示比脑脊液略高信号和 T_2WI 弥漫线样高信号，可明显强化；脑膜血管梅毒未出现脑梗死前动脉造影可见相关动脉不规则显影，通常管壁较为平滑，范围广，脑梗死后表现为 T_1WI 低信号、T_2WI 高信号，伴斑片样及皮质脑回样强化；实质性神经梅毒早期 CT 即可呈现低密度改变，晚期出现皮质弥漫性萎缩、侧脑室扩张，MRI 可出现皮质下神经胶质增生，而无缺血、炎症改变；梅毒树胶肿 CT 平扫显示低或等密度区，可有环状强化，MRI 平扫多表现类圆形病灶，位于皮质及皮质下，病灶中心干酪样坏死表现为 T_1WI 低信号或等、低信号混杂，T_2WI 为高信号或等、高、低信号混杂，病灶周围水肿，增强不规则环形强化。

【诊断依据】

神经梅毒的诊断需要综合病史、临床表现、梅毒血清学、脑脊液、影像学等确定诊断。美国疾病控制中心诊断标准：

1. 临床描述　有梅毒螺旋体引起中枢神经系统感染的证据。

2. 实验室诊断标准　1 项梅毒血清学试验阳性和脑脊液 VDRL 试验阳性。

3. 可能的病例　任何阶段的梅毒，脑脊液 VDRL 试验阴性，并且有下列 2 条，无其他已知原因引起的脑脊液蛋白和白细胞计数增高；无其他已知原因所致的符合神经梅毒的临床症状和体征。

4. 确诊病例 任何阶段的梅毒，符合神经梅毒的实验室诊断标准。

【鉴别诊断】

1. 脑膜血管梅毒需与脑梗死相鉴别 脑梗死范围均较局限，梅毒的血管炎常累及动脉的小分支，引起梗死范围不大，但较为弥散。

2. 脑实质性梅毒发生在颞叶内侧，与单纯疱疹病毒性脑膜炎相鉴别 后者起病急，通常单发，病情继续发展表现为对侧受累，皮质和皮质下广泛水肿和出血点，有占位效应，增强扫描呈脑回样强化。

血清及脑脊液梅毒试验阳性对鉴别诊断有重要价值。

【病例分析】

男，51 岁；头痛 3 周入院。伴恶心、呕吐、意识模糊，无法回忆 3 周前的事情，一般体格检查和神经系统检查正常。入院后完善头部 CT 示双侧尾状核头部对称性梗死，前交通动脉周围高密度影，MRI 证实了双侧基底核区对称性梗死（图 5-3-1A），造影提示前交通动脉见大小约 4mm 的囊状动脉瘤。动脉瘤神经介入手术后患者病情稳定，于 2 周后出院。出院 1 个月后，患者因"突发言语不清、左侧面神经麻痹、走路不稳"再次入院，头部 CT 示新发的丘脑低密度灶，头部 MRI 示丘脑急性梗死和脑桥、中脑亚急性梗死（图 5-3-1B～D），血管造影提示双侧大脑中动脉 M1 段狭窄。结合头痛的临床表现、多处血管支配区梗死和血管狭窄，该患者诊断考虑为中枢神经系统血管炎。完善腰椎穿刺术，并取脑脊液标本送检，脑脊液化验提示白细胞总数增加（244×10^9/L），以淋巴细胞为主（0.71），糖含量低（2.0mmol/L），蛋白质含量升高（1.55 g/L）。脑脊液 VDRL 试验（+）；进一步血清学检验，发现 RPR（+），滴度 1：64，TPHA（+），FTA-ABS（+）。进一步询问病史，该患者诉 1 年前出现过阴茎无痛性溃疡，并否认其他梅毒的系统性症状。患者最后诊断为脑膜血管梅毒，予以青霉素 G 静脉滴注，每次 400 万 U，隔 4h 一次，疗程 2 周。

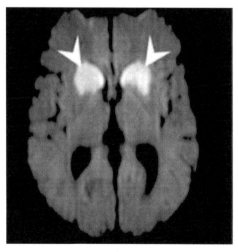
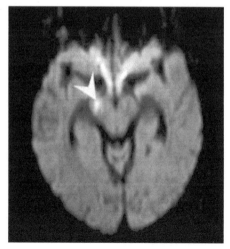

A   B

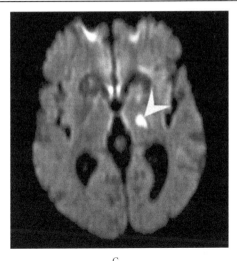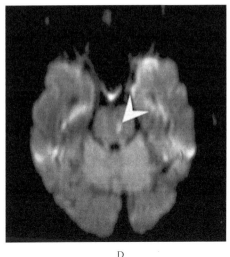

C   D

图 5-3-1 脑膜血管梅毒

A. DWI 示尾状核头部、内囊前肢和基底核区对称性梗死；B～D. 1 个月后 DWI 示右侧大脑脚、左侧丘脑、脑桥多发腔隙性梗死

最终诊断：神经梅毒。

【治疗及预后】

青霉素 G 为首选药物。

第四节　钩端螺旋体病

【概述】

钩端螺旋体病（leptospirosis），简称钩体病，是由各种不同类型的致病螺旋体引起的自然疫源性人畜共患急性传染病。神经系统钩端螺旋体病是由钩端螺旋体引起、以神经系统损害为突出表现的临床综合征。人类钩端螺旋体病的病原体是螺旋体（*Leptospira*，简称钩体）中的单独类别 *Linterrogan* 引起，其常见动物宿主为鼠，主要传染源是受感染动物的组织、尿液或被污染的地下水、土壤或蔬菜，可以通过破损皮肤、呼吸道、消化道和生殖系统进入人体。目前本病的发病机制尚未完全明了，有两种可能：①钩体随血液进入脑内，对脑组织造成直接损害；②引发机体非特异性免疫反应，造成间接损害。

【临床表现】

潜伏期一般为 7～12 天，发病后其临床特征在一般钩体病症状基础上，出现明显脑炎症状。

1. 早期（钩体血症期）　有发热、头痛、全身乏力、眼结膜充血、腓肠肌压痛、浅表淋巴结肿大（发热头痛一身乏，眼红腿痛淋巴大）等感染中毒症状，一般持续 2～4 天。

2. 中期（钩体血症极期及后期）　病后 4～10 天，出现脑膜炎症状和体征，个别可见大脑或脑干损害，脑脊液中分离出钩端螺旋体。

3. 后期（后发症期或恢复期）　大部分患者完全恢复，部分出现以下类型神经系统损害的症状和体征，称为神经系统后发症，包括：①后发脑膜炎型；②钩体动脉炎型；③脊髓损害；④周围神经病。

【实验室检查】

1. 一般检查 脑脊液压力正常或轻度升高，白细胞计数和蛋白质含量轻度增高，糖及氯化物含量正常。

2. 抗原抗体检测 ①抗体检测：显微凝集试验（MAT），单份血清＞1：400 为阳性，间隔 2 周，双份血清增高 4 倍为阳性；脑脊液 1：4 为阳性，补体结合试验血清 1：20 为阳性，脑脊液 1：4 为阳性；②病原体检测：通过暗视野显微镜检、差速离心集菌后直接镜检、荧光抗体染色法、镀银染色法及甲苯蓝染色法均可从血液、脑脊液、尿液中检测到病原体，有助于早期诊断。目前认为 PCR 检测钩体是临床上最灵敏而特异方法。

【诊断依据】

1. 有疫水接触史。

2. 表现以全身疼痛、咳嗽、咯血、腓肠肌压痛、结膜充血、淋巴结肿大多见。

3. 血和脑脊液的钩体及抗体检测为阳性。

【鉴别诊断】

表现为脑膜炎症状时，需与其他病原体引起的脑膜炎相鉴别。

1. 病毒性脑膜炎 表现为脑膜炎症状和体征，可累及周围神经，以面神经、前庭神经受累多见；起病前可有受凉或劳累病史，脑脊液压力稍高或正常，脑脊液细胞数正常或轻度增多，以淋巴细胞增多为主，糖和氯化物含量正常或轻度降低，抗病毒治疗有效。病原学检测有助于鉴别。

2. 莱姆病 多有蜱咬伤病史，好发于温暖季节，初发于 4 月末，一般从 5 月初开始，6 月上、中旬达到高峰，8～11 月仅见散在病例；早期可有游走性皮肤环形红斑，也可出现脑膜刺激症状和体征，病变组织或体液检测到伯氏疏螺旋体或其特异性抗体阳性可帮助鉴别。

【病例分析】

男，37 岁；表现为高热、咯血、呼吸困难。查体：眼结膜充血，诊断为"肺炎"并予以经验性第四代抗生素治疗。入院 1 周后出现构音障碍、共济失调，头部 CT 未见明显异常，并出院。1 个月后，患者出现呼吸暂停和轻度打鼾，睡眠易醒和疲倦、窒息及气短，诊断为"中枢性睡眠呼吸暂停"，头部 MRI 平扫 T_2WI、FLAIR 像显示延髓、脑桥尾部从左侧至大脑脚病灶周围水肿，增强可见不均匀强化（图 5-4-1）。查体：构音障碍，吞咽障碍，咽反射消失，左侧肢体偏瘫，肌力 4 级，腱反射活跃（+++），巴氏征阳性，肢体测距不良和躯干共济失调。

完善相关检验检查：血常规、电解质、肝功能、红细胞沉降率、CRP 正常，脑脊液细胞数目正常，蛋白质含量轻度增加（0.52g/L）；血清及脑脊液寡克隆带（OB）阳性，血清及脑脊液中梅毒、HIV、乙型肝炎病毒、丙型肝炎病毒、念珠菌、曲霉菌属、隐球菌、伯

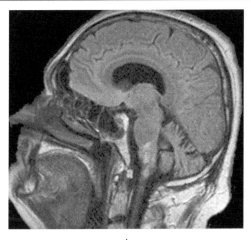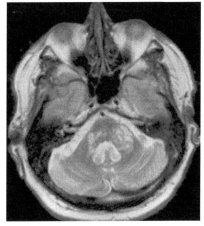

图 5-4-1　钩端螺旋体病

A、B. T$_2$WI-FLAIR 示延髓、脑桥尾部从左侧至大脑脚病灶，增强显示不均匀强化（图未示）

氏疏螺旋体、麻疹病毒、风疹病毒、水痘-带状疱疹病毒、单纯疱疹病毒-1、单纯疱疹病毒-2、人类疱疹病毒-6、腮腺炎病毒、EB 病毒、巨细胞病毒、腺病毒、弓形虫、肺炎支原体、结核分枝杆菌阴性，副肿瘤综合征及免疫检查均为阴性。患者使用激素治疗无明显好转，2 年后上述症状稍加重，但复查头部 MRI 无改变，经验性使用抗真菌治疗也无好转。详细询问病史，患者在供水局工作，主要负责水管道的维护，遂行钩端螺旋体血清学检验，滴度 1∶100，2 周后复查血清和脑脊液抗体滴度仍为 1∶100，免疫球蛋白抗体为阴性。该患者再次使用激素治疗。1 年后随访，患者病情稳定。

最终诊断考虑为慢性钩体病脑干受累，可能与动脉炎有关。

【治疗及预后】

青霉素是治疗本病最有效的首选药物。

第五节　朊　粒　病

【概述】

朊粒病是一类由具有传染性的朊粒蛋白（prion protein，PrP）所致中枢神经系统变性疾病，由于这类疾病的特征性病理改变是脑的海绵状变性，故又称为海绵状脑病。它是中枢神经系统的一种非炎症性致死性疾病。目前已知的人类朊粒病主要有克-雅病（Creutzfeldt-Jakob disease，CJD）、Kuru 病、Gerstmann-Straussler-Scheinker（GSS）综合征、致死性致型失眠症（FFI）。

CJD 是最常见的人类朊粒病，主要累及皮质、基底核和脊髓，故又称为皮质-纹状体-脊髓变性，是一种由内源性或外源性 PrP 感染所致的可传染的、致死性的神经系统变性疾病，临床以进行性痴呆、肌阵挛、锥体束或锥体外系损伤症状为特征。全球分布，患者多为中老年人，平均发病年龄 60 岁。WHO 将其分为家族型或遗传型克-雅病（genetic CJD，gCJD）、医源型克-雅病（iatrogenic CJD，iCJD）、散发型克-雅病（sporadic CJD，sCJD）

和变异型克-雅病（variant CJD，vCJD），其中 sCJD 最多见，占 90%；发病年龄在 25～78 岁，平均 58 岁，男女均可罹患。

【临床表现】

CJD 早期多以精神与智能障碍为主，类似神经衰弱样或抑郁症表现，如情感低落、失眠、记忆力下降等，容易被忽略而未就诊；继续发展则可出现大脑皮质、锥体束、锥体外系、小脑受损症状，如人格障碍、视物模糊、肌力下降、张力升高、震颤、手足徐动、走路不稳等，其中肌阵挛是此期特征性临床表现；发病 1～2 年后多进入该病晚期，表现为严重大脑皮质和脊髓前角病变，如痴呆、四肢僵硬、言语困难等，严重者昏迷，呈现去皮质状态等，多数出现压疮或肺部感染而死亡。

vCJD 发病较早（平均 30 岁），病程较长（大于 1 年），小脑必定受累出现共济失调，早期突出的精神异常和行为改变，痴呆发生较晚，通常无肌阵挛和特征性脑电图改变。

【实验室检查】

1. 脑脊液检查 脑脊液常规和生化检查正常或有轻度蛋白增高，脑脊液 14-3-3 蛋白、神经特异烯醇化酶（NSE）、S-100b 和微管相关蛋白（Tau）测定对早期诊断 CJD 有一定意义，其中 14-3-3 蛋白最常用，但其灵敏度及特异度较差，许多急性脑损伤也可升高。

2. 脑电图（EEG） 早期 EEG 表现为局部或弥漫性慢波，但约有 2/3 患者 EEG 最终出现 1～2Hz 周期性三相波，这在 sCJD 具有高度特征性；这种 EEG 改变也见于其他疾病包括中毒代谢性障碍、桥本脑病，罕见于阿尔茨海默病（AD）或路易体性痴呆（DLB）末期。对于临床疑诊 CJD 患者，检测脑电图时必须满足 3 个基本条件：①在 CJD 病程 3 个阶段，必须多次行脑电图记录；②除在觉醒状态下描记外，应记录睡眠脑电图，必要时行动态脑电图监测；③在脑电图记录的过程中给予声、光等外部刺激。

3. 组织活检 脑组织活检和咽扁桃体淋巴结活检，特别是脑组织活检免疫组化染色见到 PrP^{SC} 阳性斑的沉积，有诊断价值。

【影像学表现】

大多数患者 MRI 提示的 CJD 改变要早于 EEG 变化，DWI 比 FLAIR 更敏感。vCJD 在 T_2WI 通常表现为双侧丘脑后部丘脑枕高信号（77%），对诊断有高度特异度和灵敏度；sCJD 的 MRI 显示广泛皮质萎缩，T_2WI 出现枕叶皮质高信号而无枕叶萎缩，双侧基底核对称性高信号伴轻度皮质萎缩为 sCJD 的特征，但也可表现为显著不对称性，很少波及苍白球，也无增强。除极少数情况外，这些变化不发生在其他相似的 CJD。但纹状体、丘脑 T_2WI、FLAIR 或 DWI 序列高信号也可见于神经微丝包涵体病、Wilson 病、Wernicke 脑病、血管炎、抗-CV2 相关副肿瘤综合征，DWI 皮质"花边征"也可见于癫痫发作、血管炎和一些自身抗体综合征。

【诊断依据】

临床 sCJD 分为：很可能 sCJD、可能 sCJD 和确诊 sCJD，所有诊断均应排除其他引起痴呆的疾病（表 5-5-1）。

表 5-5-1 世界卫生组织关于 sCJD 的诊断标准

I	II	III
快速进展的痴呆	肌阵挛	脑电图提示周期性三相波
	视力障碍和（或）小脑症状	脑脊液 14-3-3 蛋白阳性
	锥体系或锥体外系症状	
	无动性缄默	

注：很可能的 sCJD，具备 I 和 II 中至少两项，且病程在 2 年之内；可能的 sCJD：具备 I、II 中至少两项和 III 中至少一项；确诊的 sCJD：神经病理学确诊的 sCJD

临床上对于快速进行性痴呆，伴有共济失调、锥体外系受损、肌阵挛等症状时，要警惕 CJD 可能，及时行头颅 MRI（T_2WI、FLAIR、DWI 序列）、脑电图、脑脊液 14-3-3 蛋白检测明确诊断（表 5-5-2）。

表 5-5-2 CJD 的分类和主要特点

类型	sCJD	gCJD/fCJD	vCJD	iCJD
病因	病因不明，占 CJD 的 85%	遗传突变，占 CJD 的 5%～15%	食物或输血传递	有明确医源性接触史，CJD 的 1%
传染性	横向传染	横向传染	横向传染	横向传染
病理学检查来源	脑组织	脑组织	脑组织或扁桃体	脑组织
发病年龄	50～70 岁（60 岁）	—	12～74 岁（29 岁）	—
临床特点	快速进展，出现小脑、锥体外系、精神症状，生存期小于半年	进展较慢，生存期相对较长	常首发精神症状，生存期较长，常大于半年	—
脑电图	周期性三相波多见	—	周期性三相波多见	—
MRI	T_2WI、FLAIR、DWI 大脑皮质广泛异常高信号，伴纹状体、丘脑等受累	—	T_2WI、FLAIR、DWI 双侧丘脑枕高信号	—

注："—"为无具体数值或资料

【鉴别诊断】

CJD 应与其他表现为痴呆的疾病相鉴别，如阿尔茨海默病、帕金森病等，还应与各种急性、亚急性起病的脑病相鉴别，如维生素 B_{12}、维生素 B_1 缺乏、甲状腺功能低下等代谢性脑病、CO 中毒等各种中毒性脑病、中枢神经系统副肿瘤综合征、边缘系统脑炎、麻痹性痴呆等，尤其是表现为快速进行性痴呆（rapidly progressive dementia，RPD）的疾病。

1. 中枢神经系统副肿瘤综合征 在发现原发性肿瘤之前，主要表现为记忆力减退、痴呆、小脑症状、肌阵挛等中枢神经系统表现，与 CJD 表现类似，但其多呈亚急性起病，数天至数周症状发展至高峰，特征性症状包括小脑变性及边缘系统脑炎等。脑脊液检查示细胞数增多，蛋白及 IgG 水平升高，血清和脑脊液抗神经元抗体（抗-Hu 抗体）、抗小脑浦肯野细胞抗体（抗-Yo 抗体）等自身抗体阳性。

2. 自体免疫性脑炎 亚急性起病，可有精神和认知功能障碍、癫痫发作、语言障碍、异常运动、肌强直、意识水平下降或自主神经功能障碍，脑脊液或血清抗体可阳性，激素或人免疫性球蛋白治疗有效，而激素或人免疫球蛋白对 CJD 常无明显效果。

3. 麻痹性痴呆 多见于梅毒初期感染后 10~30 年内，为脑实质严重受损的一种神经梅毒；以进行性痴呆合并神经损害为主，可见性格变化、注意力不集中、智力及记忆力逐渐减退等，后期出现严重痴呆、癫痫发作、四肢瘫痪等症状，梅毒血清学、脑脊液等可帮助鉴别。

【病例分析】

女，58 岁；主诉"左上肢不自主抽动 1 个月，伴言语不利、反应迟钝 1 周"入院。6 个月前曾诊断"带状疱疹"抗病毒治疗 1 周缓解，左侧尺骨鹰嘴骨折行切开复位钢板内固定手术。查体：神志清楚，不完全运动性失语，远、近记忆力差，计算力差；左侧肢体腱反射活跃，左侧肢体共济运动不能配合，左上肢可见肌阵挛，针刺觉及关节位置觉未见异常，双下肢病理反射未引出，颈软，未引出克氏征、布氏征。入院后给予改善脑循环、抗病毒等治疗，完善检查血常规、尿常规、便常规、生化、凝血、肿瘤标志物和甲状腺功能均未见异常，梅毒、抗-HIV 检测阴性，胸片、心电图及头颅 CT 未见异常。行腰椎穿刺：脑脊液压力、常规及生化未见异常，脑脊液病毒（EB 病毒、巨细胞病毒、单纯疱疹病毒、柯萨奇病毒 A）抗体阴性，脑脊液抗-Hu 抗体（抗神经细胞核抗原自身抗体 I 型）、抗-Yo 抗体（抗小脑浦肯野细胞胞质抗体）、抗-Ri 抗体（抗神经细胞核抗原自身抗体 II 型）阴性，同时送检国家 CJD 朊蛋白病中心检测脑脊液 14-3-3 蛋白阳性，朊病毒蛋白 PrP 基因多态性为 M/M 纯合子，起病初脑电图示非特异性慢波及尖-慢复合波，后慢波逐渐增多，其病 2 个月出现周期性尖-慢复合波。

最终诊断：符合 CJD。

【治疗】

CJD 无特效疗法，主要是对症支持治疗及加强护理。

第六节 猫 抓 病

【概述】

猫抓病（cat-scratch disease，CSD）是立克次体人畜共患病中的一种，由汉塞巴尔通病原体感染后引起亚急性自限性感染。该菌经跳蚤在猫中传播，猫是中间宿主，人与猫之间通过抓伤、咬伤等方式直接接触后，病原体进入体内，经过一定潜伏期后发病。也有被狗、猴、兔抓伤或鱼骨、木刺等刺伤而出现感染的报道。近年来，随着爱好饲养动物的人增多，本病的发病率有所提高。在机体免疫功能正常者常表现为相应引流区域淋巴结肿大，但在免疫功能低下者则可发生严重全身性病变。

【临床表现】

患者临床表现多样，多数患者症状较轻。在被猫抓伤、咬伤后 3～10 天，局部皮肤出现红斑丘疹，疼痛不显著，少数丘疹转为水疱或脓疱，1～3 周后结痂，皮损多见于手、前臂、足、小腿、颜面等处，部分患者有发热、疲乏、厌食、恶心、呕吐等胃肠道反应。此外，本病偶可累及内脏、神经系统和眼部。眼部受累可出现 Parinaud 眼-腺综合征，即睑结膜和球结膜肉芽肿形成，同侧出现耳前结节；中枢神经系统受累则可表现为癫痫样抽搐、进行性昏迷，数日后意识迅速恢复；而肝脾受累则出现高热、全身不适和厌食等。淋巴结肿大是最常见的体征，单个或多个引流区域淋巴结出现肿大，如颈前、肱骨内上髁、腋窝或腹股沟等部位，肿大淋巴结质坚实，有轻压痛。

【实验室检查】

检测汉塞巴尔通病原体的最佳方法是 Warthin-Starry 涂片银染色法，此染色法可放大病原体，便于在显微镜下观察，较革兰氏染色效果更佳。通过诸如免疫荧光法、酶联免疫标记法（ELISA）、聚合酶链反应（PCR）等方法进行血清特异性抗体检测亦有助于诊断。此外，还可进行病原体培养，但免疫血清学阳性的猫抓病患者血培养和组织培养常为阴性，而从受感染猫血中则较容易发现。

【影像学表现】

单个或多个引流区域淋巴结出现肿大，部分融合成团簇状，若淋巴结肿大并化脓时，中央可见低密度坏死区，CT 增强扫描显示更为清楚，肿大淋巴结中央坏死、液化，无明显强化，而边缘部分血管增生，血供丰富，强化明显。此外，肿大淋巴结周围脂肪间隙内可见条状高密度炎性浸润影。目前尚无关于本病特异性影像表现的文献报道。

【诊断依据】

1. 有与猫或狗密切接触，并存在被抓、舔或被咬破皮肤病史。
2. CSD 皮肤抗原试验阳性，而其他病原体相关实验室检查均为阴性。
3. 淋巴结组织活检存在革兰氏阴性、嗜银性杆菌及典型 CSD 病理特点。
4. 结膜炎伴耳前淋巴结肿大。

【鉴别诊断】

CSD 主要需与各种病因如 EB 病毒感染、分枝杆菌属感染、葡萄球菌属感染、溶血链球菌感染、性病、结核性淋巴结炎等淋巴结肿大鉴别。有眼部症状伴耳前淋巴结肿大常提示 CSD，本病患者多有被抓、舔或被咬破皮肤病史，一般不难鉴别。

【治疗及预后】

目前对猫抓病尚无特效的治疗药物。本病属于良性自限性疾病，在 2～3 个月后可自行缓解，绝大多数患者预后良好。

第七节 惠普尔病

【概述】

惠普尔病（Whipple disease，WD）是一种少见的慢性感染性疾病。可累及多个系统，随着受累器官的不同，患者的临床表现多样且无特征性，常被误诊或长时间得不到确诊。WD 病原体为惠普尔养障体（Tropheryma whipplei，TW），为革兰氏阴性杆菌，虽然 TW 在自然环境及健康人群中普遍存在，但是 WD 却非常少见，发病率约 1/100 万。有研究显示，WD 与污水接触史有关，且患者自身免疫缺陷可能导致其对 TW 具有易感性。本病最主要的传播途径为粪—口传播及口—口传播，好发人群为中年男性高加索人种，男女比例为 8∶1。

【临床表现】

本病临床表现多样且不具有特征性，确诊时通常已是疾病晚期。典型 WD 主要累及胃肠道、关节和中枢神经系统，可伴有自限性急性感染和孤立性 TW 心内膜炎。在疾病确诊前，患者常有长达 6～7 年关节炎和关节痛病史，多表现为间歇性、反复发作性及游走性，常累及膝、踝关节等大关节，也可累及小关节。关节炎间断急性发作后，受累关节常出现疼痛、僵硬或形成皮下结节，晚期可进展为关节僵硬。病程晚期常出现消化道症状，包括慢性腹泻、腹痛、体重减轻和吸收不良等，并可出现严重消耗表现、腹部淋巴结肿大、腹水及周围性水肿等。

中枢神经系统损害被认为是 WD 最严重并发症，10%～20%的 WD 患者可出现中枢神经系统损害。此类患者预后较差，4 年死亡率超过 25%。值得注意的是，WD 患者也可仅出现中枢神经系统损害而不累及其他系统，非常罕见且危及生命，但可进行治疗。最常见中枢神经系统表现包括头痛和认知功能障碍，眼肌运动异常尤其是进行性、核上性眼肌麻痹，伴周期性眼-咀嚼肌或眼-面-颈骨肌节律性收缩，虽然很少发生，但被认为是 WD 的特征性表现。其他少见表现包括失眠、癫痫、大脑局灶性病变、急性进行性脑炎、共济失调、轻偏瘫、脊髓及周围神经损害等。

此外，患者还可出现血清阴性心内膜炎、葡萄膜炎、胸腔积液、非干酪性上皮性肉芽肿等多个系统受累表现。

【实验室检查】

一般实验室检查无特异性表现。白细胞计数轻度升高，以中性粒细胞为主，淋巴细胞中度减少，血红蛋白含量降低，可出现小细胞低色素性贫血，有时可见嗜酸性粒细胞及血小板增多、红细胞沉降率加快、C 反应蛋白通常升高，而血清白蛋白、胆固醇、胡萝卜素、铁含量通常降低。WD 患者类风湿因子及抗核抗体测定为阴性，脑脊液白细胞数及蛋白质含量常轻度升高，粪便脂肪定量可超出正常限度，大便潜血试验阳性。

特殊实验室检查方法包括 PCR、PAS 染色、TW 特异性抗体检测、电镜观察以及惠普尔养障体培养等，其中利用 PCR 检测 TW 基因重复序列是目前诊断 WD 的首选检查方法，可用于检测含有 TW 的各种标本。对十二指肠或空肠活检标本，以及其他感染部位如脑脊液、关节炎、心瓣膜等标本进行 PAS 染色，曾是经典的 WD 诊断试验，但因某些病原体引起的感染也可出现阳性结果,如鸟分枝杆菌、马红球菌等,所以当 PCR 出现阳性结果时,需用基因测序加以确认。

【影像学表现】

WD 随受累部位不同而出现不同的影像学表现,但大多无特异性。

1. X 线表现 病程早期平片多无特征性表现,当病变累及关节且病程较长时,可见关节间隙狭窄及关节软骨囊变等,多累及膝、踝等大关节;当病变累及肠道时,消化道 X 线钡餐检查可显示十二指肠和空肠黏膜皱襞增粗;胸片有时可见纵隔或肺门淋巴结肿大、肺纤维化。

2. CT、MRI 检查 都可显示肠黏膜粗大皱襞及腹部肿大淋巴结。CT 可显示小肠黏膜皱襞增厚呈结节状,腹膜后及肠系膜淋巴结肿大,密度低于水,具有特征性;MRI 可显示肿大腹膜后淋巴结、肠系膜淋巴结,淋巴结因内部有脂肪沉积而呈短 T_1 信号。当病变累及中枢神经系统时,早期多累及基底核内侧,并好发于脑室旁及深部脑组织,多累及室管膜,增强扫描可出现强化。

【诊断依据】

1. 早期诊断可使患者得到及时、适当治疗,改善患者预后。但目前临床上主要依靠消化道内镜、十二指肠镜活检及其他发病部位活检,综合 PAS、吉萨姆染色阳性、PCR 及免疫组化等结果综合诊断。

2. 血清阴性关节炎或血清阴性心内膜炎。

3. 肠镜下小肠黏膜皱襞增厚呈结节状,有棕斑、红斑或皮下出血等表现。

4. 慢性腹泻、吸收不良、体重减轻。

5. 急性进行性脑炎、共济失调。

6. MRI 提示病变累及基底核。

7. CT 或 MRI 发现肿大淋巴结,其内部脂肪沉积。

【鉴别诊断】

WD 需要与风湿性疾病(如血清阴性多发性关节炎)、感染性心内膜炎、吸收不良综合征、血管炎、淋巴瘤、HIV 感染、不典型分枝杆菌病和结节病等相鉴别。

1. 风湿性关节炎 典型者多出现游走性关节炎,且受累关节多为大关节,容易与 WD 混淆,但风湿性关节炎起病急,关节局部炎症明显,常在数日内自行消退,实验室检查抗"O"抗体阳性;而 WD 通常只累及单个大关节,血清学检查结果阴性,病程晚期多有消化道症状。

2. 亚急性期感染性心内膜炎 患者中毒症状较轻,病程持续数周至数月,可与 WD 所致心内膜炎相混淆。但感染性心内膜炎通常有赘生物形成,赘生物为大小不等、形状不一的血小板和纤维素团块,超声心动图多可发现,患者血培养多可找到致病菌;而 WD 所致心内膜炎血清学为阴性,发热少见,通常伴持久关节疼痛。

【治疗及预后】

本病尚无统一标准的治疗方案。

（周瑾瑕　黄　斌　褚文政　高　波）

参 考 文 献

付宝庆，刘青华，谷鸿喜，2014.惠普尔病及惠普尔养障体研究进展.国际免疫学杂志，37（2）：133-136.

毛晨晖，高晶，2013.伴颞叶内侧病变的神经梅毒三例临床、影像特点和机制探讨.中华神经科杂志，46（1）：22-25.

王婷，冯国栋，赵雁林，等，2013.结核性脑膜炎临床和实验室诊断现状与新进展.中华神经科杂志，46（10）：706-709.

Abdel Razek AA，Watcharakorn A，Castillo M，2011. Parasitic diseases of the central nervous system. Neuroimaging Clin N Am，21（4）：815-841.

Barda B，Coulibaly JT，Puchkov M，et al，2016. Efficacy and safety of moxidectin，synriam，synriam-praziquantel versus praziquantel against schistosoma haematobium and s.mansoni infections：a randomized，exploratory phase 2 trial. PLoS Negl Trop Dis，10（9）：e0005008.

Chen J，Chen Z，Lin J，et al，2013. Cerebral paragonimiasis：a retrospective analysis of 89 cases. Clin Neurol Neurosurg，115（5）：546-551.

Correia CDC，Lacerda HR，Costa VMDA，et al，2012.Cerebral toxoplasmosis：unusual MRI findings. Clin Imaging，36（5）：462-465.

Day GS，Gordon BA，Perrin RJ，et al，2018. In vivo [18F]-AV-1451 tau-PET imaging in sporadic Creutzfeldt-Jakob disease. Neurology，90（10）：e896-e906.

Fenollar F，Lagier JC，Raoult D，2014.Tropheryma whipplei and Whipple's disease. J Infect，69（2）：103-112.

Garcia HH，Lescano AG，Gonzales I，et al，2016. Cysticidal efficacy of combined treatment with praziquantel and albendazole for parenchymal brain cysticercosis. Clin Infect Dis，62（11）：1375-1379.

Hildenbrand P，Craven DE，Jones R，et al，2009.Lyme neuroborreliosis：manifestations of a rapidly emerging zoonosis.AJNR Am J Neuroradiol，30（6）：1079-1087.

Mahadevan A，Ramalingaiah AH，Parthasarathy S，et al，.2013. Neuropathological correlate of the "concentric target sign" in MRI of HIV-associated cerebral toxoplasmosis. J Magn Reson Imaging，38（2）：488-495.

Mahale RR，Mehta A，Rangasetty S，2015. Extraparenchymal（Racemose）neurocysticercosis and its multitude manifestations：a comprehensive review.J Clin Neurol，11（3）：203-211.

Ross AG，Mcmanus DP，Farrar J，et al，2012.Neuroschistosomiasis.J Neurol，259（1）：22-32.

Thwaites GE，van Toorn R，Schoeman J，2013.Tuberculous meningitis：more questions，still too few answers.Lancet Neurol，12（10）：999-1010.

Udare A，Juvekar S，Medhi S，et al，2016. Disseminated cysticercosis：role of whole body magnetic resonance imaging. Ann Parasitol，62（2）：149-151.

Xia Y，Chen J，Yan J，et al，2016. Characteristic CT and MR imaging findings of cerebral paragonimiasis. J Neuroradiol，43（3）：200-206.

第六章 机会性感染

"机会性感染"一词最早是在 1962 年美国召开的霉菌感染国际会议上提出，意指非致病性或毒力弱的微生物在特殊情况下，如免疫功能低下、肿瘤、长期服用免疫抑制剂等所引起的感染性疾病，称为机会性感染，也称免疫受损宿主的感染。同理，神经系统机会性感染即神经系统在以上特殊情况下，发生某些非致病性或毒力弱的微生物感染。神经系统机会性感染病原体系谱广，一旦发生感染，死亡的风险将增加。可能导致神经系统机会性感染的因素有二类：①一类是先天性防御功能缺陷，可有补体系统或吞噬细胞系统先天性缺陷，如免疫球蛋白 IgA 等不足时，粒细胞和单核细胞对细菌虽能摄取但不能杀灭，机体对细菌的易感性增加；②另一类是防御功能被某些因素所削弱，从而出现继发性免疫缺陷，常见的因素有：HIV 感染、长期激素和免疫抑制剂或广谱抗生素的应用、糖尿病、恶性肿瘤等导致免疫系统受损的疾病、营养不良或代谢异常、环境因素以及人口老龄化等。

机会性感染病原体范围广，多为毒性较弱或正常情况下非致病性的病原体，包括细菌、霉菌、原虫及病毒等。这些病原体存在于外界环境中，同时也存在于呼吸道黏膜、口腔黏膜等黏膜表面及粪便中，被称为人体的"定植菌"。通常有以下几种机会性感染的病原体：

1. 细菌感染病原体 ①革兰氏阳性球菌：主要为葡萄球菌，金黄色葡萄球菌是最常见的致病菌，其次是凝固酶阴性的葡萄球菌，其中主要是表皮葡萄球菌和腐生葡萄球菌，链球菌中的粪链球菌可引起新生儿的脑膜炎；②革兰氏阴性球菌：如卡他布兰汉氏菌，可在免疫功能低下患者体内引发肺炎等机会性感染；③肠杆菌科：如克雷伯菌、大肠杆菌等均可造成机体各个部位的机会性感染，以肺部多见，此外还有铜绿假单胞菌、不动杆菌等常见机会致病菌；④其他细菌：如李斯特菌、厌氧菌中的艰难梭菌等。

2. 真菌感染病原体 颅内机会性感染最常见真菌有念珠菌、曲霉菌、隐球菌、酵母菌及奴卡菌等。

3. 病毒机会性感染病原体 最常见机会性感染病毒为乳多泡病毒（JCV）和疱疹病毒，包括巨细胞病毒（CMV）、单纯疱疹病毒及带状疱疹病毒感染。

4. 寄生虫等其他机会性感染病原体 如卡式肺囊虫、弓形虫等。

对于不同患者，不同促发机会性感染的因素，免疫受损宿主所感染病原体也有所不同。在肿瘤化疗、放疗后，由中性粒细胞减少导致的机会性感染，常见的革兰氏阴性杆菌有大肠杆菌、克雷伯肺炎杆菌和铜绿假单胞菌，常见的革兰氏阳性球菌有表皮葡萄球菌、甲型溶血性链球菌和金黄色葡萄球菌。由以上几种细菌引起的机会性感染约占85%，所致的真菌感染中，约85%霉菌感染为曲霉菌属和念珠菌属感染。细胞免疫缺陷导致机体防御能力下降时，常见的感染为结核、小儿水痘、复发性口唇疱疹和单纯疱疹；体液免疫缺陷时，肺炎球菌、流感嗜血杆菌、脑膜炎球菌感染较为常见，革兰氏阴性杆菌较少。HIV 感染导致的继发性免疫缺陷时，发生卡氏肺囊虫感染的感染率较其他原因导致的免疫缺陷疾病高，卡氏肺囊虫病也可见于低丙种球蛋白血症和肿瘤患者。

机会性感染最常发生的部位为肺，其次为败血症、蜂窝织炎、泌尿系感染，也可见腹膜、脑膜、胆管、胃肠、附睾等其他部位机会性感染，也可表现为单独发生局部感染合并败血症。由于机会性感染常常发生在基础疾病的晚期，机体处于长期免疫系统破坏、紊乱或抑制状态，其临床特点不同于正常机体的感染，症状多不典型，尤其是成年患者，故常难与原发疾病治疗副作用相区别。神经系统机会性感染多见临床症状有发热、颅高压症状，其中发热在感染早期即可表现出来，对于机会性感染，也可作为抗感染治疗的适应证，但由于发生机会性感染患者的基础疾病或身体状况，有相当一部分患者在发生机会性感染时仅为低热甚至体温正常。发热和颅高压系感染性脑膜炎引起，其次为感染病灶引起的相应部位的神经缺损症状。

与感染诊断的原则相似，需要根据临床症状和体征、实验室检查、微生物学、影像学与组织学检查相结合，其确诊标准为血液、脑脊液中分离培养出致病菌，但又有所不同。由于机会性感染导致的致病菌多为定植于正常人体中的病原体，因此在获得阳性结果后，应谨慎分析并进行准确的判断。在许多情况下，免疫系统受损或抑制的患者，机会性感染时血常规中白细胞升高不明显，淋巴细胞或中性粒细胞计数升高不明显，对于诊断机会性感染可能意义不大，甚至可能延误诊断。因此诊断机会性感染时，对宿主的易感性也要进行评估。对于体液免疫中抗体及补体含量、细胞免疫中的白细胞数及细胞分类、细胞功能进行分析，评估宿主免疫系统功能，这对于机会性感染的诊断具有重要意义。

第一节　AIDS 概论

【概述】

获得性免疫缺陷综合征（艾滋病，AIDS）是由人类免疫缺陷病毒（HIV）感染引起，引起 $CD4^+T$ 细胞数量和功能缺损而导致的。随着高效抗逆转录病毒治疗（HAART）的推广，HIV 相关性中枢神经系统感染患者数量已经明显减少，但其仍在 HIV 感染患者临床首次诊断时，或在临床随访并尚未行 HAART 治疗过程中被陆续发现。AIDS 最常见并发症是机会性感染，而机会性感染和 HIV 感染之间存在相互促进作用。

【流行病学】

HIV 病毒因其嗜神经性，可侵犯包括脑、脊髓和周围神经细胞在内的神经系统各部位，其中 70%～80%的 AIDS 患者伴有神经系统病变，其中以神经系统症状为首发神经症状患者占 7%～20%。与 HIV 感染相关的中枢神经系统疾病 HIV 亲神经所致的原发感染、中枢神经系统的机会性感染、原发或转移的肿瘤。

HIV 感染后常并发各种致命性的机会性感染，从而引起 AIDS 患者死亡。颅内感染是 AIDS 最常见的机会性感染之一，其中最多见的依次为弓形虫感染、隐球菌脑膜炎、结核性脑膜炎或结核瘤、乳多泡病毒（JCV）感染引起的进行性多灶性白质脑病（PML）、巨细胞病毒感染等。

【临床表现】

0 期：经任何已知途径接触 HIV。

1 期：HIV 的存在一经某种可靠的实验记录在案，而患者又不符合更高一期标准的话，就说患者进入 1 期。可通过鉴定血样中的 HIV 抗体或血样及组织中的病毒核酸或蛋白质，还可通过全病毒培养进行检测。

2 期：出现淋巴结不断肿大这种慢性淋巴结病症状，一般持续 3～5 年，患者自我感觉好。

3 期：CD_4^+T 细胞数降到 400/mm³ 以下，此时是免疫功能衰退的先兆。

4 期：如发现细胞介导免疫障碍的确实证据，即对测定迟发型过敏反应的 4 次皮试中，3 次无反应时，患者进入 4 期，其间一般需 18 个月。

5 期：若完全没有迟发型过敏反应，则进入 5 期，$CD4^+T$ 细胞计数降到 200/mm³ 以下，可出现持续性皮肤及黏膜病毒，或真菌感染，如鹅口疮等，此时出现多系统机会性感染的概率明显增加。$CD4^+T$ 细胞数低于 200/mm³ 时是疾病处于晚期的标志，机会性感染增加，病情难以控制。

6 期：在进入 5 期后的一两年内，患者免疫功能极其衰退，并向 6 期即"机会性感染决定的艾滋病"发展。$CD4^+T$ 细胞计数小于 10/mm³ 时，大多数患者进入 6 期，短期内不幸死亡。6 期机会性感染最常见的有肺孢子菌肺炎（PCP），此外还有因肺弓形虫病、结核、疱疹病毒或巨细胞病毒以及念珠菌造成的机会性感染。艾滋病可诱发卡波西肉瘤等肿瘤。

因此，AIDS 发生的机会性感染通常发生在第 5、6 期，即 $CD4^+T$ 细胞急骤减少的时期，此时机体的免疫机制已被破坏殆尽，易发生卡氏肺囊虫感染，结核分枝杆菌感染、病毒、细菌或真菌感染等。在 AIDS 患者的整个发病过程中，发生机会性感染病情发展的预后指标为白细胞 $CD4^+T$ 细胞计数，该指标与 AIDS 患者发生机会性感染的概率也呈明显相关性，示 $CD4^+T$ 淋巴细胞计数越低，机体免疫功能损伤越重，机会性感染率越高。

此外，HAART 治疗初期也会出现机会性感染。抗病毒治疗开始后，由于免疫功能开始重建时的调节异常，或免疫系统与体内残留病原体之间相互作用而出现的病理改变，称为免疫重建炎症综合征（IRIS）。表现为 HAART 治疗初期出现机会性感染，或原来正在治疗的机会性感染，因加入抗病毒治疗而出现病情加重现象。免疫重建炎症综合征多见于青年男性，与治疗前病毒载量高、治疗后病毒载量下降迅速、治疗前 $CD4^+T$ 细胞计数低、CD4/CD8 值低等因素有关。

第二节　AIDS 的病毒感染

最常见的机会性病毒性感染为乳多泡病毒（JCV）和疱疹病毒，包括巨细胞病毒（CMV）、单纯疱疹病毒及带状疱疹病毒感染。

（一）进行性多灶性白质脑病

人类在细胞免疫功能缺陷或低下时，由乳多泡病毒（JCV）的机会性感染导致的一种罕见 CNS 脱髓鞘疾病，称为进行性多灶性白质脑病（PML）。PML 以渐进性或隐袭性发病，发生于 AIDS 末期，多与其他病原体感染并发。临床表现进行性加重，神经系统的表现反映出大脑半球局灶性或弥漫性受累。

诊断 PML 脑病的金标准是脑特定功能区活检，然而这种方法临床可行性差。正常人群有 2/3 可发现抗 JCV 抗体，因此血清中抗体也不能作为诊断该病依据。脑脊液 PCR 检测 JCV DNA（＋）具有确诊意义。PML 典型 CT 表现为无水肿低密度影，无强化及占位效应；MRI 平扫 T_1WI 示白质内散在多发低信号病灶，边缘不清，T_2WI 示白质内高信号病灶。MR 弥散张量成像（DTI）及 MR 波谱分析（MRS）有助于早期发现处于临床前期的神经形态学及生化代谢异常。PML 需要与结脑、脑弓形虫病、中枢神经系统淋巴瘤、HIV 脑病等疾病鉴别。PML 患者生存时间短，预后差，从发病至死亡仅需 3～4 个月，死亡率高，极少数病例可缓解并存活数年。对于 PML 脑病，目前仍以预防为主，没有特效治疗方法。

（二）巨细胞病毒感染

巨细胞病毒（CMV）是 AIDS 患者常见的机会性病毒感染病原体，CMV 是 HIV 感染者严重病毒感染的最常见病原体。90 例艾滋病患者尸检证实发生活动性 CMV 感染，并且 40%患者发生危及生命或损害视力疾病，CD4 细胞基础值＜100/µl 患者 2 年内累及感觉神经占 21%。巨细胞病毒在免疫活性正常的个体中感染很普遍，但通常无症状。其在新生儿及感染 HIV 等免疫抑制成人中发病率、病死率高。成人中枢神经系统不同部位 CMV 感染可导致不同疾病，包括 CMV 视网膜炎、脑炎、脊髓神经根炎、皮质下痴呆、反应迟钝及其他明显神经系统功能缺失。约 17%的 AIDS 患者在 HIV 感染晚期，即 $CD4^+$ T 细胞计数降低时播散到中枢神经系统，而在 AIDS 终末期感染率高达 40%。

确诊 CMV 神经系统感染最特异性的诊断手段是脑脊液通过 PCR 检测 CMV-DNA。除此之外，该病的诊断多依赖于临床、影像学、病原学标志物及脑脊液抗体滴度等，其中影像学对于诊断 CMV 的中枢神经系统感染有时具有一定价值。MRI 平扫 T_2WI 可表现为脑室周围带状高信号，增强扫描呈弥漫性室管膜下不规则强化。确诊 CMV 感染的金标准为脑活检，可见典型的多形核细胞内含 CMV 包涵体，但可行性低。

第三节　AIDS 的原虫感染

【概述】

AIDS 患者最多见的原虫感染为弓形虫感染，也可见其他原虫感染如阿米巴囊虫等，多发生在 $CD4^+$ T 细胞计数＜100/mm³ 患者。弓形虫感染病灶多为多灶性，也可为单独病灶，基底核、丘脑、皮髓质交界处为病变好发部位，小脑、脑干也可发病。

【临床表现】

患者多有头痛、低热、嗜睡、躁动和昏睡等临床表现，局灶性症状有偏瘫、共济失调、癫痫，其他症状包括复视、偏盲、失明、走路不稳、肌阵挛、颤动、人格改变、幻觉和晕厥。

【影像学表现】

头颅 CT 检查可见 1 个或多个低密度病灶，增强扫描呈环状或结节样增强；MRI 平扫 T_1WI 为低信号，T_2WI 为高信号，可为局灶性也可为多灶性，可见特征性"靶征"，即病灶内层坏死和外层水肿为 T_2WI 高信号，中层为 T_2WI 低信号，增强扫描可见环形强化。

【诊断依据】

HIV 患者合并慢性脑膜炎的鉴别诊断主要是隐球菌脑膜炎、结核性脑膜炎。根据临床表现，脑脊液压力升高及血糖水平降低时多考虑 CMV 的诊断，而发热、颈强直、Glasgow 昏迷评分低，支持 TBM 诊断。弓形虫感染与恶性淋巴瘤在常规影像学检查中的鉴别有困难，但 MRI 灌注成像对此有一定的价值：若局部脑血流量减少可能为弓形虫感染，血流增加则怀疑是恶性淋巴瘤。弓形虫感染的 AIDS 患者，脑脊液白细胞轻度增多，蛋白质水平增高，血清和脑脊液抗弓形虫抗体阳性，也可用 PCR 方法检测脑脊液和外周血中的弓形虫 DNA。确诊该病仍有赖于脑活检。

第四节 AIDS 合并结核的神经系统机会性感染

【概述】

结核病（tuberculosis，TB）是由结核分枝杆菌（Mycobacterium tuberculosis，MTb）引起的传染性疾病，是人类健康的主要杀手之一。据世界卫生组织报告显示，全球约 1/3 的人口感染 MTb，其中绝大多数为结核潜伏性感染（latent TB infection，LTBI）。LTBI 感染者体内 MTb 以休眠菌形式长期存在于人体巨噬细胞内，当机体免疫力下降时，休眠的 MTb 开始繁殖并最终导致结核发病。HIV 和 TB 感染不仅在流行上相互促进，而且在发病机制上互相影响，但机制还未完全阐明。

【流行病学】

全球 HIV 感染者中，合并感染 TB（包括潜伏感染）超过 1/3，HIV 合并 TB 感染者结核发病率是单纯 TB 感染者的 30 倍。中国 HIV 感染者及 AIDS 患者中，TB 的感染率约 7%，其中 AIDS 患者 TB 感染率约 20%。尽管 HAART 在临床广泛应用使 AIDS 机会性感染明显减少，但 TB 仍是我国 AIDS 患者最为常见死因。AIDS 脑结核多见于发展中国家，中枢神经系统结核是 AIDS 的伴发病，也可以是 AIDS 患者首发临床表现，可以是原先感染被再次激活，或是在 HIV 感染后新发获得感染。中枢神经系统结核的死亡率很高。

【临床表现】

AIDS 患者结核感染临床表现为发热、头痛、呕吐等症状。TB 的临床表现与 AIDS 患者 $CD4^+T$ 细胞计数有关。$CD4^+T$ 细胞计数 $>250 \times 10^6/L$ 的 AIDS/TB 患者临床表现与正常人 TB 的临床表现类似，且多发生于肺部，少见于其他部位；$CD4^+T$ 细胞计数 $<200 \times 10^6/L$ 患者易发生肺外结核或播散性疾病，CD_4^+T 淋巴细胞计数 $<50 \times 10^6/L$ 时，肺外 TB（结核性胸膜炎、心包炎及脑膜炎）常见。若能明确患者存在肺结核或中枢神经系统以外的结核，也有助于中枢神经系统结核性脑膜炎的诊断。AIDS 患者累及多器官时应考虑 TB 的可能。当患者出现发热、咳嗽、盗汗、消瘦等表现时应注意排除 TB 的可能。有颅外结核病灶的 AIDS 患者发现有颅内占位病变时，强烈提示脑结核瘤。

【影像学表现】

在 HIV 感染的 CNS 结核患者中，与结核瘤相比，结核性脑脓肿更常见。其病灶大且多为单发，影像学上应与细菌性脓肿鉴别，^{1}H-MRS 具有重要价值。结核性脓肿 MRS 表现为突出的脂质和乳酸峰，而没有氨基酸峰。结核瘤多发生于幕上，可为单发或多发，MRI 平扫 T_2WI 随时间推移而发生改变，早期为低信号，随疾病进展，病灶中央出现干酪样坏死，表现为中央低信号、周边围绕等信号环，待脓肿形成后中央表现为高信号。结核瘤在影像学上应与脑弓形虫病、淋巴瘤鉴别，结核瘤可伴有脑积水、基底核梗死、脑池强化，以此区别于弓形虫、淋巴瘤；非干酪化结核瘤增强呈均匀一致结节状强化，而干酪化结核瘤表现为环状强化。

【诊断依据】

抗酸染色涂片和培养仍是确诊 TB 的主要方法。影像学改变可有脑膜强化和脑积水。HIV 感染患者，其结核性脑膜炎的病理特征和临床表现在 AIDS 末期与正常人存在很大差异，脑实质或脑膜的耐酸性杆菌检测阳性者居多，且以认知障碍较为常见，影像学上脑膜强化不明显。

【治疗及预后】

尽早治疗、规范治疗是目前防治 HIV/TB 感染的原则。AIDS 患者 TB 的治疗原则与非AIDS 患者相同，早期诊断和治疗对于改善患者预后至关重要。AIDS/TB 的治疗需要同时进行 HAART 和抗结核治疗。

第五节　真菌的神经系统机会性感染

【概述】

颅内机会性感染最常见真菌包括念珠菌、曲霉菌、隐球菌、酵母菌及奴卡菌等。颅内感染可分为弥漫性和局灶性，前者主要表现为脑膜炎，多见于新型隐球菌、白念珠菌、粗球孢子菌和荚膜组织胞浆菌；后者主要呈肉芽肿、脓肿样改变，常见致病菌为曲霉菌属、念珠菌属、接合菌亚纲和一些暗色菌属。黄曲霉菌通常感染免疫功能正常的个体，而烟曲霉菌侵犯免疫功能低下患者的报道更为多见。

颅内真菌感染的常见感染途径：①直接侵犯；②血行感染；③其他：如开颅手术、开放性颅脑外伤或腰椎穿刺引起的感染，但此类情况较少见。真菌病原体多沿神经干逆行或透过受损血脑屏障向颅内散播，导致中枢神经系统真菌感染。正常机体感染真菌概率小，多见于免疫力低下患者，如 AIDS 患者、肿瘤、长期使用激素及免疫抑制剂患者及妊娠等情况。

隐球菌是一种条件致病性真菌，隐球菌感染是严重免疫低下或免疫抑制患者较常见的一种机会性感染。隐球菌病的感染途径至今仍尚不明确。隐球菌主要通过进入血液，透过血脑屏障侵犯中枢神经，也可能是潜伏的隐球菌的重新激活。此外，隐球菌亦可侵犯肺部、骨髓和其他内脏，其中以隐球菌脑膜炎最为多见、也最为严重。

【临床表现】

颅内真菌感染的临床表现没有特异性，常规抗感染、抗结核治疗效果不佳时要考虑到此病可能。真菌感染的临床表现可分为两大类：一是弥漫性中枢神经系统症状，二是局灶性神经缺损症状。中枢神经系统症状是由脑膜炎、脑膜脑炎等引起，最常见的临床表现是发热和由颅高压引起的喷射性呕吐等症状，但霉菌感染很少单纯表现为脑膜炎症状，多表现为肉芽肿或脓肿；而局灶性神经缺损是由于真菌感染后占位性病变所致的相应部位神经元功能和结构的破坏，临床表现与占位病变的部位有关。真菌感染发生在特殊部位如鼻窦、乳突、眶周等可有脑神经和颅底骨壁受累的表现。少数患者有卒中样症状，主要表现为突发的轻偏瘫。发热在本病患者中很少见或仅仅表现为低热。

镰刀菌感染主要表现为真菌性脑膜炎、鼻窦炎，无脑脓肿、肺部感染等病症。患者经常规检查，血液未出现异常症状，其常见症状为恶心呕吐、头晕发热，基本无眼球活动受限、视物模糊、复视等眼部症状。

【影像学表现】

MRI 对于诊断中枢神经系统真菌感染有一定意义。在曲霉菌感染中急性起病的霉菌脓肿特征性影像学为 T_1WI 低信号、T_2WI 高信号的占位表现，部分曲霉菌感染病例 T_2WI 可见在脓肿壁与中央坏死区之间呈环状不规则低信号，低信号说明曲霉菌的繁殖处于活跃阶段，此独特的低信号对诊断颅内曲霉菌感染具有帮助。增强时真菌感染脓肿病灶呈不规则、不连续厚壁环状强化，称"开环征"。

隐球菌病的影像学表现多变，隐球菌感染主要形式有 3 种：脑膜炎、假性囊肿和隐球菌病。影像学检查对诊断中枢神经系统感染具有重要价值，以 MRI 为首选。多位于基底核，在 T_1WI 病灶呈低信号，而 T_2WI 为高信号。在脑实质的隐球菌病少见，但可有血脑屏障破坏后引起周围血管源性水肿出现的脑实质结节样强化。约 25% 的患者表现为脑膜强化、脑实质肉芽肿、脑萎缩、脑水肿、脑积水。当发现类似占位性病变时，应注意与脑弓形虫病和淋巴瘤鉴别。

【诊断依据】

中枢神经系统真菌感染诊断困难，需将病史、基础疾病、临床表现、影像学表现和各项实验室检查结果等综合分析。脑组织或脑脊液标本中找到真菌是诊断的金标准，但阳性率不到 50%。

【治疗及预后】

中枢神经系统真菌感染治疗的原则是有效控制致病危险因素、有效使用抗真菌药物和对真菌脓肿、肉芽肿等进行积极手术干预。

（张　慜　宫利吕翠高波）

参 考 文 献

Akgoz A，Mukundan S，Lee TC，2012. Imaging of rickettsial，spirochetal，and parasitic infections. Neuroimaging Clin N Am，22（4）：633-657.

Albarillo F，O'Keefe P，2016. Opportunistic neurologic infections in patients with acquired immunodeficiency syndrome（AIDS）. Curr Neurol Neurosci Rep，16（1）：10.

Anderson AM，Mosunjac MB，Corey AS，et al，2011.Simultaneous typical and extraordinary imaging findings of AIDS-associated cytomegalovirus encephalitis. J Neurol Sci，307（1-2）：174-177.

Ann HW，Jun S，Shin NY，et al，2016. Characteristics of resting-state functional connectivity in HIV-associated neurocognitive disorder. PLoS One，11（4）：e0153493.

Berger JR，Aksamit AJ，Clifford DB，et al，2013. PML diagnostic criteria：consensus statement from the AAN Neuroinfectious Disease Section. Neurology，80（15）：1430-1438.

Bowen LN，Smith B，Reich D，et al，2016.CNS infections：pathophysiology，diagnosis and treatment. Nat Rev Neurol，12（11）：662-674.

Budhram A，Pelikan JB，Kremenchutzky M，et al，2017. The 'across the pons' sign：A possible novel radiographic finding in natalizumab-associated progressive multifocal leukoencephalopathy. J Neurol Sci，375：304-306.

Dai L，Mahajan SD，Guo C，et al，2014. Spectrum of central nervous system disorders in hospitalized HIV/AIDS patients（2009—2011）at a major HIV/AIDS referral center in Beijing，China. J Neurol Sci，342（1-2）：88-92.

Gottumukkala RV，Romero JM，Riascos RF，et al，2014. Imaging of the brain in patients with human immunodeficiency virus infection. Top Magn Reson Imaging，23（5）：275-291.

Guevara-Silva EA，Ramírez-Crescencio MA，Soto-Hernández JL，et al，2012.Central nervous system immune reconstitution inflammatory syndrome in AIDS：experience of a Mexican neurological centre. Clin Neurol Neurosurg，114（7）：852-861.

Hodel J，Darchis C，Outteryck O，et al，2016.Punctate pattern：A promising imaging marker for the diagnosis of natalizumab-associated PML. Neurology，86（16）：1516-1523.

Hodel J，Outteryck O，Dubron C，et al，2016. Asymptomatic progressive multifocal leukoencephalopathy associated with natalizumab：diagnostic precision with mr imaging. Radiology，278（3）：863-872.

Hodel J，Outteryck O，Verclytte S，et al，2015. Brain magnetic susceptibility changes in patients with natalizumab-associated progressive multifocal leukoencephalopathy. AJNR Am J Neuroradiol，36（12）：2296-2302.

Katchanov J，Branding G，Jefferys L，et al，2016.Neuroimaging of HIV-associated cryptococcal meningitis：comparison of magnetic resonance imaging findings in patients with and without immune reconstitution. Int J STD AIDS，27（2）：110-117.

Masur H，Brooks JT，Benson CA，et al，2014. Prevention and treatment of opportunistic infections in HIV-infected adults and adolescents：Updated Guidelines from the Centers for Disease Control and Prevention，National Institutes of Health，and HIV Medicine Association of the Infectious Diseases Society of America. Clin Infect Dis，58（9）：1308-1311.

Netravathi M，Mahadevan A，Satishchandra P，et al，2013. Progressive multifocal leukoencephalopathy（PML）associated with HIV Clade C–is not uncommon. J Neurovirol，19（3）：198-208.

Offiah CE，Naseer A，2016. Spectrum of imaging appearances of intracranial cryptococcal infection in HIV/AIDS patients in the anti-retroviral therapy era. Clin Radiol，71（1）：9-17.

Patkar D，Narang J，Yanamandala R，et al，2012. Central nervous system tuberculosis：pathophysiology and imaging findings. Neuroimaging Clin N Am，22（4）：677-705.

Post MJ，Thurnher MM，Clifford DB，et al，2013. CNS-immune reconstitution inflammatory syndrome in the setting of HIV infection，part 1：overview and discussion of progressive multifocal leukoencephalopathy-immune reconstitution inflammatory syndrome and cryptococcal-immune reconstitution inflammatory syndrome. AJNR Am J Neuroradiol，34（7）：1297-1307.

Post MJ，Thurnher MM，Clifford DB，et al，2013. CNS-immune reconstitution inflammatory syndrome in the setting of HIV infection，part 2：discussion of neuro-immune reconstitution inflammatory syndrome with and without other pathogens. AJNR Am J Neuroradiol，34（7）：1308-1318.

Renard T，Daumas-Duport B，Auffray-Calvier E，et al，2016. Cytomegalovirus encephalitis：Undescribed diffusion-weighted imaging characteristics. Original aspects of cases extracted from a retrospective study，and from literature review. J Neuroradiol，43（6）：371-377.

Sarbu N，Shih RY，Jones RV，et al，2016. White matter diseases with radiologic-pathologic correlation. Radiographics，36（5）：1426-1447.

Sarkis RA，Mays M，Isada C，et al，2015.MRI findings in cryptococcal meningitis of the non-HIV population. Neurologist，19（2）：40-45.

Smith AB，Smirniotopoulos JG，Rushing EJ，2008.From the archives of the AFIP：central nervous system infections associated with human immunodeficiency virus infection：radiologic-pathologic correlation. Radiographics，28（7）：2033-2058.

Tan IL，Smith BR，Von GG，et al，2012. HIV-associated opportunistic infections of the CNS. Lancet Neurol，11（7）：605-617.

Tan ZR，Long XY，Li GL，et al，2016.Spectrum of neuroimaging findings in cryptococcal meningitis in immunocompetent patients in China−A series of 18 cases.J Neurol Sci，368：132-137.

Tate DF，Khedraki R，Mccaffrey D，et al，2011.The Role of Medical Imaging in Defining CNS Abnormalities Associated with HIV-Infection and Opportunistic Infections. Neurotherapeutics，8（1）：103-116.

Umino M，Maeda M，Ii Y，et al，2016. Low-signal-intensity rim on susceptibility-weighted imaging is not a specific finding to progressive multifocal leukoencephalopathy. J Neurol Sci，362：155-159.

Zhong Y，Zhou Z，Fang X，et al，2017. Magnetic resonance imaging study of cryptococcal neuroradiological lesions in HIV-negative cryptococcal meningitis. Eur J Clin Microbiol Infect Dis，36（8）：1367-1372.

第七章　脑血管感染并发症

脑血管感染并发症是由感染性心内膜炎、中枢神经系统（CNS）感染或全身性菌血症/败血症引起的脑血管并发症，包括感染性血管炎、感染性动脉瘤、脑梗死、脑出血以及感染性血栓性静脉炎等。细菌、病毒、真菌、梅毒及支原体等，均可引起脑血管感染相关并发症，受累血管多为脑实质、脑膜小血管，大、中血管亦可受累。血管壁损伤通常导致血管腔阻塞、管壁受损变薄扩张及血管弹性改变，从而引起相应供血区的脑组织缺血、梗死、出血和（或）水肿，引起神经系统功能障碍。感染相关并发症源于病原体侵犯血管壁而继发严重的炎性反应以及自身免疫反应，最常见并发症是脑梗死，相对少见的并发症有感染性动脉瘤破裂、感染性血管炎合并出血。感染可累及动脉、静脉以及静脉窦，动脉受累可导致感染性血管炎、颅内动脉瘤，静脉受累可导致静脉或静脉窦血栓性静脉炎。

临床上感染性脑血管并发症的正确诊断具有挑战性，因为继发于感染的脑血管事件与一般的脑卒中和非感染性血管炎不易区分。除此之外，感染性脑血管并发症临床表现不具有特异性和高可变性，发病从急性到慢性，病程呈现进展性或波动性。这些因素可能会造成临床医师忽视感染性脑血管并发症，然而这往往会导致严重的后果。影像学检查在 CNS 感染并发症患者管理中的作用，包括确认脑血管并发症的诊断、帮助排除其他可能与并发症相关疾病，如脑肿瘤和中毒性代谢紊乱。CT/MRI、CTA/CTV、MRA/MRV 及 DSA 等影像学检查技术可以显示脑实质及脑血管改变，直接观察血管并检出导致脑血管并发症的相关疾病。CT、MRI 检查可显示颅内病变位置和范围，并可在一定程度上鉴别感染病因，如化脓性脑膜炎与疱疹性脑炎发病部分与范围存在一定差别。总之，影像学检查在评估感染性 CNS 并发症中起着重要作用，影像信息对于指导患者及时治疗至关重要。

第一节　感染性血管炎

【概述】

CNS 感染性血管炎是由感染引起的并发症，可由感染性心内膜炎、CNS 感染或全身菌血症、败血症引起。CNS 感染性血管炎临床上并不少见，梅毒、细菌、真菌和病毒感染均可引起感染性血管炎。常见的致病菌有结核分枝杆菌、肺炎链球菌和金黄色葡萄球菌，其中结核感染可引起40%深穿支动脉发生炎症，细菌性脑膜炎高达25%患者并发感染性血管炎。合并感染性血管炎提示预后更差，常常引起不可逆神经功能缺失。

【临床表现】

感染性 CNS 血管炎多为继发性血管炎性病变，炎症引起毛细血管通透性增加、血管及神经胶质膜破坏，炎症破坏血脑屏障后进一步累及脑实质，引起局灶性或弥漫性神经功能障碍。感染累及血管导致血管管腔变窄或闭塞，脑供血不足引起脑组织缺血或坏死。根据其发病病因不同，临床症状及体征表现具有多样性。

与败血症、菌血症相关的全身感染症状包括高热、寒战、皮疹、呼吸窘迫、心肌炎、感染性休克、弥散性血管内凝血（DIC）、呼吸窘迫综合征等，各种不同致病菌引起的败血症，又有不同临床特点。血管炎相关症状可表现为头痛、脑缺血发作、卒中、偏瘫、癫痫、脑神经病变等，大部分感染性血管炎患者会出现头痛，可急性或慢性发病，程度可轻可重，CNS 感染易于和血管炎症状重叠、混淆。脑组织损害症状可表现为单个或多发、单侧或双侧局灶性神经功能缺失体征，弥漫性脑损害症状可表现为认知功能障碍、意识障碍、精神行为异常等。尽管 CNS 感染是可以治愈的，但其炎症过程导致近 20%患者出现不可逆脑损伤和神经系统疾病，如癫痫发作、认知功能障碍和局灶性神经功能缺失。

感染性血管炎有 1%～3%患者出现蛛网膜下腔出血或脑实质出血，感染性脑出血是源于病原体直接侵犯血管壁而继发严重的炎性反应所致，严重炎症对血管壁的破坏导致脑出血。脑出血患者可出现剧烈头痛、呕吐、意识障碍、脑膜刺激征、血性脑脊液，还可出现运动、语言障碍，运动障碍以偏瘫为多见，语言障碍主要表现为失语和言语模糊。

【实验室检查】

常规脑脊液检查可为 CNS 感染的临床诊断提供证据，包括脑脊液常规、生化、压力、常见菌的对流免疫电泳及免疫荧光检查等。脑脊液细胞培养是颅内感染临床诊断的金标准，同时可以利用细菌鉴定和药物过敏试验联合指导临床治疗。血常规、血生化检查可以为全身及神经系统感染提供诊断线索，血细菌培养是确诊细菌感染的重要依据。

败血症、菌血症患者白细胞总数大多显著增高，可有明显核左移及细胞内中毒颗粒，少数革兰氏阴性败血症、机体免疫功能减退者白细胞总数可正常或稍减低。感染性心内膜炎表现为进行性贫血、中性粒细胞升高、红细胞沉降率增快、C 反应蛋白阳性，血清球蛋白常增多，甚至血清蛋白、球蛋白比例倒置。血细菌培养阳性是确诊感染性心内膜炎的重要依据。化脓性脑膜炎脑脊液检查压力升高，白细胞数明显升高，确诊须有病原学证据，包括脑脊液细菌涂片检出病原菌、血细菌培养阳性等。

【影像学表现】

CT、MRI 平扫可以发现颅内及颅底感染性病变，CTA、MRA 或 DSA 对颈部和颅内血管成像可以判断是否合并脑血管炎。感染性血管炎的影像学表现通常是非特异性的，不同细菌感染甚至非感染性血管炎影像表现具有重叠性。这些检查也会对临床管理决策过程产生影响。

脑血管成像是诊断感染性血管炎的重要依据。在一项诊断为卒中症状的感染性血管炎小样本研究中，65%的患者 DSA 表现异常。感染性血管炎血管成像主要表现为：①血管狭窄：单发局限性狭窄、多发局限性狭窄、节段性狭窄、血管僵直；②血管狭窄与扩张交替呈"串珠样"改变；③闭塞：表现为单纯闭塞，远侧血管不显影或显影不佳；④血管壁成像是应用高分辨 MRI 黑血 T_1WI 对比增强显示血管壁，感染性血管炎表现为中小动脉管壁增厚，通常呈同心圆增厚，也可能是偏心的，炎症活动期会出现管壁强化、管壁增厚和管腔狭窄（图 7-1-1）。

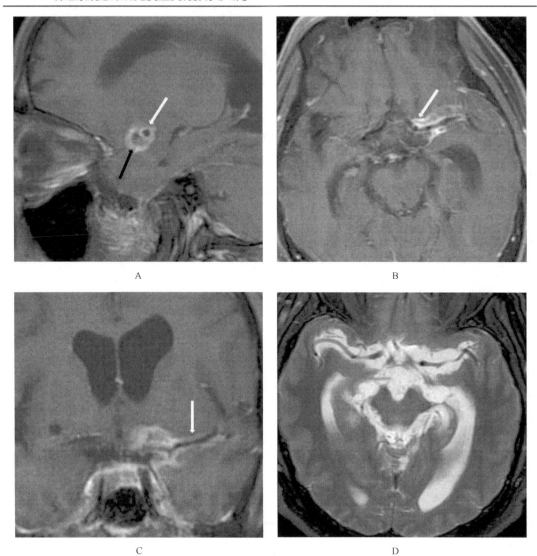

图 7-1-1　感染性血管炎

A、B、C. 矢状位、轴位和冠状位 T_1WI 对比增强示左侧外侧裂池内囊肿（黑色箭头），左侧颈内动脉上段、大脑前动脉 A1 段及大脑中动脉 M1 段管壁边缘条状强化影（白箭头），颈内动脉上段管腔变窄，管壁增厚呈环形改变；D. 轴位 T_2WI 示脑积水，双侧基底池、外侧裂囊肿周围血管流空信号

感染性血管炎 MRI 检查大部分患者颅内有异常，其敏感性高于 CT。脑梗死是感染性脑血管炎最常见的影像学表现，约 21%的肺炎球菌性脑膜炎患者合并脑梗死，血管壁损伤可合并脑实质内出血、微出血以及蛛网膜下腔出血。微出血灶在梯度回波（GRE）序列及磁敏感加权成像（SWI）表现为低信号，后者显示更明显。感染性中枢神经系统血管炎 CT 平扫常呈阴性，阳性征象包括灰质、白质分界不清，不同的占位效应以及邻近脑沟消失，缺血区表现为低密度影；脑梗死灶位于深部灰质核团、丘脑，可能会累及灰、白质交界区以及皮质血管分布区，CT 表现为低密度灶。

【诊断依据】

CNS 感染性血管炎无统一诊断标准,临床诊断主要基于前驱感染症状、病原学检查、脑脊液和血清免疫标志物和相关抗体检测、影像学检查及病理学检查综合分析。CNS 感染性血管炎和微生物感染存在直接关系,因此诊断感染性血管炎必须找到感染的直接和间接证据。可供参考的临床诊断标准:①具有感染性非特异性全身症状,如发热、头痛、红细胞沉降率增快、PCR 升高等,多呈慢性波动性进展病程;②有微生物感染的直接证据;③有微生物源性、非微生物源性实验室免疫学异常间接证据;④有局灶性或弥漫性脑损害体征。病理学检查是诊断感染性血管炎的"金标准",但病原学、病理学检查在临床上诊断阳性率并不高,临床主要依靠临床症状、实验室及影像学来诊断。

【鉴别诊断】

感染性血管炎根据感染症状、实验室检查及影像学检查可以基本确立诊断。主要与系统性血管炎所致 CNS 血管炎和其他继发性 CNS 血管炎鉴别。结合病史、查体及实验室检查有助于诊断及鉴别诊断。

【治疗及预后】

结核感染引起的继发性血管炎治疗以抗结核为主;病毒感染包括 HIV 感染引起的继发性血管炎,治疗以抗病毒为主。

第二节 感染性栓塞

【概述】

CNS 感染性栓塞常继发于感染性心内膜炎、CNS 感染或全身脓毒血症。继发于各种感染的神经系统并发症常是最严重的并发症。不同类型感染发生脑血管意外风险存在一定差别。感染性心内膜炎患者中,CNS 并发症 40%～50%出现脑血管意外,表现为脑卒中或短暂性脑缺血发作,脑梗死是感染最常见的脑血管并发症。近年来文献报道,由梅毒和HIV 感染引起的血管并发症呈上升趋势。

【临床表现】

微生物直接感染是细菌性栓塞的重要致病因素,任何颅底感染均可导致进入颅内大血管狭窄和闭塞,特别是结核和真菌感染。结核感染可导致 40%的深穿支动脉发生炎症,毛霉菌和放线菌也容易侵犯血管使血管发生炎性改变。感染性血管炎可诱发自身免疫异常导致血管壁损伤,血管内皮细胞损伤致内皮细胞活化,活化的内皮细胞有促凝作用,炎症细胞可激活外源性凝血系统,从而导致动脉和静脉血栓形成。

细菌性感染临床症状及体征表现具有多样性。局部或全身感染症状包括高热、寒战、皮疹、呼吸窘迫、心肌炎、感染性休克、弥散性血管内凝血、呼吸窘迫综合征等,脑膜刺激征和颅高压症状包括剧烈头痛、恶心、呕吐、意识障碍,局灶性神经症状表现为单个或多发、单侧或双侧局灶性神经功能缺失体征,弥漫性脑损害可表现为认知功能障碍、意识障碍、精神行为异常等。

【实验室检查】

感染性脑血管炎根据需要行针对性实验室检查。血液、腰椎穿刺脑脊液检查可以明确诊断、判断病原菌。血常规具体参数是常用的敏感指标，对机体许多病理改变都有明显反应。如化脓性脑膜炎白细胞总数早期明显增高，可达（20～40）×10^9/L，感染严重者，白细胞反而可以减少。脑脊液中糖、蛋白质、白细胞计数和分类可以帮助判断感染类型，病原菌培养阳性可以明确诊断。化脓性脑膜炎典型改变为脑脊液压力增高，外观浑浊甚至呈脓样，白细胞总数多在1000×10^6/L以上，也可高达数万，以中性粒细胞为主。除腰穿外，还可行血、尿、呕吐物、咽拭子培养以帮助确诊。

【影像学表现】

感染主要通过两条途径引起脑梗死。

1. 第一条途径是经血源性播散到 CNS，尤其是感染性心内膜炎引起心源性卒中，这些栓子可能会造成大血管栓塞引起大面积脑梗死，小血管栓塞可引起基底核区、分水岭区多发腔隙梗死。MRI 检查：这些梗死灶往往多发，位于不同血管分布区域。急性期脑梗死T_1WI呈低信号，T_2-FLAIR 呈高信号，DWI 呈高信号，表观弥散系数（ADC）图呈低信号；亚急性期病灶弥散不受限，增强扫描可见脑回样强化。CT 表现：大片或多发局灶性低密度影（图 7-2-1）。

2. 第二条途径是感染性血管炎和随后的缺血。感染性血管炎由于血管增生性改变引起管腔变窄，血管狭窄易于血栓形成、脑灌注不足和梗死。急性脑缺血期病灶中心血流灌注严重减少，局部脑血容量减少是最直观指标，缺血半暗带内局部脑血容量、平均通过时间升高、局部脑血流量下降。血管炎引起血管节段性狭窄和扩张，CTA、MRA 或 DSA 呈"串珠状"改变，严重者血管中断。

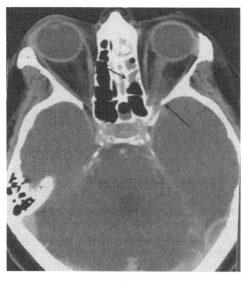
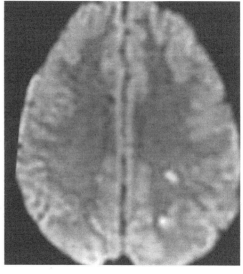

A   B

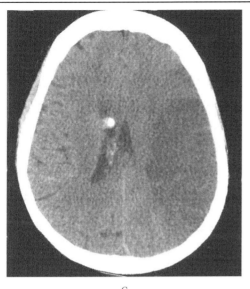
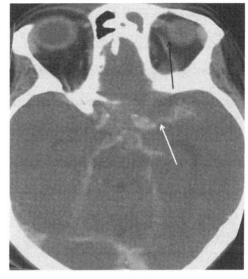

C D

图 7-2-1　感染性栓塞

A. 左侧筛窦、眼眶内见高密度影充填，左侧眼眶内脂肪间隙模糊；B. DWI 示左侧半卵圆中心梗死；C. 左侧半卵圆中心、额顶叶大片状脑梗死；D. 左侧大脑中动脉狭窄

另外，颅底感染如鼻旁窦炎、眼眶蜂窝织炎或中耳乳突炎均可引起 CNS 感染，细菌通过直接蔓延和解剖间隙累及颅底血管，血管壁出现纤维素样坏死、炎症细胞浸润引起管腔内血栓形成，血管被微生物感染和降解引起颅内大血管狭窄和闭塞。CTA、MRA 或 DSA 检查可发现血管内血栓形成、血管管腔狭窄甚至闭塞。感染沿血管周围间隙传播，可导致基底核梗死。

【诊断依据】

CNS 感染性栓塞的诊断主要依靠症状、血液学、脑脊液、影像学及病理检查确诊，目前并无统一的诊断标准。细菌性栓塞与微生物感染存在直接关系，血液学检查应该根据临床倾向，有针对性地做诊断检查；脑脊液检查可以通过特定微生物学染色培养和血清学实验鉴别感染类型，如结核感染脑脊液可以表现为低糖、低氯，梅毒感染可以发现抗体或抗原阳性。MRI、CT 检查可以显示颅内梗死，脑灌注成像可早期发现脑血流异常。CTA、MRA 或 DSA 检查可以发现责任血管狭窄及中断。确诊细菌感染性栓塞主要依赖于病理学检查。

【鉴别诊断】

感染性栓塞影像学检查可以发现颅内梗死灶，血管成像发现血管狭窄、中断及血管炎征象，结合感染症状、实验室检查可以基本确立诊断。主要与系统性血管炎所致 CNS 血管炎和其他继发性 CNS 血管炎鉴别。系统性血管炎和其他继发脑血管炎影像学表现可以与继发性感染性栓塞重叠，但系统性血管炎通常不伴有感染症状，结合脑脊液和血液学检查有助于协助诊断及鉴别。

【治疗及预后】

一般性治疗应当采取保护血管内皮细胞以及抗血栓的药物治疗，抗感染治疗应该根据感染类型选择不同的抗菌药物。

第三节 感染性动脉瘤

【概述】

感染性动脉瘤占颅内动脉瘤 0.7%～6.5%，儿童高达 15%。感染性颅内动脉瘤 65% 有潜在的感染性心内膜炎病史，感染性颅内动脉瘤也可作为中枢神经系统感染的一种并发症，如脑膜炎、静脉窦血栓性静脉炎及脓肿，也可出现在与之相关的其他感染中，包括局部和头颈部感染，如眼眶蜂窝织炎和鼻旁窦炎。病原微生物直接感染和微生物感染所诱发的自身免疫异常，引起脑血管壁发生纤维素样坏死、炎症细胞浸润以及管腔内血栓形成，在炎症后期出现血管壁纤维化和动脉瘤形成。

感染主要通过以下途径累及血管壁：①细菌通过动脉滋养动脉进入血管内膜及外膜；②通过血管内皮间隙到达血管周围间隙；③通过邻近组织直接蔓延，如脓肿、静脉窦血栓性静脉炎和细菌性脑膜炎；④通过手术和外伤种植；⑤通过血源性感染已经存在的动脉瘤或感染动脉粥样硬化的血管。最常见的病原体是细菌，以链球菌和葡萄球菌多见，少见的病原体包括真菌，特别是曲霉菌和毛霉菌。

【临床表现】

感染性动脉瘤无明显性别差异，平均发病年龄为 35.1 岁。感染性颅内动脉瘤危险人群包括静脉注射毒品、牙齿卫生不良者和免疫功能低下者，如糖尿病、慢性病、恶性肿瘤、艾滋病、化疗或应用免疫抑制药物者。有侵入性检查者患病风险增加，如腰椎穿刺、椎管内麻醉等。

感染前驱症状有发热、疼痛、败血症等，感染性颅内动脉瘤也可无症状，处于静止状态的约占 10%。感染性动脉瘤主要并发症是动脉瘤破裂引起蛛网膜下腔出血，也可以出现脑实质或脑室内出血，破裂的霉菌性动脉瘤的死亡率高达 60%～90%，脑出血主要临床表现为运动和语言障碍、呕吐、意识障碍、头痛等。

【实验室检查】

血和组织标本培养及组织病理学检查对感染性动脉瘤的诊断具有重要意义，组织标本培养阳性或病理观察到受累动脉典型化脓性感染表现亦可作为感染性动脉瘤的直接确诊依据。文献报道仅有 35% 的病例血培养阳性。感染的其他生物标志物包括白细胞增多症、红细胞沉降率增高和 C 反应蛋白升高。

【影像学表现】

由于超过 65% 的感染性动脉瘤患者有潜在的感染性心内膜炎病史，因此建议对所有伴有神经系统症状的细菌性心内膜炎患者行脑血管造影。CT 平扫主要用于评估是否伴有蛛网膜下腔出血、脑实质内或脑室出血。对比增强 CT 血管成像（CE-CTA）是检查动脉瘤的首选影像学检查方法，其敏感性为 92.8%～94.0%，特异性为 90.2%～100.0%。MR 血管成像（MRA）检测动脉瘤敏感性高（95%～100%），与 CTA 相当。数字减影血管造影（DSA）与 CTA 相当，但 DSA 在检测小于 3mm 动脉瘤的敏感性仅为 70.4%～91.7%。头颅 MRI 可以早期检测颅内感染性病变征象，如脑炎、脑水肿、梗死、软脑膜强化等。

感染性颅内动脉瘤的影像学表现无特异性，但多个阳性征象发现有助于诊断。感染性动脉瘤常常位于脑实质外周（约 70%），常位于大脑中动脉远侧分支血管（M2～M4）；感染性动脉瘤常呈梭形，高达 41% 呈囊状改变；25% 的真菌性动脉瘤是多发的。合并的影像学表现有助于诊断，包括近动脉瘤体处血管狭窄、宽基底或无颈，动脉瘤随病程其大小、形状亦会发生变化，或者在复查血管造影中出现新的动脉瘤。与囊状动脉瘤相反，感染性颅内动脉瘤大小并不能预测其破裂风险（图 7-3-1）。

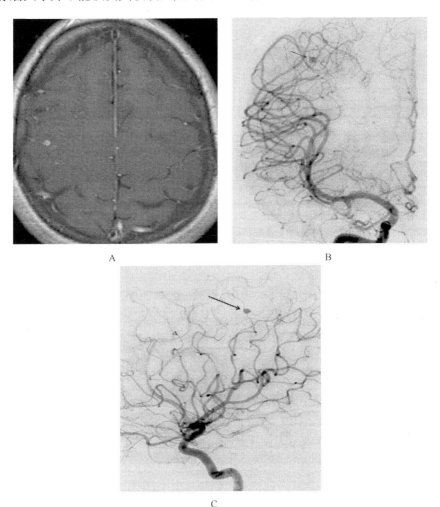

图 7-3-1 感染性动脉瘤

A. 轴位 T₁WI 增强示脑膜轻度强化，脑沟内见明显环状强化小结节；B、C. DSA 证实左侧大脑中动脉（M4 段）感染性动脉瘤（黑箭头）

DSA 仍然是动脉瘤诊断的金标准。虽然 DSA 是一种侵入性检查，但并发症的风险小于 1%。建议在 CTA 或 MRA 检查阴性时，如果临床高度怀疑感染性动脉瘤，行 DSA 检查以明确诊断。

【诊断依据】

CNS 感染性动脉瘤主要依靠感染症状、血液、脑脊液、影像学及病理学检查确诊，目前并无统一的诊断标准。临床诊断主要包括：①感染症状，如发热、疼痛、败血症，局部缺血性神经功能缺损，头痛，发热和癫痫发作等；②组织标本或血培养阳性、白细胞计数增多、C 反应蛋白升高；③影像学检查发现动脉瘤位于脑实质外周，近动脉瘤处血管狭窄，动脉瘤随病程大小、形状发生变化等。

【鉴别诊断】

感染性颅内动脉瘤根据临床表现、影像学及实验室检查可以基本确立诊断。主要与非感染性动脉瘤、脑血管畸形鉴别。非感染性动脉瘤无感染症状，实验室检查血液细菌学常无感染阳性发现。脑血管畸形患者年龄较轻，病变血管多位于外侧裂池，可伴有智能减退、颅内血管杂音及颅内压增高症状。

【治疗及预后】

颅内感染性动脉瘤是唯一仅通过抗感染治疗即可完全治愈的动脉瘤，未破裂的感染性动脉瘤主要采用静脉注射抗菌药治疗。

第四节　脑静脉窦栓塞

【概述】

感染性脑静脉/静脉窦栓塞是由于脑静脉微生物感染伴随静脉壁的炎症所致。感染累及静脉及静脉窦，引起多形性嗜中性粒细胞、酶和促炎细胞因子作用于血管壁，使血管壁易损和血管壁不完整，容易导致血栓形成和感染性静脉炎。血栓形成导致静脉回流受阻，降低了脑血流量和脑灌注压，使血脑屏障受损。感染和血栓形成也会影响脑脊液循环，导致颅内压升高。感染性静脉窦栓塞影像学表现无特异性，不同细菌感染甚至非感染性栓塞及血管炎的影像学表现重叠，但临床上忽视了这些并发症常会导致严重后果。

【临床表现】

随着抗生素的广泛应用，感染性脑静脉/静脉窦血栓的发生率和死亡率显著下降。根据早期影像学表现，抗生素治疗、抗凝治疗可以挽救患者生命，预防残疾。感染性静脉栓塞的临床表现无特异性，与颅内压增高相关的症状包括头痛、视盘水肿和复视，高达 90% 的患者出现头痛。全身症状包括发热、呕吐、意识障碍、局灶性或弥漫性脑病，约 40% 出现癫痫发作。局灶性神经功能障碍以卒中、短暂性脑缺血发作为主。

颅底感染易于累及静脉/静脉窦引起感染性静脉炎/栓塞。横窦、乙状窦血栓性静脉炎可能与中耳乳突炎有关，患者表现为外耳、乳突区疼痛和肿胀等症状。海绵窦血栓性静脉炎可能起源于鼻旁窦炎、眶内感染、面部及牙周感染和颈内静脉脓毒血症等，患者可出现脑神经功能障碍、复视、眼肌麻、眶内静脉曲张等。上矢状窦血栓性静脉炎较为罕见，通常是由脑膜炎、硬膜下和硬膜外脓肿引起，神经系统症状与颅内感染、静脉栓塞或出血相关。

【实验室检查】

血和组织标本培养及组织病理学检查诊断率不高。临床上主要依靠临床症状、影像学及实验室检查诊断。脑脊液检测可发现颅内压增高，脑脊液蛋白、白细胞、红细胞增高。血液检查可发现白细胞增多症、红细胞沉降率增高及 C 反应蛋白升高等。

【影像学表现】

感染性静脉窦栓塞 CT 平扫常表现为阴性，文献报道阴性率在 30% 左右。但 CT 平扫常可以发现一些间接征象，间接影像征象包括跨不同供血动脉脑实质内无出血性低密度区，提示可能伴有静脉梗死或感染性脑炎。CT 可以显示中耳炎、乳突炎、脑膜炎、脑脓肿和颅内静脉之间的解剖关系。骨窗可以帮助定位感染的潜在来源，并且评估骨质的完整性，侵袭性真菌感染可见骨质破坏。脑积水表现为硬膜下间隙扩大。CT 增强炎性病变常有不同程度强化，海绵窦是脓毒血症性静脉炎最常受累静脉窦，CT 增强可见受累静脉窦强化，海绵窦侧壁向外侧凸出，海绵窦浑浊，增强可见充盈缺损。

MRI 平扫可以发现颅内感染及血管炎征象，可见血管壁增厚和周围组织感染，增强可以显示血管壁和感染强化（图 7-4-1）。静脉窦血栓急性期 T_1WI 呈等信号，T_2WI 呈低信号，亚急性期 T_1WI 和 T_2WI 均呈高信号，慢性期 T_1WI 呈等信号，T_2WI 呈高信号。磁敏感加权像（SWI）所有急性、亚急性和慢性期血栓大多呈低信号。脑静脉梗死常发生在静脉回

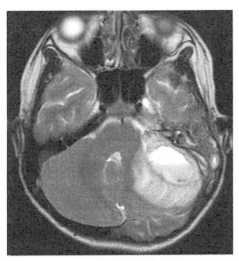
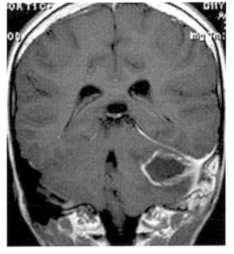

A   B

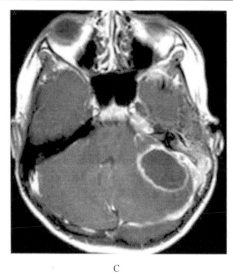
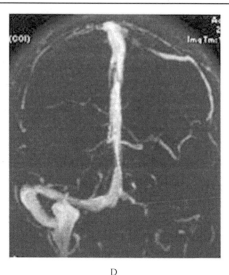

图 7-4-1　脑静脉窦栓塞

A. MRI 平扫轴位 T_2WI 示左侧小脑半类圆形长 T_2 信号影，病灶边缘可见低信号脓肿壁，外周片状水肿，中耳乳突区信号增高；
B、C. 增强示冠状位，轴位 T_1 增强显示脓肿壁、左侧硬脑膜强化，左侧横窦及乙状窦见条状高信号；D. 冠状位增强 MRV 示
左横窦及乙状窦闭塞

流区，静脉梗死倾向于不规则，常伴有皮质损伤。30%～40%血栓性静脉炎患者伴有脑实质出血，这可能是由于血管源性水肿导致区域内静脉和毛细血管压力增加所致。感染性静脉炎相关的脑实质变化包括静脉缺血、脓肿或动脉梗死。这些病变 T_1WI 常呈低信号，T_2WI 和 FLAIR 呈高信号，DWI 上可有扩散受限。

增强 3D MRV 在显示脑血栓上优于非增强 2D MRV，增强 MRV 敏感性、特异性为 90%、96%，而 2D TOF MRV 敏感性、特异性为 63%、48%。但机化血栓可能强化，从而降低了对比度增强技术的准确性。动态时间分辨 MRA 可动态评价颅内静脉系统，但由于空间分辨率不佳，存在一定的局限性，增强 3D MRV 和动态采集结合可提高脑静脉窦栓塞的敏感性。增强 CTV/MRV 被视为诊断脑静脉血栓最可靠的影像学检查手段，CTV 可以直接显示静脉窦血栓形成，表现为静脉窦充盈缺损，CTV 在检测小静脉血栓和检测部分静脉血栓方面效果较好。DSA 逆行静脉窦造影可进一步证实血栓的存在，并可显示血栓范围和静脉窦内各段压力变化，DSA 表现为静脉窦内充盈缺损，闭塞静脉窦不显影。从上矢状窦到颈内静脉球的窦内压力梯度差值通常不超过 5～6mmHg，经静脉逆行颅内静脉窦造影时，若压力梯度改变超过 10～12mmHg 则支持静脉窦狭窄或闭塞。

【诊断依据】

CNS 感染性静脉栓塞急性期的诊断比较困难，但非常关键。临床上有头面部或其他部位化脓性感染或非特异性炎症，同时伴有颅高压症状，包括剧烈头痛、视力障碍、视盘水肿和搏动性耳鸣时，应考虑到感染性静脉栓塞的可能。

CT/CTV 或 MRI/MRV 都可作为首选的检查方法。MRV 可诊断大多数静脉窦血栓，T_2 GRE 或 SWI 序列有助于提高诊断率，特别是皮质静脉血栓。DSA 是诊断静脉窦血栓的"金

标准"，但并不是常规和首选检查方式。腰椎穿刺脑脊液检查有助于明确颅高压和感染病因。

【鉴别诊断】

感染性脑静脉栓塞根据临床表现、影像学及实验室检查可以基本明确诊断。主要与静脉窦发育异常、蛛网膜颗粒等相鉴别。静脉窦发育异常多发生在横窦，MRI扫描静脉窦无异常信号改变，无代偿性侧支静脉建立，脑实质内无异常。蛛网膜颗粒在静脉增强和造影检查中可见充盈缺损，容易被误诊，但蛛网膜颗粒常位于浅表静脉汇入静脉窦处，与脑脊液信号相似，这些有助于与血栓鉴别。

【治疗及预后】

感染性静脉窦血栓患者，应及早、足量使用敏感抗生素治疗，在未查明致病菌前宜多种抗生素联合或使用广谱抗生素治疗。

（申旭东　吕　翠　宫　利　高　波）

参 考 文 献

Allen LM, Fowler AM, Walker C, et al, 2013. Retrospective review of cerebral mycotic aneurysms in 26 patients: focus on treatment in strongly immunocompromised patients with a brief literature review. AJNR Am J Neuroradiol, 34（4）: 823-827.

Au JK, Adam SI, Michaelides EM, 2013. Contemporary management of pediatric lateral sinus thrombosis: a twenty year review. Am J Otolaryngol, 34（2）: 145-150.

Chow FC, Marra CM, Cho TA, 2011. Cerebrovascular disease in central nervous system infections. Semin Neurol, 31（3）: 286-306.

Ducruet AF, Hickman ZL, Zacharia BE, et al, 2010. Intracranial infectious aneurysms: a comprehensive review. Neurosurg Rev, 33（1）: 37-46.

Eisenhut M, 2014. Vasospasm in cerebral inflammation. Int J Inflam, 2014: 509707.

Flores BC, Patel AR, Braga BP, et al, 2016. Management of infectious intracranial aneurysms in the pediatric population. Childs Nerv Syst, 32（7）: 1205-1217.

Fortescue-Brickdale C, 2008. Stroke in central nervous system infections. Ann Indian Acad Neurol, 11（5）: 112-140.

Fugate JE, Lyons JL, Thakur KT, et al, 2014. Infectious causes of stroke. Lancet Infect Dis, 14（9）: 869-880.

Fusco MR, Stapleton CJ, Griessenauer CJ, et al, 2016. Endovascular treatment of intracranial infectious aneurysms in eloquent cortex with super-selective provocative testing: Case series and literature review. Interv Neuroradiol, 22（2）: 148-152.

Ghali MG, Ghali EZ, 2013. Intracavernous internal carotid artery mycotic aneurysms: comprehensive review and evaluation of the role of endovascular treatment. Clin Neurol Neurosurg, 115（10）: 1927-1942.

Hui FK, Bain M, Obuchowski NA, et al, 2015. Mycotic aneurysm detection rates with cerebral angiography in patients with infective endocarditis. J Neurointerv Surg, 7（6）: 449-452.

Kannoth S, Thomas SV, Nair S, et al, 2008. Proposed diagnostic criteria for intracranial infectious aneurysms. J Neurol Neurosurg Psychiatry, 79（8）: 943-946.

Klein M, Koedel U, Pfefferkorn T, et al, 2011. Arterial cerebrovascular complications in 94 adults with acute bacterial meningitis. Crit Care, 15（6）: R281.

Krings T, Geibprasert S, terBrugge KG, 2010. Pathomechanisms and treatment of pediatric aneurysms. Childs Nerv Syst, 26（10）: 1309-1318.

Marquez J M, Arauz A, 2012.Cerebrovascular complications of neurocysticercosis. Neurologist, 18（1）: 17-22.

Obusez EC, Hui F, Hajj-Ali RA, et al, 2014. High-resolution MRI vessel wall imaging: spatial and temporal patterns of reversible cerebral vasoconstriction syndrome and central nervous system vasculitis. AJNR Am J Neuroradiol, 35（8）: 1527-1532.

Schut ES, Lucas MJ, Brouwer MC, et al, 2012. Cerebral infarction in adults with bacterial meningitis. Neurocrit Care, 16（3）: 421-427.

Singla A, Fargen K, Blackburn S, et al, 2016. National treatment practices in the management of infectious intracranial aneurysms and infective endocarditis. J Neurointerv Surg, 8（7）: 741-746.

Zanaty M, Chalouhi N, Starke RM, et al, 2013. Endovascular treatment of cerebral mycotic aneurysm: a review of the literature and single center experience. Biomed Res Int, 2013: 151643.

第八章　儿童神经系统感染

中枢神经系统感染为临床常见病、多发病，常见病原体包括细菌、病毒、寄生虫、立克次体、真菌等，可导致脑、脑膜、室管膜的炎性病变。由于病因复杂、表现多样，早期诊断、及时治疗对改善患者预后至关重要。病原体的诊断通常依靠病史、症状和实验室检查。影像学的发展尤其是 CT、MRI 的临床应用，为颅内感染的正确诊断提供了重要方法。

由于儿童对外界感染缺乏免疫力，而且中枢神经系统所特有的血脑屏障使外周炎症细胞和抗体不易通过，加之脑脊液是细菌的良好培养基，毒力较低的病原体即可导致严重脑、脑膜感染。不同病因所致感染常有不同表现：邻近炎症如乳突炎、鼻旁窦炎可直接侵犯脑内形成脑脓肿，单纯疱疹病毒性脑炎常沿脑神经逆行感染，外伤如开放性颅骨骨折可导致脑膜炎等。中枢神经系统感染在儿童的不同年龄阶段具有不同临床症状和影像学表现，并与机体免疫状态、病原性质密切相关。

发生于宫内感染或在新生儿阶段感染可影响脑的发育并可导致中枢神经系统畸形，大月龄婴儿及儿童可合并脑组织损伤。儿童中枢神经系统感染可有多种分类方法，按发病部位分为脑炎、脑膜炎、室管膜炎等；按发病原因分为细菌感染、病毒感染、结核、寄生虫等；依据病程又可分为急性、亚急性、慢性病变。本文主要依据病原体的不同来阐述。

第一节　先天性及新生儿感染

【概述】

新生儿感染可发生在出生前、出生时或出生后。①出生前感染：病原体经母亲血液透过胎盘感染胎儿是最常见途径，又称宫内感染。TORCH 是一组宫内感染的常见病原体，可导致流产、死胎、死产、胎儿宫内发育迟缓、先天性畸形及婴儿出生后肝脾大、黄疸、贫血、血小板减少以及神经系统受损等多器官损害，即宫内感染综合征。此外，母亲生殖道病原体上行性感染羊膜囊，胎儿吸入污染的羊水，或取绒毛标本、羊膜囊穿刺、脐带取血等有创性操作而又消毒不严时也可造成胎儿感染。②出生时感染：胎儿吸入产道中污染分泌物或血液中病原体，胎膜早破、产程延长、分娩时消毒不严或经阴道采胎儿头皮血、产钳助产损伤等均可使胎儿感染。③出生后感染：较上述两种感染更常见，病原体可通过皮肤黏膜创面、脐残端创面、呼吸道、消化道及带菌的家庭成员或医护人员接触传播。其中，与携带病毒的母亲密切接触是新生儿出生后病毒感染最重要的途径。另外，消毒不严的各种导管和仪器也可造成医源性感染。

脑先天性感染是指一组宫内感染的病原体所导致的中枢神经系统病变，通常称为TORCH 综合征或先天性 TORCH 感染。TORCH 是弓形虫（toxoplasma，T）、其他（other，O）、风疹病毒（rubella virus，RV）、巨细胞病毒（cytomegalovirus，CMV）和单纯疱疹病毒（herpes simplex virus，HSV）英文字头的简称，是引起宫内感染的常见病原体。本文中的其他病原体指梅毒螺旋体和 HIV。

妊娠期间母亲 TORCH 感染后，病原体可通过胎盘传染给胎儿，导致流产、死胎或造成胎儿脑组织先天性缺陷，如胎儿宫内发育迟缓、小头畸形、脑水肿、听力障碍等先天畸形，临床表现为中枢神经功能障碍和（或）智能低下等。病原体也可存在于产道或母乳中，造成分娩过程中或母乳喂养时新生儿感染。这些病原体所致的症状和临床表现较为相似，并具有一些共同的影像学特征，临床上常难以鉴别是何种病原体感染，须通过病原体检测确诊。

【临床表现】

宫内感染可发生于妊娠任一时期，可造成胎儿多器官损伤。脑组织为 TORCH 感染易损器官，病原体直接损伤脑神经细胞，抑制有丝分裂，引起细胞凋亡，阻碍器官正常发育；另一方面导致胎盘硬化及绒毛膜炎，引起胎儿供血不足，发生宫内窒息、窘迫及发育迟缓。感染损伤发育中大脑，可导致脑发育畸形、脑组织坏死、营养不良性钙化及髓鞘形成延迟等。在胚胎发育不同时期，感染对胎儿脑组织发育的影响不同。宫内感染发生越早，对胎儿损害越大。孕早期感染可导致胚胎死亡、染色体畸变等；孕中期感染，此时正处于神经元移行阶段，会造成胎儿脑先天性发育畸形；孕晚期感染会导致脑实质破坏、萎缩、钙化等。

【实验室检查】

目前，TORCH 感染的诊断主要依靠实验室检查。从患儿体内分离培养出病原体是确诊宫内感染的可靠方法，但因条件要求一般实验室难以进行。PCR 法测定病原体 DNA 或 RNA 也可明确存在宫内感染，因其敏感性高、特异性差，临床难以开展。目前临床常用的诊断宫内感染的方法是 ELISA 法查病原抗体。

【影像学表现】

脑部 CT 表现对先天性 TORCH 感染有一定诊断价值。TORCH 感染 CT 主要表现为脑室旁及脑实质内钙化灶与低密度灶，脑发育不良和脑室扩张改变，小头畸形，严重者脑软化、脑穿通畸形囊肿、巨脑回和多小脑回畸形等。其损害的程度与感染时的胎龄有关，胎龄越小脑损伤越严重，发生在妊娠 6 个月的感染一般会导致先天性畸形，而发生在 7～9 个月期间的感染则会导致脑破坏性病变。感染破坏脑实质造成脑软化、钙化，其主要病理基础为炎症造成基底核、丘脑区血管损害。Teele 等尸检证实在基底核血管周围可见到单核细胞浸润，嗜碱性矿物质在动脉壁沉积，动脉壁增厚、透明变性、坏死，继发于血管炎性改变的脑实质受到缺血缺氧性损伤，胎儿期脑室管膜下生发层组织对缺氧最敏感，由于缺氧导致室管膜下的坏死、囊变、神经胶质增生和室管膜下钙化。

1. 钙化 是最常见的 CT 表现，患儿脑内可见不同程度的钙化，钙化灶主要分布在脑室周围及室管膜下，其次是基底核区和大脑半球脑白质内。钙化形状可为条状、斑点状、结节状，数量可为数个至弥漫性散在分布，病情越重数量越多，脑室旁室管膜下钙化灶可呈弧线形。其病理基础是由于 TORCH 感染造成血管炎性损害，引起继发性脑实质缺血缺氧性损伤，导致室管膜下的坏死、囊变、神经胶质增生及钙盐沉积。钙化最常见于枕叶，钙化出现的时间和范围依据感染损伤程度、范围及病程而定。

2. 软化灶 CT 表现为脑白质低密度，多为双侧放射冠及皮髓质交界区多发对称性小斑片状低密度影，境界不清。软化灶是由于感染造成血管炎使血管狭窄或闭塞，引起脑组织缺血性损伤并形成。

3. 脑积水 妊娠后期感染，常引起脑积水、脑室扩大，原因是蛛网膜下腔内感染，继发粘连或瘢痕，阻塞室间孔或导水管，引起梗阻性脑积水。

4. 脑发育不良 病原体能直接抑制感染的脑组织进行有丝分裂，使脑组织发育障碍。头颅 CT 最常见为脑发育不良，表现为脑室扩大、脑沟增宽及额顶部蛛网膜下腔增宽，扩大的脑室形态多欠规则，脑室边缘不整。TORCH 感染还可使脑发育停滞，多伴有小头畸形、神经元移行障碍、脑穿通畸形、平滑脑等。

【诊断依据】

TORCH 感染时，不同病原体感染所致的脑组织病变的病理和影像学表现相似，但也有一定特点。

1. 巨细胞病毒感染 据文献报道巨细胞病毒感染居 TORCH 感染之首，脑内钙化灶发生率高达 40%。巨细胞病毒与正在发育的脑生发基质有特殊亲和力，广泛脑组织坏死和钙化以脑室周围最常见，且常发生神经元异位畸形。

2. 弓形虫感染 中枢神经系统受损和眼损害症状最突出，脉络膜视网膜炎、脑积水、脑钙化灶是先天性弓形虫病常见的三联征。弓形虫病所致的脑组织坏死和钙化是散在的，通常无神经元异位。

3. 风疹感染 先天性风疹病毒感染少见，影像学表现无特异性。

4. 单纯疱疹病毒感染 胎儿发育期的单纯疱疹病毒感染少见，可能是因为疱疹病毒感染对脑组织破坏严重使其发生自动流产。

【鉴别诊断】

TORCH 病原体感染在新生儿期缺乏典型症状，大多表现为宫内发育迟缓、早产、反应低下等。这些症状与新生儿时期的其他常见病如新生儿缺血缺氧性脑病（HIE）、败血症、黄疸等的症状相混淆，如没有尽早发现、及时治疗，在婴幼儿期可出现不同程度的神经系统症状，主要为脑性瘫痪、智能低下、癫痫等。

CT 表现虽然具有一定的特征但是缺乏特异性，特别在新生儿期要注意与新生儿 HIE 鉴别，新生儿 HIE 造成的脑发育不良后遗症，室管膜下很少发生钙化，结合临床病史有助于诊断。

1. 新生儿缺血缺氧性脑病（HIE） 宫内感染可发生于妊娠期中的任一时期，而 HIE 多发生于围生期，生后 3 天时 HIE 患儿常因发病时间短，尚未形成脑组织影像学改变。因此生后 3 天头部 CT 检查是否发现脑组织低密度改变可作为宫内感染与 HIE 的鉴别指标。此外，患儿低出生体重、肝脾大、患儿母亲不良孕产史等可作为宫内感染所致神经系统损伤与 HIE 的鉴别指标。HIE 及感染性钙化灶多位于软化灶及脑沟周围，临床病史有助于诊断。

2. 结节性硬化 结节性硬化室管膜下结节状钙化斑为小圆形病灶，比 TORCH 感染引起的钙化斑大，而且结节靠近室间孔，向脑室腔内凸出，一般无脑室周围脑白质密度减低，也不伴有脑发育不良和脑室系统扩大，结节性硬化临床常有皮肤色素脱失斑、咖啡奶油斑及面部皮脂腺腺瘤等。

3. 斯特奇-韦伯综合征（Sturge-Weber syndrome ） 钙化呈脑回样分布且常见于顶枕部。

4. 脑动静脉畸形（cerebral arteriovenous malformation，CAVM） 钙化呈环状、弓形伴有局部脑萎缩。

5. 先天代谢、遗传性疾病 先天代谢、遗传性疾病也可引起脑内钙化但常位于基底核区，多呈对称性分布，以砂粒状多见。甲状旁腺功能减低钙化表现为双侧基底核、丘脑及小脑齿状核对称性钙化，病灶面积较大。家族性特发性基底节钙化（Fahr 病）罕见，有遗传性，临床表现为智能低下。

【**病例分析**】

男，2.5 岁；头围略小，脾脏轻度肿大，CMV-DNA 阳性。头颅 CT 平扫考虑 TORCH 综合征（图 8-1-1）。

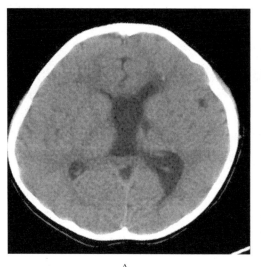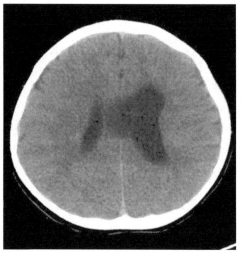

A   B

图 8-1-1 TORCH 综合征

头颅 CT 平扫示幕上脑室扩大，左侧侧脑室显著扩大并脑室旁白质内软化灶，双侧侧脑室周围多发斑点状钙化

【**治疗及预后**】

对怀疑 TORCH 感染患儿，应进行血清学检查，明确诊断，尽早治疗。

第二节 病毒性感染

【**概述**】

病毒性脑炎是指病毒直接侵犯脑实质引起的原发性脑炎，一年四季均可发生。引起脑炎的常见病毒有肠道病毒、单纯疱疹病毒、黏液病毒和其他一些病毒。临床上主要表现为脑实质损害的症状和体征，如颅高压、发热、头痛、呕吐、抽搐，严重者还会出现昏迷。由于病毒侵犯部位和范围不同，病情可以轻重不一，形式也可以多样，包括病毒直接感染引起的原发性病毒性脑炎和因免疫反应引起的脱髓鞘脑炎。由于病原体致病性能和宿主反应过程的差异，形成不同类型疾病。若病变主要累及脑膜，临床表现为病毒性脑膜炎；若病变主要影响大脑实质，则以病毒性脑炎为临床特征。由于解剖上两者相邻近，若脑膜和脑实质同时受累，此时称为病毒性脑膜脑炎。大多数患者病程呈自限性。根据感染时间的不同可分为先天性/新生儿感染和儿童中枢系统感染，其临床表现和临床结局也随之不同。

病毒性脑炎的发病机制包括几个方面：细胞病理、类感染或感染后炎症反应及免疫介导的反应。多数病毒首先感染脑实质和神经细胞，但是也有些病毒累及血管造成强烈的血管炎性反应。感染引起的脱髓鞘也是致病因素。临床上包含尚未明确病因的病毒感染以及病毒感染后或疫苗接种后诱发的变态反应性脑病。如果病因已经明确，则以该病毒名称命名。患此病者在本病发病前多有上呼吸道感染病史。本病应用激素治疗有效。临床上，目前仅能在 1/4～1/3 的中枢神经病毒感染病例中确定其致病病毒。虽然目前在多数患者尚难确定其病原体，但从其临床和实验室资料，均能支持急性颅内病毒感染的诊断。病毒经肠道（如肠道病毒）或呼吸道（如腺病毒和疱疹性疾病）进入淋巴系统繁殖，然后经血液（虫媒病毒直接进入血流）感染颅外某些脏器，此时患者可有发热等全身症状。若病毒在脏器内定居进一步繁殖，即可能入侵脑或脑膜组织，出现中枢神经症状。因此，颅内急性病毒感染的病理改变主要是大量病毒对脑组织的直接入侵和破坏，若宿主对病毒抗原发生强烈免疫反应，将进一步导致脱髓鞘、血管与血管周围脑组织损害。

脑膜和（或）脑实质广泛性充血、水肿，伴淋巴细胞和浆细胞浸润。炎症细胞在小血管周围呈袖套样分布，血管周围组织神经细胞变性、坏死和髓鞘崩解。病理改变大多弥漫分布，但也可在某些脑叶突出，呈相对局限倾向。部分有明显脱髓鞘病理表现，但相关神经元和轴突却相对完好；这种病理特征代表病毒感染激发的机体免疫应答，提示"感染后"或"过敏性"脑炎的病理学特点。

【临床表现】

病情轻重差异很大，取决于脑膜或脑实质受累的相对程度。一般来说，病毒性脑炎的临床症状较脑膜炎严重，重症脑炎更易发生急性期死亡或后遗症。

1. 病毒性脑膜炎　急性起病，或先有上呼吸道感染或前驱传染性疾病。主要表现为发热、恶心、呕吐、软弱、嗜睡。大龄儿童诉头痛，婴儿则烦躁不安，易激惹。一般很少有严重意识障碍和惊厥，可有颈强直等脑膜刺激征，但无局限性神经系统体征。病程大多在 1～2 周内。

2. 病毒性脑炎　起病急，但其临床表现因脑实质部位的病理改变、范围和严重程度而有不同。

（1）大多数患儿因弥漫性大脑病变而主要表现为发热、反复惊厥发作、不同程度意识障碍和颅内压增高症状。惊厥大多呈全身性，但也可有局灶性发作，严重者呈惊厥持续状态。患儿可有嗜睡、昏睡、昏迷、深度昏迷，甚至去皮质状态等不同程度的意识改变。若出现呼吸节律不规则或瞳孔不等大，要考虑颅高压并发脑疝可能性。部分患儿尚伴偏瘫或肢体瘫痪表现。

（2）有的患儿病变主要累及额叶皮质运动区，临床则以反复惊厥发作为主要表现，伴或不伴发热。多数为全部性或局灶性强直-阵挛或阵挛性发作，少数表现为肌阵挛或强直性发作。患者皆可出现癫痫持续状态。

（3）若脑部病变主要累及额叶底部、颞叶边缘系统，患者则主要表现为精神情绪异常，如躁狂、幻觉、失语以及定向力、计算力与记忆力障碍等，伴发热或无热。多种病毒可引起此类表现，但由单纯疱疹病毒引起者最严重，该病毒脑炎的神经细胞内易见含病毒抗原颗粒的包涵体，有时被称为急性包涵体脑炎，常合并惊厥与昏迷，病死率高。

其他还有以偏瘫、单瘫、四肢瘫或各种不自主运动为主要表现者。不少患者可能同时兼有上述多种类型表现。当病变累及锥体束时出现阳性病理征。

本病病程大多 2~3 周。多数完全恢复，但少数遗留癫痫、肢体瘫痪、智能倒退等后遗症。

【实验室检查】

1. 脑电图 以弥漫性或局限性异常慢波背景活动为特征，与病变严重程度平行一致，少数伴有棘波、棘慢复合波。慢波背景活动只能提示异常脑功能，不能证实病毒感染性质。某些患者脑电图也可正常。单纯疱疹病毒性脑炎的患儿脑电图可以出现典型的起源于一侧颞叶的间隔 2~3 秒的周期性慢波。

2. 脑脊液检查 外观清亮，压力正常或稍高，脑脊液细胞数轻度升高（0 至数百个），以淋巴细胞为主，有时红细胞计数可以升高（出血性脑炎），白细胞数与蛋白质含量轻至中度升高，白细胞数正常或轻度增多，分类计数以淋巴细胞为主，蛋白质大多正常或轻度增高，糖和氯化物含量多为正常。涂片和培养无细菌发现。

脑脊液常规检查：①微生物镜检、培养和药敏分析。脑脊液培养是诊断化脓性脑膜炎的金标准。②病毒学检查-PCR。虽然 PCR 检测的特异性很高，但是仍有一部分患者初期的脑脊液检查可以是阴性的，这些患者往往需要第二次腰椎穿刺行病毒 PCR 检测。③脑脊液常规细胞计数及生化检测。

3. 病毒学检查 部分患儿脑脊液病毒培养及特异性抗体测试阳性。恢复期血清特异性抗体滴度高于急性期 4 倍以上有诊断价值。血培养可以识别出细菌及真菌，尤其是对腰椎穿刺前就需要进行抗生素治疗的患者有一定的帮助。除了血培养，有时候需要从一些特殊部位取样进行培养，如鼻咽及咽喉部分泌物、尿样、粪便及皮肤脓液等。病毒咽拭子可以鉴别出呼吸道病毒，麻疹或肠道病毒（培养、PCR 或者免疫荧光法）。大便标本通过 PCR 或者培养可以鉴别出肠道病毒、腮腺炎病毒或麻疹病毒。尿培养可以鉴别出巨细胞病毒。

【影像学表现】

颅内感染性疾病的基本病理变化包括脑膜炎、脑炎和脉管炎。病灶可单发或多发，可对称或不对称，也可呈弥漫性表现。早期 CT、MRI 常规序列可表现正常。在 CT/MRI 图像上，脑膜炎主要表现为脑膜强化、脑积水、硬膜下积液、硬膜下或硬膜外积脓、脑室炎和脑室积脓等；脑炎表现为脑水肿、脑软化、脑脓肿、脑囊肿、肉芽肿等病变；脑炎治愈后遗留纤维、钙化灶和脑萎缩改变。脉管炎影像学表现为脑梗死、脑出血、脑静脉窦栓塞和感染性脑动脉瘤等。脑膜炎、脑炎和脉管炎三者可以互相转化、同时伴存。

1. CT 检查　脑内低密度灶，边缘模糊，增强扫描可出现病变边缘线样或环形强化强化，部分患者可表现为脑皮质脑回样的高密度，考虑为脑皮质出血，另可表现为脑的弥漫性损害，造成广泛的脑内软化、脑萎缩。

2. MRI 检查　病灶表现为长 T_1 长 T_2 信号，大部分的病毒性脑炎的共同特点是容易累及脑灰质，呈"指套状"改变。部分病灶可伴有出血，磁共振显示出血信号改变，增强扫描可以无强化、部分强化、不同形状的强化。MR 比 CT 更敏感。治疗良好可完全吸收，治疗不及时或引起慢性感染时可后遗脑萎缩、脑软化。

【诊断依据】

1. 病毒性脑炎的特点　与细菌性脑炎和脑脓肿不同，病毒性脑炎在影像学上可以没有阳性发现。可以并发脑膜炎、血管炎等并发症。由于影像学特点缺乏特异性，因此诊断时需要脑脊液检查的支持。大多数病毒性脑炎的诊断有赖于排除颅内其他非病毒性感染、Reye 综合征等急性脑部疾病后确立。少数患者若明确地并发于某种病毒性传染病，或脑脊液检查证实特异性病毒抗体阳性者，可支持颅内病毒性感染的诊断。许多病毒感染具有季节性，有助于诊断，地理分布和旅行史也有助于了解病毒类型。

（1）急性感染导致脑实质受损的临床征象。

（2）脑脊液有或无炎性改变，无细菌包括结核、真菌等感染证据。

（3）脑电图呈弥漫或局灶性异常。

（4）CT、MRI 无明显占位病变征象，单纯疱疹病毒性脑炎例外。

（病毒性脑膜炎：儿童及青年患者急性起病，出现发热、头痛和脑膜刺激征等，脑脊液淋巴细胞轻至中度增多，除外其他疾病等。）

2. 单纯疱疹病毒性脑炎　单纯疱疹病毒（herpes simplex virus，HSV）分为Ⅰ型和Ⅱ型，感染在新生儿期并不常见，其发病率为 0.2%～0.5%。一旦感染，常导致严重甚至致死性的后遗症，具有较高的病死率及致残率，预后差，又称为包涵体脑炎、急性出血坏死性脑炎。HSV 感染临床表现为非特异性、多样化，可伴有贫血、肝肾损害、黄疸、皮炎、结膜炎、口腔溃疡等。新生儿 HSV 感染的获得途径主要有 3 种：①宫内感染；②产时感染；③产后感染。其中产时感染为其主要传播途径。单纯疱疹病毒性脑炎病情凶险，早期往往表现为高热、呕吐、抽搐、昏迷、肢体瘫痪等，其发生率明显高于肠道病毒性脑炎组；CT 或 MRI 多表现为片状或大片状低密度影，发生率远高于肠道病毒性脑炎组；临床病死率也远高于肠道病毒性脑炎组。

单纯疱疹病毒性脑炎引起颞叶为主的脑部病变，以颞叶底面与内侧、额叶眶面、扣带回等边缘系统为中心低密度灶，易引起广泛的脑坏死，是急性致死性病毒脑炎中的常见类型，结合临床病史，常可做出比较正确的诊断。常见表现为脑发育不良，CT 显示脑沟、脑池增宽，脑室扩张以侧脑室体及三角区最显著。推测与缺血性损伤后髓质形成不良有关。Ⅰ型单纯疱疹病毒侵犯颞叶，一般豆状核不受侵犯，病变与豆状核界线清楚，如刀切样，具有特征性。MRI 呈长 T_1 长 T_2 异常信号。早期病变边缘模糊，占位效应轻，无对比强化；以后边缘逐渐清楚，病灶范围缩小，提示病变由早期的脑水肿向脑软化、坏死方向转化。治愈后遗留脑软化灶和脑萎缩改变。典型表现为在颞叶内侧、额叶眶面、岛叶皮质和扣带回出现局灶性水肿，MRI 平扫 T_2WI 为高信号，在 FLAIR 上更为明显。早期 MRI 正常不能排除诊断，建议随访观察。

3. HIV 脑炎 HIV 属于亲神经性病毒，病毒选择性地破坏宿主的辅助 T 细胞，故艾滋病儿童常患有慢性进行性 HIV 脑炎，临床上表现为发热、乏力、头痛、急性精神症状及进行性痴呆症状。脑灰质内可见小胶质细胞结节，脑白质内小胶质细胞在血管周围浸润局限性空泡变性，多发局灶性白质脱髓鞘改变；可能出现的神经系统症候有进行性脑病、亚急性脑脊髓炎、急性脑炎及急性脑膜炎，其中与进行性脑病关系最密切。CT 检查：以顶枕叶为主的多发非对称低密度，无占位效应，无强化，可有软脑膜及室管膜的增厚及强化，MRI 平扫 T_1WI 呈低信号，T_2-FLAIR 呈高信号。CT/MRI 表现为多灶性脑白质病变和脑萎缩改变，由于患儿的免疫功能缺陷，经常并发脑部机遇性感染，如脑弓形虫病、隐球菌脑炎和结核性感染等，并可诱发多种脑恶性肿瘤，如卡波西肉瘤和免疫母细胞淋巴瘤等。软脑膜及室管膜的增厚及强化主要为隐球菌脑膜炎及其他艾滋病引起的淋巴瘤脑膜转移。

4. 肠道病毒性脑炎 肠道病毒（脊髓灰质炎病毒、柯萨奇病毒、某些埃可病毒等）除引起病毒性脑膜炎外，也是病毒性脑炎的常见病因之一。多见于夏秋季，呈流行性或散发性发病。表现为发热、意识障碍、平衡失调、癫痫发作以及肢体瘫痪等，一般恢复较快，在发病 2~3 周后症状即自然缓解。肠道病毒性脑炎和非肠道病毒所致病毒性脑炎在季节分布、脑脊液常规、脑脊液生化、头颅 CT、脑电图以及发热、惊厥、意识改变等方面无显著差异，较易出现肌肉刺痛、咽峡黏膜疱疹及心、肝功能损害，患儿扁桃体上可见灰白斑点。可伴脑电图异常，一般无脑实质影像学改变，病程初期的胃肠道症状、脑脊液中 PCR 检出病毒核酸可帮助诊断。

5. Rasmussen 综合征 是一种原因尚不十分明确的罕见疾病，遗留后果较为严重，是由于慢性局灶性脑炎所致的局灶性癫痫病，可引起广泛实质损害，包括脑内微胶质结节和脑室旁 T 细胞浸润，脑皮质和白质萎缩。临床上以癫痫、进行性偏瘫和进行性精神运动倒退为特点。最终，所有患儿均发展为固定偏瘫。除非受累区域被手术切除，患儿症状将不断恶化直到去世。Rasmussen 综合征并不是由单纯的病毒引起，病毒感染后的免疫反应也是该病发病的重要机制。在疾病早期，脑电图即有利于 RE 的诊断，表现为中央和颞区导联多形性 δ 波。以下单侧大脑半球的表现提示 RE 临床上有局灶性癫痫发作，伴有或不伴有部分连续发作和一侧皮质缺损；脑电图显示一侧半球慢波，伴有或不伴有癫痫样发作和一侧癫痫发作；MRI 扫描显示一侧局灶性皮质萎缩，部分灰质或白质在 T_2-FLAIR 呈高信号，同侧尾状核头部高信号或萎缩；T 细胞为主的脑炎伴激活的胶质细胞和反应性星形细胞增多，或脑实质内有许多巨噬细胞或浆细胞或可除外 RE 的病毒包涵体。

6. 病毒感染后白质脑病（ADEM） 是发生与某些感染后的中枢神经系统脱髓鞘脱失，如麻疹、腮腺炎、水痘、流行感冒等，亦可发生与疫苗接种后。多见于儿童和青年，但任何年龄均可发生，并无明显性别差异。病理上病变处血管周围炎症细胞浸润，血管充血，水肿，髓鞘肿胀、断裂、脱失，形成点状软化灶，并可相互融合成大片状。起病急，头痛和呕吐为常见首发症状，严重者可出现嗜睡，甚至昏迷。CT 检查：脑内多发低密度灶，边缘模糊，增强扫描病灶常有不同程度强化。MRI 检查：T_1WI 呈低信号，T_2-FLAIR 呈高信号，脑内多发，不对称，多位于皮质下白质，可累及丘脑，与多发性硬化相鉴别，增强扫描病灶部分轻度强化。一般无明显占位效应，激素治疗效果明显。

7. 自身免疫性脑炎　临床表现多种多样，包括精神异常、紧张症、行为及记忆改变、惊厥发作和运动异常。由于自身抗体损害的部位不同，临床表现也不同，如边缘系统脑炎是典型的自身免疫性脑炎，比较突出的临床症状包括严重的记忆丧失及认知功能障碍、易激惹、个性改变及药物难治性惊厥发作。因此，当患者无明显诱因地出现神经系统的临床症状，呈亚急性起病，尤其是出现精神异常时需要考虑自身免疫性脑炎。此外，对于怀疑自身免疫性脑炎的患儿，要根据患儿发病年龄及实验室检查结果进行全身其他部位的影像学检查积极寻找原发肿瘤。例如，小于 15 岁的患儿需要注意白血病和淋巴瘤，当检查发现尿高香草酸和香草扁桃酸增高应该注意神经母细胞瘤，15～19 岁的青年人要注意霍奇金病及生殖细胞瘤。特异性的抗体检测结果对于影像学的检测也有指导意义，如 Ma2 抗体阳性的男孩子要对睾丸进行超声检查，NMDA 受体抗体阳性的女孩需要进行盆腔超声排除卵巢畸胎瘤。边缘系统脑炎为一组临床综合征，常呈迅速进展病程，常与副肿瘤综合征相关，多伴有脑脊液炎性改变、MRI 示单侧或双侧颞叶 T_2WI 高信号或 T_1WI 出现萎缩，脑电图显示单侧或双侧颞叶慢波或快波。在自身免疫性脑炎患者中脑脊液可以出现白细胞数升高、蛋白质含量升高，寡克隆带阳性、IgG 指数及合成率升高，但是对于自身免疫性脑炎的诊断只是起到支持作用，不能作为确诊的依据，必须进行特异性抗体的检测才能明确诊断。

【鉴别诊断】

1. 与其他脑炎、脑梗死及低级别胶质瘤鉴别，需要结合病史及实验室检查判断　实验室检查主要根据脑脊液外观、常规、生化和病原学检查，与化脓性、结核性、隐球菌脑膜炎鉴别；合并硬膜下积液者支持婴儿化脓性脑膜炎，发现颅外结核病灶和皮肤 PPD 阳性有助于结核性脑膜炎诊断。

2. Reye 综合征　因急性脑病表现和脑脊液无明显异常使两病易混淆，但依据 Reye 综合征无黄疸而肝功能明显异常、起病后 3～5 天病情不再进展、有的患者血糖降低等特点，可与病毒性脑炎鉴别。

【病例分析】

男，1 岁 6 个月；因间断发热伴抽搐 1 个月，精神异常 10 余天，加重伴意识不清 5 天入院。意识不清，烦躁，肢体肌张力高，膝反射亢进，双侧巴氏征（＋）。颅脑 MRI 显示双侧额、颞、顶、枕叶多发异常信号（图 8-2-1）。红细胞沉降率 88.00mm/h；体液免疫：免疫球蛋白 G 21.10g/L；免疫球蛋白 A 0.29g/L；C 反应蛋白 12.70mg/L。动态脑电图监测报告：异常儿童脑电图。脑脊液细胞学：白细胞计数 22×10^6/L，小淋巴细胞百分率 0.9，大淋巴细胞百分率 0.2。脑脊液免疫学：IgG 76.20mg/L，IgA＜1.36mg/L，IgM 1.32mg/L。自身免疫性脑炎系列：谷氨酸受体（GABA）抗体阳性（＋＋）。

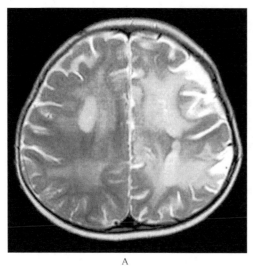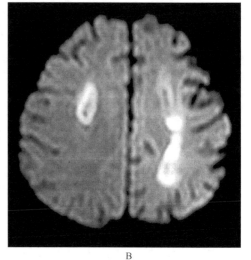

A B

图 8-2-1 自身免疫性脑炎

A. 头颅平扫 T_2WI 示双侧额、颞、顶、枕叶皮质下多发片状异常信号影；B. DWI 示部分病灶呈高信号

【治疗及预后】

本病缺乏特异性治疗，以对症支持治疗为主。

第三节 化脓性脑炎

【概述】

在新生儿颅内感染中，常见病原体包括 B 族链球菌、大肠杆菌、李斯特菌和金黄色葡萄球菌。感染可发生于宫内、生产过程中或新生儿期。由于新生儿缺乏对中枢神经系统感染的免疫能力，因此无论革兰氏阳性或阴性菌，均会对新生儿造成很大威胁。典型临床表现包括头痛、畏光、颈强直、精神状态改变、囟门隆凸、恶心、呕吐、局灶性神经系统体征和症状、食欲降低、易激惹和倦怠。主要病理改变为化脓性脑膜炎、硬膜下积液、硬膜下和硬膜外脓肿、脑脓肿、脑室炎和脑室积脓。进入儿童期后，细菌性颅内感染中有很大一部分来源于鼻窦炎或乳突炎的局部扩散，另一部分是由于血源性播散造成，还有一小部分是由于外伤和手术造成的医源性感染。

在不同年龄阶段，病原菌种类有所差异。根据研究调查，在 2 周以内最常见的致病菌是 B 族链球菌和大肠杆菌，3～6 周是 B 族链球菌和流感嗜血杆菌，7 周～15 岁是流感嗜血杆菌和肺炎链球菌，15 岁以上仍是肺炎链球菌。另外，还有一些金黄色葡萄球菌也可能成为致病菌。流脑、流感杆菌冬春多见，肺炎球菌全年发病，但以冬春两季的发病率较高。

化脓性细菌进入脑组织引起感染分为 3 个主要阶段：化脓性脑炎、化脓和包膜形成。脓肿可单发或多发，单房或多房，幕上多见，幕下少见，偶见于垂体。脓肿破裂可致化脓性脑炎或进入脑室致室管膜炎。脑脓肿通常分四期，脓菌进入脑组织，Ⅰ期形成化脓性脑炎，脑组织充血肿胀，大量中性粒细胞浸润，病变周围可出现广泛的脑水肿；Ⅱ期病情进展细菌迅速繁殖，脑组织坏死，形成急性脓肿，边界不清，坏死区周围有血管增生，伴有分泌物,周围有少量胶原纤维形成;Ⅲ期在脓肿坏死中心的周围可有更多的胶原纤维形成脓肿壁,以后病灶边缘毛细血管增生,淋巴细胞和单核细胞浸润,形成炎性肉芽组织和纤维包膜,病灶边界清楚;Ⅳ期胶原纤维包膜完整,包膜增厚,周围水肿及占位效应减轻,严重时包膜也可受侵犯,局部坏死崩溃,则感染向邻近脑组织蔓延而成为多房脓肿。

【临床表现】

典型表现有发热、头痛、意识障碍,出现抽搐、颅内压增高表现、脑膜刺激征、肢体瘫痪及失语、脑神经麻痹及局灶性脑炎症状、视盘水肿在感染早期发病率小于 1%。包膜形成后,症状好转或消失,可出现颅高压和局部神经损害症状。随病情加重,患儿逐渐从精神萎靡、嗜睡、昏睡、昏迷到深度昏迷。脑疝形成或脓肿破溃则病情突然恶化。30%以上患儿有反复的全身或局限性惊厥发作。脑膜炎球菌感染易有瘀点、瘀斑和休克。临床症状因病原及年龄的不同而异,年龄小于 3 个月的婴幼儿和新生儿化脓性脑炎(简称化脑)的表现多不典型,如①体温可高可低或不发热,甚至体温不升;②颅内压增高表现可不明显;③惊厥可不典型;④脑膜刺激征不明显,与婴儿肌肉不发达、肌力弱和反应低下有关。

常见的并发症包括脑积水、静脉窦血栓形成、动脉/静脉梗死、硬膜下积液/积脓、脑室炎等。

【实验室检查】

1. 脑脊液检查 外观浑浊,白细胞增多,蛋白质含量明显增加,糖和氯化物含量下降,涂片和培养常可检出致病菌。确认致病菌对明确诊断和指导治疗均有重要意义,涂片革兰氏染色检查致病菌简便易行。

2. 其他 ①在皮肤瘀点、瘀斑内找菌是发现脑膜炎球菌重要而简便的方法;②对所有疑似为化脑的病例均应做血培养,以帮助寻找致病菌;③白细胞总数大多明显增高,以中性粒细胞为主,但在感染严重或不规则治疗者白细胞总数可能减少;④病毒学检查:血培养、腰椎穿刺前就需要进行抗生素治疗的患者有一定帮助。皮肤瘀点涂片检菌是诊断流行性脑脊髓膜炎的重要病原方法,皮肤脓液或新生儿脐部分泌物培养可以识别出致病细菌。

【影像学表现】

早期 CT、MRI 常规序列可表现正常。

1. 脑膜炎 CT 可见脑沟、脑裂、脑池密度增高;急性脑炎期和包膜未形成前的坏死期,CT 表现不典型,可见密度不均匀的片状低密度灶,有占位效应,不强化或仅轻度强化。包膜形成后,CT 平扫时表现脓肿区为低密度,包膜为环形稍高密度,增强后呈环形强化,强化的环很薄,多位于灰、白质交界处。

早期 MRI 征象以脑水肿为主,此时影像上很难与 HIE 鉴别,诊断应以临床为主;脑膜炎 MRI 表现为软脑膜及邻近脑组织呈长 T_1 长 T_2 信号,增强可见软脑膜和脑表面曲线样、脑回样强化。脑炎期病变 T_1WI 为低信号、T_2WI 为高信号。脓肿形成期,脓肿和周围水肿呈长 T_1 长 T_2 信号,两者间脓肿壁 T_1WI 为高信号,T_2WI 为低信号,增强后脓肿壁呈环形强化，DWI 上脓肿为高信号、具有特征性，在鉴别诊断时有特异性。典型的脑脓肿单房或多房，脓肿壁呈环形强化，脓腔内可有分隔；皮质或皮质下脑脓肿可伴有硬膜下或硬膜外积脓，邻近颅骨可有改变。

晚期脑膜增厚、粘连，约一半病例由于第四脑室孟氏孔被脓液堵塞而并发脑积水，少数病例并发硬脑膜下积液和脑脓肿。硬膜下积液好发于儿童，显示为双侧额顶区硬膜下新月形影，CT 呈低密度，MRI 为长 T_1 长 T_2 信号。硬膜下和硬膜外积脓表现为大脑镰旁或脑凸面的新月形和梭形影，脓肿包膜有对比剂强化。治愈的病例也可能遗留脑软化。

2. 脑室炎和脑室积脓 常伴脑室扩大、积水，MRI 可见脑室内信号异常，增强可见脑室壁条状或细线样强化，并可见脑室内分隔形成。脑室积脓可见扩大的脑室内出现脓腔壁环形强化。

【诊断依据】

1. 新生儿化脓性脑炎早期缺乏明显临床症状，表现与败血症相似，颅高压及抽搐表现不典型，因此需加强辅助检查。早期诊断是保证患儿获得早期治疗的前提。婴幼儿和不规则治疗者临床表现常不典型，后者的脑脊液改变也可不明显，病原学检查往往阴性，诊断时应仔细询问病史和详细进行体格检查，结合脑脊液中病原的特异性免疫学检查及治疗后病情转变，综合分析后确立诊断。

2. 急性起病发热，并伴有反复惊厥、头痛、呕吐。

3. 查体有脑膜刺激征，意识障碍、颅内压升高。

4. 脑脊液压力升高，白细胞明显升高，即应考虑本病。

5. 脑脊液检测确立诊断。

【鉴别诊断】

除化脓菌外，结核分枝杆菌、病毒、真菌等皆可引起脑膜炎，并出现与化脓性脑炎相似的临床表现而需要鉴别。脑脊液检查尤其病原学检查是鉴别诊断的关键，实验室检查主要根据脑脊液外观、常规、生化和病原学检查，与病毒性、结核性、隐球菌脑膜炎鉴别。此外，合并硬膜下积液者支持婴儿化脓性脑膜炎。发现颅外结核病灶和皮肤 PPD 阳性有助于结核性脑膜炎诊断。

1. 结核性脑膜炎 需与不规则治疗的化脓性脑炎鉴别。具有结核接触史、PPD 阳性或肺部等其他部位结核病灶者支持结核诊断。脑脊液外观呈毛玻璃样，白细胞数多 $<500×10^9/L$，分类以单核细胞为主，薄膜涂片抗酸染色和结核分枝杆菌培养可帮助确立诊断。

2. 病毒性脑膜炎 临床表现与化脓性脑炎相似，感染中毒及神经系统症状均比化脓性脑炎轻，病程自限，大多不超过 2 周。脑脊液清亮，白细胞数增高不明显，分类以淋巴细胞为主，糖含量正常。脑脊液中特异性抗体和病毒分离有助诊断。

【病例分析一】

男，7.5 岁；因面黄 8 个月，血尿、反复抽搐 45 天、头痛半月余入院。血常规：白细胞 4.8×10^9/L，中性粒细胞百分比 0.398，Hb 139g/L、血小板计数 352×10^9/L；红细胞沉降率 5mm/h。颅脑 MRI 平扫+增强示多发脑脓肿（图 8-3-1）。

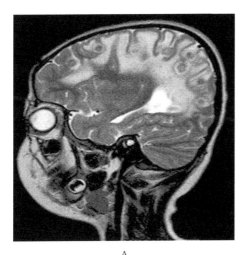
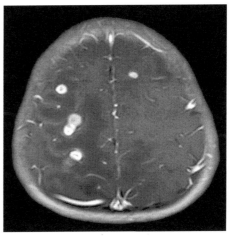

A   B

图 8-3-1 化脓性脑炎（一）

A. 颅脑 MRI 平扫显示双侧大脑半球见多发小圆形长 T_2 信号影，病变周边可见等信号完整均匀环形壁影，周围见不规则形长 T_2 信号水肿区；B. 增强扫描呈厚壁环形强化

【病例分析二】

男，7 岁；颅脑外伤术后反复发热 1 月余。相关辅助检查：C 反应蛋白 37.30mg/L；免疫球蛋白 G 10.70g/L。血常规示白细胞计数 1.33×10^9/L，中性粒细胞计数 0.45×10^9/L，血红蛋白 92.0g/L，血小板计数 188×10^9/L，前降钙素 1.450ng/ml；尿常规示细菌 83.16p/μl；抗结核抗体阴性，抗肺炎支原体抗体阴性。胸片示双肺纹理粗乱；MRI 颅脑平扫+增强：左侧额部硬膜下积脓，左侧额顶叶水肿，双侧额颞部硬膜增厚并强化（图 8-3-2）。

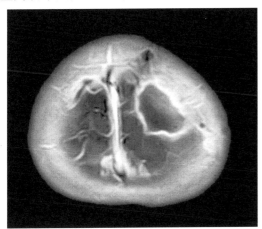
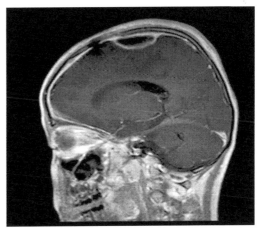

图 8-3-2 化脓性脑炎（二）

头颅 MRI 增强示左侧额部硬膜下积脓，左额顶叶水肿，双侧额颞部硬膜增厚并强化

【治疗】

治疗包括抗菌、对症及支持治疗。

第四节　真菌感染

【概述】

颅内真菌感染是由于各种致病真菌（隐球菌、念珠菌、曲霉菌、球孢子菌、荚膜组织胞浆菌、皮炎芽生菌）通过呼吸道、血行或者局部侵入颅内等途径引起的特异性感染，临床中统称为颅内真菌感染。近年来，我国临床中遇到的小儿真菌感染明显增多，其中由条件致病真菌引起的感染最为常见。主要是因为儿童免疫功能低下、营养不良、滥用抗菌药物、激素、细胞毒药物等引起的颅内真菌，一般发生于免疫抑制情况下如白血病、淋巴瘤药物治疗后抑制机体免疫力，造成各种机会菌感染。真菌侵入颅内最常见途径是血源性，此时患儿多有肺部真菌感染，然后通过血源转移至颅内，表现为不适和头痛；其次为局部浸润。颅内真菌感染主要表现为脑脓肿，还可引起脑膜炎或脑膜脑炎、肉芽肿、血管炎或脑神经麻痹。

颅内真菌感染常见的致病菌有两种：一种仅感染免疫功能缺陷人群，主要包括曲霉菌、念珠菌等；另一种可感染健康人群，如隐球菌、球孢子菌、组织胞浆菌等。绝大多数致病菌是条件性的，当人体免疫功能下降或血脑屏障遭到破坏时病菌就会侵入人体，临床表现为脑膜炎或脑炎、硬膜外（下）积脓、颅内肉芽肿、真菌性动脉瘤等。早产儿由于其特殊性，容易出现医院内感染，特别是深部真菌感染已成为新生儿日益突出的问题，以白念珠菌感染多见。

【临床表现】

临床上中枢神经系统真菌感染除发热、恶心、呕吐等颅内高压表现外，神经系统表现多种多样。从局部定位体征、认知障碍、癫痫、脑疝直至死亡都可见到，临床表现无特异性，多数被原发病掩盖，易误诊和漏诊。小儿颅内真菌感染部位以消化道、呼吸道、耳鼻喉、口腔、脑部为主。容易出现颅内真菌感染的小儿主要是早产儿、新生儿及营养不良、佝偻病患者，另外孕妇阴道念珠菌感染也可能造成新生儿感染。

【实验室检查】

1. 脑脊液检查　压力显著升高，糖含量显著下降。

2. 血象　多数正常，个别明显增高，以中性粒细胞为主。

3. 真菌学检查　直接镜检、分离培养、乳胶凝集试验。

真菌感染的实验室检查主要依靠形态学方法找病原体，包括涂片检查、真菌培养和组织病理学检查。

【影像学表现】

由于中枢神经系统真菌感染以血源播散性多见，故病灶分布有其自身特点。额叶、顶叶较为多见，其次为颞叶、小脑和枕叶；中枢神经系统曲霉菌感染早期可表现为脑梗死或出血，分布在基底核、丘脑、胼胝体等处，与常见的脑梗死、脑出血部位不同。随后曲霉菌在梗死脑组织蔓延，可形成单发或多发性小脓肿（图8-4-1）。

1. 隐球菌感染　是由新型隐球菌感染引起的脑和脑膜的慢性肉芽肿性炎症，属于常见脑炎/脑膜炎之一，其病情重、死亡率高，其病原主要为新型隐球菌，主要侵犯中枢神经系统。起病隐匿，慢性或亚急性，少数急性起病，多数为免疫抑制或缺陷患者，可伴有颅外感染，约占隐球菌感染的80%，病死率高，预后差。全年均可发病，以夏季较多。脑脊液墨汁染色或培养阳性可明确诊断。CT/MRI可见脑炎、脑膜炎、肉芽肿（隐球菌瘤）、假性囊肿等病变，CT可显示侧脑室壁钙化，伴有脑室扩张积水。

2. 毛霉菌感染　终末期真菌感染性疾病，多数发生于白血病、淋巴瘤、尿毒症、重度烧伤、极度营养不良患儿。白血病中枢神经系统真菌感染以曲霉菌多见，侵袭性曲霉菌感染有20%发生中枢神经系统感染。感染可以是鼻窦、乳突曲霉菌直接侵犯，出现急性坏死性肉芽肿性炎症，然后侵入颅内，也可以是曲霉菌血源性播散。中枢神经系统曲霉菌感染多伴有肺部或消化道真菌感染存在，少数为独立存在。CT、MRI显示额颞叶混杂密度或异常信号灶，均匀性或者不均匀性强化，或伴有坏死、出血灶。

3. 其他真菌感染　曲霉菌感染系菌丝栓塞脑血管引起，CT/MRI表现为脑水肿、脑软化灶、肉芽肿或脓肿形成，有的患者表现为出血性脑梗死或感染性脑动脉瘤。放线菌、念珠菌、曲霉菌感染则以脑脓肿常见，脓腔呈单发或多发，而球孢子菌、组织胞浆菌、诺卡氏菌等感染则以脑膜炎和炎性肉芽肿为常见。

【诊断依据】

病原学检查发现真菌菌丝或培养发现真菌是确诊真菌感染的金标准。但白血病患者常存在严重出血或感染倾向，组织活检不能作为常规检查手段；而培养所需时间较长，阳性率低，容易延误诊断，故需临床、实验室和影像综合做出诊断。在临床诊断中，强调影像学证据和痰液病原学检查。

【鉴别诊断】

颅内真菌感染可引起脑膜炎、肉芽肿及脓肿等病变，常规影像表现缺乏特异性，确诊要结合临床资料、免疫学检查及影像学。

【病例分析】

患者早产儿；白念珠菌感染。头颅MRI示颅内多发脑脓肿（图8-4-1）。

【治疗及预后】

中枢神经系统真菌感染无特异性临床表现，仅依靠培养和病理取得直接证据后再开始治疗常失去治疗时机，我们的经验是对临床上高度怀疑颅内真菌感染患者行经验性抗真菌治疗。

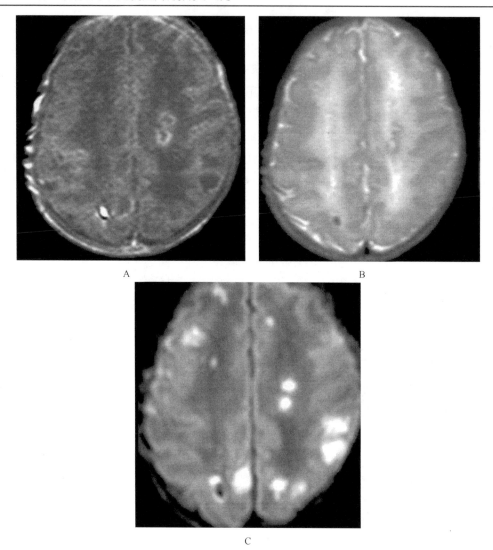

图 8-4-1　真菌感染

A、B. 头颅 MRI 平扫示双侧大脑半球多发稍长 T_1 长 T_2 病灶；C. 以 DWI 呈明显高信号，部分病灶内见短 T_1 高信号提示出血

第五节　寄生虫感染

【概述】

随着卫生条件的改善，脑内寄生虫感染明显减少。常见脑内寄生虫包括疟原虫、弓形虫、囊尾蚴、血吸虫、棘球蚴和肺吸虫。本节主要讲述脑囊虫病。

世界上许多国家和地区均有囊虫病流行，在我国流行于华北、东北、西北和华东北部地区。脑囊虫病由猪绦虫的囊尾蚴寄生于颅内所致，又称囊尾蚴病。囊尾蚴囊肿可位于脑实质、蛛网膜下腔和脑室内，根据囊虫所在区域不同，可分皮质型、脑室型、蛛网膜下腔型，其中以脑实质型最为多见。病理表现为周围脑组织在急性期有水肿、坏死，镜下有炎症细胞浸润，慢性期有萎缩、异物反应和机化。根据病理变化分四期：

（1）活囊虫期：又称囊期，小囊阶段，为直径 4～20mm 圆形囊，内有活的尾蚴，表现为小结节，囊液清澈，不会刺激脑组织引起水肿，此期多不引起人体反应。

（2）退变死亡期：又称胶样囊期，囊尾蚴开始退化死亡，引起囊液变浑浊，囊壁增厚和囊腔缩小，释放抗原，刺激脑组织产生血管炎性水肿、炎性反应，增强扫描可见环形增强。

（3）肉芽肿期：又称颗粒结节期，囊壁进一步增厚，囊进一步缩小，头节开始钙化。

（4）完全钙化期：病变缩小并完全钙化。

【临床表现】

脑囊虫病的主要表现是癫痫发作、颅内压增高和精神症状。

【实验室检查】

囊虫补体结合试验可为阳性。

【影像学表现】

MRI 对脑囊虫检查比 CT 更为敏感和具有特征性，对囊虫数量、侵袭范围、头节检出率等均明显高于 CT。MRI 还可反映囊虫病分期，从而对临床治疗的指导有重要价值，但对钙化的敏感性低于 CT。CT 平扫表现脑实质内多发或单发圆形及椭圆形低密度影，可见分叶，其内可见致密囊虫头节。一般多见于灰白质交界处，脑实质内可见多发圆点样或环形钙化影，小囊和钙化同时存在提示反复感染脑囊虫病的后果。MRI 可清楚显示脑室内囊虫，T_1WI 囊肿表现为略高信号，囊壁和头节为高信号，T_2WI 囊肿为高信号，囊壁及头节呈短 T_1 短 T_2 信号。MRI 结合 DWI 能显著提高脑囊虫病的诊断准确率，增强扫描可见囊壁呈环形强化。

1. 脑室型　以第四脑室多见，侧脑室少见。囊虫的囊泡密度与脑脊液相似，CT 难以直接显示，主要靠间接征象来诊断，如脑室局限性不对称扩大、脉络丛移位、梗阻性脑积水。

2. 蛛网膜下腔型　单发或多发，增强扫描可见囊壁环形强化及脑膜强化。如果囊虫在蛛网膜下腔内繁殖，则形成脑池囊虫病，主要引起梗阻性脑积水。影像学表现无特异性，常表现为脑膜增厚和强化，若见多个小囊堆积成葡萄样则可诊断，同时辅以血清学试验加以判断。

【诊断依据】

在各种寄生虫脑病中，以脑囊虫病最常见，脑肺吸虫、脑裂头蚴病均少见。寄生虫脑病临床表现以癫痫最多见，症状性癫痫的一大常见病因是寄生虫感染。

1. 弓形虫脑病　系弓形虫颅内感染引起，分为先天性和后天性感染：先天性系胎儿期感染，后天性继发于免疫功能低下如艾滋病患者。引起脑组织损害主要是由于血管栓塞所致坏死灶和周围组织炎症浸润，引起广泛的脑膜炎症、脑实质炎症和坏死。炎症和坏死主要见于脑室旁、深部脑白质和中脑导水管周围区域，小血管壁和坏死灶内可出现钙化，坏死组织碎屑脱落或导水管壁发生病变可引起脑积水。CT、MRI 上，先天性者脑内散在钙化伴有脑积水，钙化是弓形虫感染最常见征象，MRI 显示钙化不如 CT；后天性显示脑内大小和数目不一的强化环，或伴有强化壁结节以及脑膜或室管膜强化。

2. 脑肺吸虫病　是由于肺吸虫脑内异位寄生所致，肺吸虫病流行地区和生食螃蟹史可为脑肺吸虫病的诊断线索。CT、MRI 上，脑炎期表现为边界模糊的低密度和异常信号，囊肿期显示数目、大小不一囊腔，伴有环形强化；愈合期见散在钙化、脑萎缩。MRI 表现可分为结节样囊性病变和片状异常信号：囊性病变多发生在皮髓质交界区，表现为长 T_1 长 T_2 信号，边界清楚；片状异常信号呈长 T_1 长 T_2 表现，边界不清楚，周围可见水肿带，增强后环形、指样不规则性强化。MRI 还可以显示肺吸虫迁移引起脑实质出血、炎性病变、水肿及特征性"隧道征"，对诊断活动期的脑肺吸虫病有重要价值。

3. 脑棘球蚴病　又称为脑包虫病，系棘球绦虫蚴在脑内寄生所致。CT、MRI 显示边界清楚巨大囊腔，其密度/信号强度与脑脊液类似，无对比剂强化，囊周无水肿；感染性囊肿表现为囊肿壁增厚并强化，囊周水肿和占位效应明显。

4. 脑裂头蚴病　系曼氏迭宫绦虫的幼虫脑内寄生引起。世界各国均有脑裂头蚴病散发病例的报道，我国主要分布于上海、广东、福建、四川、台湾等地。通过生食未煮熟的蛙、蛇、鸡肉等，或饮用感染裂头蚴的生水而引起。CT 呈低密度灶，病变密度欠均匀，或混有高密度钙化灶；MRI 呈稍长 T_1 长 T_2 信号异常，尤其是 T_2WI 像上，在大片高信号脑水肿区内，可见到稍低信号的匍行管状影。CT、MRI 增强扫描呈环形、串珠状、扭曲条索状强化，以矢状位或冠状位显示最佳，类似虫体形态影像，颇具诊断特征性。裂头蚴可在人体内长期生存，并缓慢迁移，动态观察可见病灶具有游走性。

【鉴别诊断】

1. 转移瘤　一般可以找到原发灶（如肺癌等），病灶周围常见到大面积不规则形水肿，水肿与病灶大小不成比例，病灶常位于皮髓质交界区，以幕上多见，增强扫描环状强化，但很少出现一个完整的环，环不规则、厚薄不均。

2. 脑脓肿　一般有典型发热病史，可以找到感染源，如化脓性中耳乳突炎、脑外伤、身体其他部位感染等；脓肿也可以环状强化，但一般大小不一，且以单发脓肿居多，脓肿周围常见大范围水肿。

3. 结核球　一般有肺结核、泌尿系结核、骨结核等病史，且颅内多以结核性脑膜炎为主，增强扫描可见脑底池强化，簇状或串珠样聚集。

4. 结节性硬化　CT 扫描示室管膜下多发结节状影突入脑室内，常双侧。结节界线清楚，直径多小于 1cm，常发生钙化；增强扫描示未钙化结节可强化，钙化结节不强化。根据两者的特异表现和病史一般容易鉴别。

【病例分析】

囊虫病史 10 余年，实质型囊虫病。CT 平扫如图 8-5-1 所示。

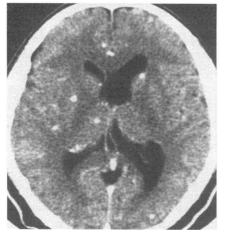

图 8-5-1　脑囊虫病

头颅 CT 平扫示双侧大脑半球多发斑点状高密度灶，左侧侧脑室扩大积水

【治疗及预后】

对于寄生虫脑病的治疗，以阿苯达唑或吡喹酮为首选。脑裂头蚴病患者手术摘除为最有效的治疗手段。

（王　茜　宫　利　褚文政　高　波）

参 考 文 献

张高峰，2015. 儿童肺吸虫脑病影像学诊断. 实用放射学杂志，31（10）：1740-1742.

Abdel Razek AA K，Watcharakorn A，Castillo M，2011. Parasitic diseases of the central nervous system.Neuroimaging Clin N Am，21（4）：815-841.

Armangue T，Titulaer MJ，Málaga I，et al，2013. Pediatric anti-NMDAR encephalitis–Clinical analysis and novel findings in a series of 20 patients. J Pediatr，162（4）：850-856.

Armstrong-James D，Meintjes G，Brown GD，2014. A neglected epidemic：fungal infections in HIV/AIDS. Trends Microbiol，22（3）：120-127.

Barichello T，Fagundes GD，Generoso JS，et a1，2013. Pathophysiology of neonatal acute bacterial meningitisl. J Med Microbiol，62（Ptl 2）：1781-1789.

Crawford JR，2010. Advances in pediatric neurovirology. Curr Neurol Neurosci Rep，10（2）：147-154.

Defres S，Keller SS，Das K，et al，2017. A feasibility study of quantifying longitudinal brain changes in herpes simplex virus（HSV）encephalitis using magnetic resonance imaging（MRI）and stereology.Plos One，12（1）：e0170215.

Engman ML，Lewensohn-Fuchs I，Mosskin M，et al，2010. Congenital cytomegalovirus infection：the impact of cerebral cortical malformations.Acta Paediatr，99（9）：1344-1349.

Galiza EP，Heath PT，2009.Improving the outcome of neonatal meningitis. Curr Opin Infect Dis，22（9）：229-234.

Greiner H，Leach JL，Lee k，et al，2011. Anti-NMDA receptor encephalitis presenting with imaging findings and clinical features mimicking Rasmussen syndrome.Seizure，20（2）：266-270.

Gupta K，Banerjee A，Saggar K，et al，2016. A prospective study of magnetic resonance imaging patterns of central nervous system infections in pediatric age group and young adults and their clinico-biochemical correlation. J Pediatr Neurosci，11（1）：46-51.

Helwich E，Bekiesińska-Figatowska M，Bokiniec R，2014. Recommendations regarding imaging of the central nervous system in fetuses and neonates.J Ultrason，14（57）：203-216.

Kelley BP，Patel SC，Marin HL，et al，2017. Autoimmune encephalitis：pathophysiology and imaging review of an overlooked diagnosis. AJNR Am J Neuroradiol，38（6）：1070-1078.

Khandelwal N，Gupta V，Singh P，2011.Central nervous system fungal infections in tropics.Neuroimaging Clin N Am，21（4）：859-866.

Kim KS，2010. Acute bacterial meningitis in infants and children.Lancet Infect Dis，10（1）：32-42.

Knapp KM，Brogly SB，Muenz DG，et al，2012. Prevalence of congenital anomalies in infants with in utero exposure to antiretrovirals.Pediatr Infect Dis J，31（2）：164-170.

Lanari M，Capretti MG，Lazzarotto T，2011. Neuroimaging examination of newborns in vertically acquired infections. J Matern Fetal Neonatal Med，24 Suppl1：117-119.

Ledger WJ，2008.Perinatal infections and fetal/neonatal brain injury.Curr Opin Obstet Gynecol，20（2）：120-124.

Li GG，2010.Acute bacterial meningitis.Lancet Infect Dis，10（9）：382-384.

Livingston JH，Stivaros S，Warren D，et al，2014. Intracranial calcification in childhood：a review of aetiologies and recognizable phenotypes.Dev Med Child Neurol，56（7）：612-626.

Mace SE，2008. Acute bacterial meningitis.Emerg Med Clin North Am，26（2）：281-317.

Malinger G，Lev D，Lermansagie T，2011.Imaging of fetal cytomegalovirus infection.Fetal Diagn Ther，29（2）：117-126.

Miftode EG，Dorneanu OS，Leca DA，et al，2015. Tuberculous meningitis in children and adults：a 10-year retrospective comparative analysis.PLoS One，10（7）：e0133477.

Mwaniki MK，Atieno M，Lawn JE，et al，2012 . Long-term neurodevelopmental outcomes after intrauterine and neonatal insults：a systematic review. Lancet, 379（9814）：445-452.

Nickerson JP, Richner B, Santy K, et al, 2012. Neuroimaging of pediatric intracranial infection-part 1：techniques and bacterial infections. J Neuroimaging, 22（2）：e42-e51.

Phillips P, Galanis E, Macdougall L, et al, 2015. Longitudinal clinical findings and outcome among patients with cryptococcus gattii infection in British Columbia. Clin Infect Dis, 60（9）：1368-1376.

Renard T, Daumas-Duport B, Auffray-Calvier E, et al, 2016.Cytomegalovirus encephalitis：Undescribed diffusion-weighted imaging characteristics. Original aspects of cases extracted from a retrospective study, and from literature review.J Neuroradiol, 43（6）：371-377.

Saini J, Gupta RK, Jain KK, 2014.Intracranial infections：key neuroimaging findings.Semin Roentgenol, 49（1）：86-98.

Saux NL, 2014.Guidelines for the management of suspected and confirmed bacterial meningitis in Canadian children older than one month of age. Paediatr Child Health, 19（3）：141-146.

Schneider JF, Hanquinet S, Severino M, et al, 2011. MR imaging of neonatal brain infections. Magn Reson Imaging Clin N Am, 19（4）：761-775.

Strunk T, Inder T, Wang X, et al, 2014. Infection-induced inflammation and cerebral injury in preterm infants. Lancet Infect Dis, 14（8）：751-762.

第九章 脱髓鞘疾病

脱髓鞘疾病是一组具有高度异质性的、免疫介导的、以脑和脊髓脱髓鞘为主要特征的疾病。该组疾病的生化和病理生理学机制目前尚无统一认识，其公认的病理特征是中枢神经纤维髓鞘脱失，病灶呈散在分布，多个病灶可相互融合，轴索变性和胶质增生，病灶区血管周围可见明显炎症细胞浸润。

本章主要讨论原发性中枢神经系统脱髓鞘疾病，对于其他系统性疾病，如系统性自身免疫性疾病、血管炎、副肿瘤综合征等导致的继发性中枢神经系统脱髓鞘疾病，不在本章节讨论范围之内。

第一节 多发性硬化

【概述】

多发性硬化（multiple sclerosis，MS）是一种慢性自身免疫介导的中枢神经系统炎症性疾病。MS 病理特征为血管周围单核细胞浸润、脱髓鞘，严重者发生轴索缺失和胶质增生（硬化斑）。MS 临床表现依据其受累部位的不同而多样，其重要特征是病灶时间和空间多发性。

MS 发病平均年龄在 20～50 岁（中位数 30 岁），少数 MS 于儿童或 60 岁以上老年人首次发病；MS 男女性别比为 1∶3，目前全球范围内 MS 患者约 250 万。MS 确切病因尚不明确，目前普遍认为由遗传、环境和免疫因素共同介导。MS 的地理分布具有明显纬度梯度特征，即亚洲和大部分非洲等低纬度地区呈低发病（5/100 000），而北欧、中欧、北美和澳大利亚等高纬度地区呈高发病率（100/100 000）。目前认为儿童时期 EB 病毒感染、阳光照射时间短、维生素 D 缺乏和吸烟均为 MS 易感因素。

【临床表现】

MS 通常为急性或亚急性起病。最常见的临床表现有感觉异常、麻木、肢体无力、单眼视力下降、复视、走路不稳、共济失调、头晕等，其他可能伴随症状和体征包括疲劳、肢体强直、眼球震颤、神经性疼痛、尿潴留、性功能障碍、抑郁、认知功能障碍等。经过多次发作后，患者行走往往需要辅助。研究发现，MS 患者的寿命比健康人群要少 7～10 年，约 50%患者死因为 MS 并发症。

MS 包括四种亚型：

（1）复发-缓解型（relapsing-remitting MS，RRMS）：最常见，约 2/3 患者疾病早期出现多次复发和缓解，可急性发病或病情恶化，之后可恢复，两次复发的间歇期病情稳定。

（2）继发-进展型（secondary-progressive MS，SPMS）：进行性加重而不再缓解，出现渐进性神经症状恶化，伴或不伴有急性复发；约 50%的 RRMS 患者在发病 10 年后进展为 SPMS。

（3）原发-进展型（primary-progressive MS，PPMS）：约占 10%，起病年龄偏大（40～60 岁）；发病后轻偏瘫或轻截瘫在相当长时间内缓慢进展，呈渐进性神经症状恶化，出现小脑或脑干症状，常有进展性脊髓病；MRI 显示对比剂钆增强病灶。PPMS 较继发-进展型少见。

（4）进展-复发型（progressive-relapsing MS，PRMS）：少见，发病后病情逐渐进展，并间有复发。

此外，部分 MS 患者在发病早期表现为孤立综合征。

【实验室检查】

MS 的实验室检查主要为脑脊液（CSF）分析，CSF 常规：多正常，部分可见细胞数及蛋白质含量轻度增高，细胞数一般不超过 $50 \times 10^6/L$，个别细胞数会超过 $100 \times 10^6/L$，有研究认为细胞数增加是衡量 MS 活动性的指标。IgG 鞘内合成检测包括：①CSF-IgG 主要为鞘内合成，CSF-IgG 指数＞0.7 及 IgG 合成率＞10mg/24h 提示 CNS 免疫学改变；②CSF-IgG 寡克隆带（oligoclonal bands，OB），是 IgG 鞘内合成的定性指标，同时检查 CSF 和血清，只有 CSF 中 OB 阳性而血清 OB 阴性才支持 MS 诊断。应当注意在其他中枢神经系统炎性及自身免疫性疾病中同样可出现 IgG 鞘内合成，故 OB 阳性对 MS 诊断不具特异性。

【影像学表现】

MRI 是发现和证明 MS 病灶最敏感的手段。MRI 不仅可用于阳性体征的病灶验证，还可发现小脑、脑干、脊髓无症状性 MS 斑块，MRI 可用于 MS 诊断、病情评估、疾病活动性以及药物疗效评价。MRI 表现：①常见于侧脑室周围的卵圆形病灶，大小在 3～8mm（也可见大的硬化斑），病灶长轴垂直于侧脑室，大脑皮质、皮质下 U 形纤维、胼胝体、脑干、小脑和脊髓亦常见病灶分布；②MS 病灶 T_1WI 呈等或低信号，T_2-FLAIR 和 DWI 呈高信号，注入 Gd-DTPA 后可出现强化（血脑屏障破坏），尤其在 MS 活动期，部分可出现"开环征"；MS 在 T_2-FLAIR 序列可出现"中央静脉征"，此征象有助于鉴别 MS 与脑梗死。

【诊断依据】

目前 MS 的诊断主要依据 2017 年的 McDonald 诊断标准（表 9-1-1）。

表 9-1-1　多发性硬化 2017 年 McDonald 诊断标准

临床发作次数	存在客观临床证据的病灶数量	诊断多发性硬化需要的额外数据
≥2	≥2	无
≥2	1（以及有明确证据的累及某一确切的解剖位置的既往发作史）	无
≥2	1	由再一次累及另一 CNS 部位的临床发作或由 MRI 证明存在空间多发

续表

临床发作次数	存在客观临床证据的病灶数量	诊断多发性硬化需要的额外数据
1	≥2	由再一次临床发作或由 MRI 证实存在时间多发；或存在脑脊液特异的寡克隆带
1	1	由再一次累及另一 CNS 部位的临床发作或由 MRI 证明存在空间多发或由再一次临床发作或由 MRI 证实存在时间多发；或存在脑脊液特异的寡克隆带

【鉴别诊断】

1. 视神经脊髓炎（neuromyelitis optica，NMO） 是不同于 MS 的一种免疫介导的、以视神经和脊髓受累为主的中枢神经系统炎性脱髓鞘疾病。其临床表现多以严重视神经炎（optic neuritis，ON）和纵向延伸的长节段横贯性脊髓炎（longitudinally extensive transverse myelitis，LETM）为特征表现，常于青壮年起病，女性居多，复发率及致残率高；患者血清中可检测到水通道蛋白 4 的 IgG 抗体。

2. 急性播散性脑脊髓炎（acute disseminated encephalomyelitis，ADEM） 是急性炎性脱髓鞘性病变。发病年龄轻，起病急骤，多有前驱病毒感染或疫苗接种史；临床表现为多灶性神经功能缺损，可伴有发热、意识障碍；病变累及部位广泛，MRI 常表现为大片长 T_2 病灶；CSF 细胞数可见不同程度增高，OB 可出现一过性阳性；ADEM 为单相病程，多数患者经激素治疗后可获得恢复。

3. 脑梗死 发生于放射冠、半卵圆中心单一梗死灶，与孤立性 MS 病灶在常规 MRI 上容易混淆，增强 MRI、脑脊液分析有助于鉴别。

【病例分析一】

女性，36 岁；双下肢麻木、无力 1 周，1 年前曾有一过性左眼视力丧失。查体：神志清，精神可，记忆力、计算力可，时间、空间定性可，脑神经（-），左下肢肌力 4 级，右下肢肌力 3 级，肌张力正常，双下肢腱反射活跃，双巴氏征阳性，右手轮替差，第 5 胸椎水平以下触觉减退。血液常规化验均正常。脑脊液细胞数 18×10^6/L，蛋白质 0.52g/L，OB 阳性，CSF-IgG 显著升高。颅脑及脊髓 MRI 平扫如图 9-1-1 所示。经激素冲击治疗后病情好转。

定位诊断 患者临床表现为肢体麻木无力，查体有锥体束征、感觉平面，提示脊髓病变，MRI 见额叶、枕叶、颈髓、胸髓多发病灶，结合既往一过性单眼视力丧失病史，具有时间和空间多发特点。

定性诊断 患者亚急性起病，无前驱感染、疫苗接种或中毒病史，脑脊液 IgG 升高，提示中枢神经系统免疫性损害，OB 阳性提示脱髓鞘疾病；影像表现重于临床表现，符合脱髓鞘疾病特点。

临床随访患者 5 年共出现不同临床症状发作 2 次，符合 MS 诊断。

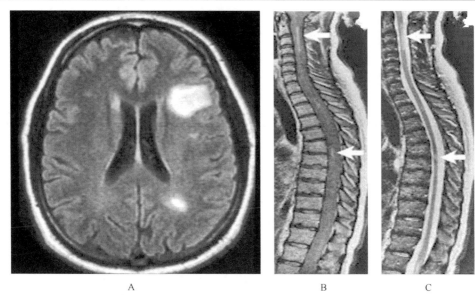

A   B   C

图 9-1-1 多发性硬化（一）

A. 颅脑 MRI 示左额叶、左侧脑室三角区、右侧脑室前角见 FLAIR 序列高信号；B、C. 脊髓 MRI 平扫，颈胸髓节段性 T$_2$WI
高信号，增强扫描见散在斑片状强化

【病例分析二】

男性，60 岁；因左耳后及右肩部疼痛 3 天入院。患者 7 年前有右下肢麻木病史、5 年
前有左手指末梢性麻木病史。查体：神志清，精神可，认知可，脑神经（−），四肢肌力、
肌张力正常，左上肢触痛觉减退，四肢腱反射正常，病理征阴性。颅脑 MRI 平扫如图 9-1-2
所示。

定位诊断 患者先后出现右下肢麻木、左上肢末端麻木以及左耳后右肩部疼痛，分别
定位不同脑区，符合时间多发、空间多发特点。

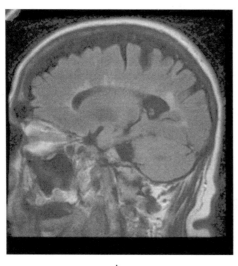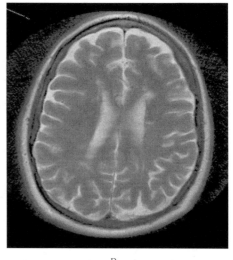

A   B

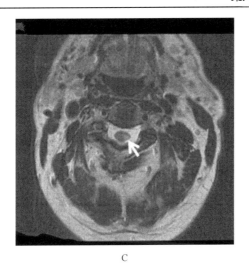

C

图 9-1-2　多发性硬化（二）

A、B. T₂-FLAIR、T₂WI 示双侧侧脑室周围多发高信号，病灶长轴垂直于侧脑室；C. 延髓左侧多发 T₂WI 高信号

定性诊断　患者亚急性起病，颅脑 MRI 见侧脑室旁多发病灶，无水肿及占位效应，首先考虑缺血性病灶、脱髓鞘病灶，排除转移瘤；其中侧脑室旁病灶长轴垂直于侧脑室，符合 MS 静脉周围炎的分布特点；左侧延髓病灶大但临床症状相对较轻，也符合脱髓鞘病变特点。

进一步的脑脊液分析提示 OB 阳性，最终诊断 MS。

【治疗及预后】

目前尚无有效根治 MS 的措施。治疗的主要目的是改善急性期症状、减少复发次数。

第二节　视神经脊髓炎谱系疾病

【概述】

视神经脊髓炎（neuromyelitis optica，NMO）是一种与多发性硬化不同的中枢神经系统炎症性疾病。NMO 于 1894 年首先报道，最初被认为是包含视神经炎和横贯性脊髓炎的单病程疾病，随着研究深入，发现实际上 NMO 的临床特征更为广泛，包括一些非视神经、脊髓炎表现。NMO 在中国、日本等亚洲国家多见，而在欧美等西方国家少见。NMO 在各年龄段均可发病，以青壮年居多，中位年龄 39 岁。NMO 常与一些自身免疫性疾病如干燥综合征、系统性红斑狼疮、桥本病等并存。

近年来关于 NMO 的一个重要研究进展是抗水通道蛋白 4（AQP4）-IgG 的发现。AQP4 主要分布于室管膜周围如延髓最后区、丘脑、下丘脑、第三和第四脑室周围、脑室旁、胼胝体、大脑半球白质等区域的星形胶质细胞终足上。随着抗 AQP4-IgG 发现，一些单纯视神经炎或脊髓炎合并抗 AQP4-IgG 阳性、抗 AQP4-IgG 阳性合并其他自身免疫性疾病如干燥综合征等被统称为 NMO 谱系疾病（NMOSD）。

【临床表现】

1. 视神经炎（optica neuritis，ON） 部分 NMOSD 在疾病某一阶段或整个病程中均表现为单一视神经受累症状，ON 发作时可为单眼、相继双眼或同时受累，ON 的症状可多次发作，部分病例在随后病程演变过程中出现其他部位受累表现。

2. 长节段横贯性脊髓炎（longitudinally extensive transverse myelitis，LETM） NMOSD 发生 LETM 时，其病变长度往往超过 3 个椎体阶段，且为横贯性损伤，LETM 在疾病某一阶段或是整个病程中表现为单一症状，可反复发作，部分病例在随后病程演变过程中出现其他部位受累表现。

3. 极后区综合征 部分 NMOSD 病例在疾病某一阶段或是首次发作中明显表现为顽固性呃逆、恶心、呕吐等与影像对应的延髓最后区受累症状及体征，部分病例可与脊髓病变相连续，亦可无任何症状。

4. 急性间脑综合征 病变主要位于丘脑、下丘脑、第三脑室周围，临床表现为嗜睡、发作性睡病、低钠血症、体温调节异常等，部分病变无明显临床表现。

5. 大脑综合征 不符合典型 MS 影像特征，幕上部分病变体积较大，呈弥漫云雾状，无边界，通常无强化，少部分病变亦可表现为类急性播散性脑脊髓炎、肿瘤样脱髓鞘或可逆性后部脑病样特征，临床表现为意识水平下降、认知语言等高级皮质功能减退、头痛等。

【实验室检查】

1. CSF 常规 多数患者急性期 CSF 细胞数 $>10\times10^6/L$，约 1/3 患者急性期白细胞数 $>50\times10^6/L$，很少超过 $500\times10^6/L$，部分患者 CSF 中性粒细胞增高，甚至可见嗜酸性粒细胞；CSF 蛋白多数增高，可大于 1g/L，CSF-OB 多数阴性。

2. 血清及 CSF 中抗 AQP4-IgG 检测 抗 AQP4-IgG 是 NMO 特有的免疫学标志物，具有高度特异性。

3. 血清其他自身免疫抗体检测 近 50%患者可出现其他自身免疫性抗体阳性，如血清抗核抗体、抗 SSA 抗体、抗 SSB 抗体、抗甲状腺抗体等，合并上述抗体阳性者更倾向于支持 NMOSD 诊断。

【影像学表现】

视神经脊髓炎主要累及视神经、脊髓，少数患者也可同时累及脑组织，脊髓病灶多表现为长段脊髓受累、累及范围通常 >3 个椎体节段，MRI 是发现 NMO 病灶的有效手段。MRI 在急性期可见视神经增粗、强化，部分伴有视神经鞘强化等；脊髓内纵向延伸的长节段 T_1WI 低信号，T_2-FLAIR 序列呈高信号，增强扫描病灶显著强化，其长度往往超过 3 个椎体节段。除上述部位，NMO 还好发于延髓最后区、丘脑、下丘脑、第三和第四脑室周围、脑室旁、胼胝体、大脑半球白质等区域。

【诊断依据】

NMOSD 诊断原则：以病史、核心临床症候及影像特征为诊断基本依据，以抗 AQP4-IgG

作为诊断分层，并参考其他亚临床及免疫学证据做出诊断，排除其他疾病可能。目前 NMOSD 诊断标准主要依据 2015 年 Wingerchuk 等提出的诊断标准和 2016 年《中国视神经脊髓炎谱系疾病诊断与治疗指南》（表 9-2-1）。

表 9-2-1　视神经脊髓炎谱系疾病诊断标准

分类	诊断标准
AQP4-IgG 阳性的 NMOSD 诊断标准	1. 至少 1 项核心临床特征
	2. 用可靠的方法检测 AQP4-IgG 阳性（推荐 CBA 法）
	3. 排除其他诊断
AQP4-IgG 阴性或 AQP4-IgG 未知状态的 NMOSD 诊断标准	1. 在 1 次或多次临床发作中，至少 2 项核心临床特征并满足下列全部条件：①至少 1 项临床核心特征为 ON、急性 LETN 或延髓极后区综合征；②空间多发 2 个或以上不同的临床核心特征；③满足 MRI 附加条件
	2. 用可靠的方法检测 AQP4-IgG 阴性或未检测
	3. 排除其他诊断
核心临床特征	1. ON
	2. 急性脊髓炎
	3. 极后区综合征，无其他原因能解释的发作性呃逆、恶心、呕吐
	4. 其他脑干综合征
	5. 症状性发作性睡病、间脑综合征，脑 MRI 有 NMOSD 特征性间脑病变
	6. 大脑综合征伴有 NMOSD 特征性大脑病变
AQP4-IgG 阴性或未知状态下的 NMOSD MRI 附加条件	1. 急性 ON：脑 MRI 有下列之一表现，①脑 MRI 正常或仅有非特异性白质病变；②视神经长 T_2 信号或 T_1 增强>1/2 视神经长度，或病变累及视交叉
	2. 急性脊髓炎：长脊髓病变>3 个连续椎体节段，或有脊髓炎病史的患者相应脊髓萎缩>3 个连续椎体节段
	3. 极后区综合征：延髓背侧/最后区病变
	4. 急性脑干综合征：脑干室管膜周围病变

【鉴别诊断】

本病需要与多发性硬化鉴别，主要鉴别要点包括：复发性视神经脊髓炎在女性发病率更高、脊髓病灶长度>3 个椎体节段、脑内病灶少见，以及 NMO-IgG 多为阳性；多发性硬化脑内病灶多，脊髓病灶长度多<3 个椎体节段，NMO-IgG 多为阴性。测量胼胝体 FA 值也有助于二者的鉴别。

1. 视神经炎　多损害单眼，而 NMO 常双眼先后受累，并有脊髓病损或明显缓解-复发。

2. 急性脊髓炎　起病急，瘫痪呈横贯性脊髓损害表现，病程中无缓解复发，也无视神经损害表现。

【病例分析】

女，47 岁；因左眼视力下降 15 天、双下肢无力 4 天入院，病程中伴有小便费力。查体：双下肢肌力 0 级，双下肢肌张力低，膝反射存在，双巴氏征阳性，第 12 胸椎平

面以下触痛觉消失。脑脊液化验：细胞数在正常范围，蛋白质轻度升高，OB（－），IgG
轻度升高。血清抗 AQP4-IgG 阳性。行颅脑、脊柱 MRI 显示脑、脊髓及视神经多发病
变（图 9-2-1）。

  定位诊断 临床表现为左眼视力下降、双下肢无力，胸椎节段有感觉平面，定位于
左侧视神经、脊髓（第 12 胸椎水平左右），结合既往病史，具有空间多发、时间多发
特点。

  定性诊断 患者为亚急性起病，首先考虑感染、免疫性疾病；患者无感染相关症
状和体征，不支持感染性疾病；患者脑脊液 IgG 升高，支持免疫性疾病诊断，考虑
脱髓鞘疾病可能性大；脊髓 MRI 见长节段 T_2 高信号病灶，首先考虑视神经脊髓炎
诊断。

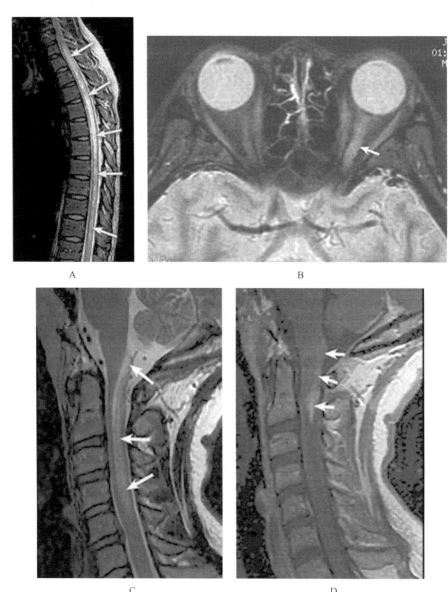

A   B

C   D

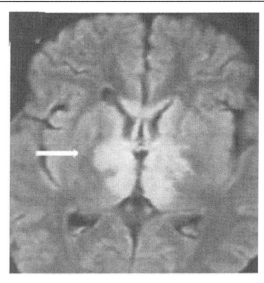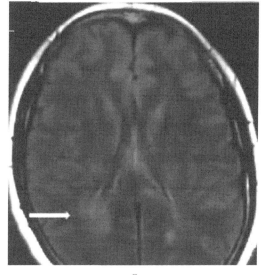

E   F

图 9-2-1 视神经脊髓炎

A、B. 脊髓内纵向延伸的长节段 T_2WI 高信号，其长度超过 3 个椎体节段，左侧视神经增粗；C~F. 除去上述部位、延髓最后区、丘脑、下丘脑、第三和第四脑室周围、脑室旁、胼胝体、大脑半球白质等区域亦受累及

进一步实验室检查抗 AQP4-IgG 阳性，视神经脊髓炎诊断明确。

【治疗及预后】

急性发作/复发期治疗：①糖皮质激素，是最常用的一线治疗方法；②血浆置换（plasma exchange，PE）；③静脉注射大剂量免疫球蛋白（intravenous immunoglobulin，IVIG）；④激素联合其他免疫抑制剂。

第三节 急性播散性脑脊髓炎

【概述】

急性播散性脑脊髓炎（acute disseminated encephalomyelitis，ADEM）是一种免疫介导的中枢神经系统脱髓鞘疾病，临床表现为急性或亚急性白质脑病，多灶性神经功能缺损。MRI 可见大脑和脊髓白质广泛脱髓鞘，其病理特征为静脉周围炎性脱髓鞘。ADEM 目前尚缺乏特异性生物学标志物，其诊断一般是基于典型的临床和影像学特征，并排除 ADEM 类似疾病。

ADEM 可发生于任何年龄，以儿童和年轻人多见，平均发病年龄在 5~8 岁。多数患者在发病前有病毒感染或疫苗接种病史，据此可将 ADEM 分为感染后 ADEM 和疫苗接种相关性 ADEM：感染后 ADEM 通常在感染后 2~21 天发病，最常见的病原体包括流感病毒、肠道病毒、带状疱疹病毒、EB 病毒；疫苗接种相关性 ADEM 常见于乙肝疫苗、百日咳疫苗、乙型脑炎疫苗、狂犬疫苗、水痘疫苗等。

【临床表现】

典型 ADEM 表现为突然出现发热、头痛、恶心、呕吐等全身症状，继之出现意识障碍、肢体瘫痪、共济失调等神经功能缺损症状，部分患者可出现癫痫发作，其病程往往进展迅速，多数于数日内达疾病高峰。可以在轻微头痛后快速进展为去大脑强直，11%~16%患者由于脑干受累而出现呼吸肌麻痹或严重意识障碍。

【实验室检查】

1. 脑脊液（cerebrospinal fluid，CSF） 非特异性改变，包括单核、淋巴细胞轻度增多，蛋白水平轻度增高，糖和氯化物含量正常。有 0~29%患者 CSF 可见 OB 阳性，但与 MS 不同，ADEM 的 OB 阳性多为一过性。

2. 外周血 可见白细胞增多，红细胞沉降率增快。

【影像学表现】

MRI 平扫 T_2-FLAIR 高信号，大脑半球、小脑、脑干和脊髓均可受累，白质病灶多为双侧散在分布且不对称，深部灰质损害多为对称性丘脑和基底核，单纯胼胝体受累不常见，而邻近白质严重脱髓鞘可延伸到胼胝体；MRI 增强可见环形、结节状、脑回样或弥漫性强化。部分早期 ADEM 常规 MRI 显示正常，DTI 有助于发现早期病变。

【诊断依据】

1. 前驱感染或疫苗接种后。

2. 出现高热、意识障碍、神经功能缺损症状。

3. 脑脊液细胞数增多。

4. MRI 出现散在不对称性脱髓鞘病变。

5. 异常的脑电图。

【鉴别诊断】

1. 单纯疱疹病毒性脑炎 多数表现为发热、头痛、抽搐，严重者出现意识障碍，脑脊液检查可见单纯疱疹病毒抗体滴度增加，MRI 平扫表现为额颞叶受累为主长 T_1 长 T_2 信号，而 ADEM 一般为弥漫性脑白质损害。

2. 多发性硬化 好发于青中年，女性多见，一般无前驱感染史，早期症状一般为肢体麻木无力、呃逆、尿便障碍等，以脑病症状始发者少见，一般不会出现意识障碍。颅脑 MRI 可见空间多发长 T_1 长 T_2 信号，复查 MRI 可见新、旧病灶并存现象；MS 患者脑脊液寡克隆带常见阳性；MS 可反复发作，而 ADEM 为单相病程。

【病例分析】

女性，42 岁；因双下肢麻木、背部疼痛就诊，7 天前有流感疫苗接种史。查体：神志清、精神可，脑神经（－），双上肢肌力正常，双下肢肌力Ⅲ~Ⅳ级，双下肢腱反射亢进，双巴氏征阳性，右第 3 颈椎（C_3）、左第 2 胸椎（T_2）有感觉平面。脊柱 MRI 平扫见颈胸髓

内多发长 T_1 长 T_2 信号（图 9-3-1）。脑脊液 IgG 指数 0.39，寡克隆带阴性。

定位诊断 患者症状和查体提示脊髓 C_3、T_2 平面病变，结合脊髓 MRI，定位于脊髓 $C_2 \sim$ C_3、$T_1 \sim T_3$。

定性诊断 患者发病前有疫苗接种史，首先考虑免疫相关疾病，影像学表现重而临床症状相对轻，提示脱髓鞘疾病，可考虑多发性硬化、视神经脊髓炎和 ADEM；视神经脊髓炎在 MRI 上常表现为超过 3 个节段以上病灶，该患者损害节段不符合视神经脊髓炎特点；此外脑脊液寡克隆带阴性，而 MS 寡克隆带多为阳性，因此该患者考虑 ADEM 可能性大。

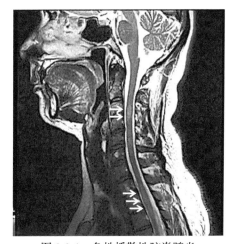

图 9-3-1 急性播散性脑脊髓炎
脊椎 MRI 平扫示 C_2-C_3、T_1-T_3 节段 T_2WI 多发高信号

患者经激素治疗后症状完全缓解，随访 5 年未再出现发作，单相病程，支持 ADEM 诊断。

【治疗及预后】

ADEM 目前尚缺乏标准的治疗方案，现有治疗一般是专家共识和大样本量研究结果。支持治疗在 ADEM 早期非常重要，考虑病毒感染（尤其是单纯疱疹病毒感染）时应早期给予抗病毒治疗。糖皮质激素是治疗 ADEM 的主要方法，推荐为激素冲击治疗。

第四节 同心圆性硬化

【概述】

同心圆性硬化是一种少见疾病，一般认为同心圆性硬化是 MS 的一种变异型，由 Marburg 于 1906 年首次描述。典型病理改变是一个离散的同心层状脱髓鞘病变，即病灶内髓鞘脱失和髓鞘保存带呈同心圆状交互排列，镜下可见病灶内显著淋巴细胞浸润。平均发病年龄 34 岁，流行病学调查发现该病在东亚地区发病率显著高于其他地区。

【临床表现】

急性起病，常见临床症状为局灶性神经功能缺损，如偏瘫、共济失调、眼外肌麻痹等，还可出现非特异性神经精神症状，如头痛、神志淡漠、反应迟钝等。

【实验室检查】

目前尚缺乏相关实验室检查证据。

【影像学表现】

好发于皮质下 U 形纤维，MRI 平扫 T_1WI 表现为等信号和低信号相间同心圆状病灶，T_2WI 表现为等信号和高信号相间结构；增强扫描可在最外环见环形强化，而其内部结构往往无强化。

【诊断依据】

1. 青壮年急性起病，典型神经功能缺损症状如偏瘫、失语、眼外肌麻痹等。

2. 查体可见肌力减低、肌张力增高和病理征。

3. MRI 见典型的年轮样脱髓鞘改变征象。

【鉴别诊断】

1. 多发性硬化 以中枢神经系统白质炎性脱髓鞘病变为主要特点的自身免疫性疾病，好发于脑室周围白质、脊髓、脑干和小脑，主要临床特点为中枢神经系统白质散在分布的多病灶与对应神经功能缺损症状的缓解-复发，症状和体征的空间多发性和病程的时间多发性。脑脊液分析可见寡克隆带阳性，MRI 常见新、旧病灶并存现象。

2. 脱髓鞘假瘤 一种临床较为少见的中枢神经系统脱髓鞘疾病，多累及额顶叶，一般为单发，病灶直径多大于 2cm。青少年居多，女性较男性多见，平均年龄在 37 岁。临床表现不典型，多为急性或亚急性起病，少数呈慢性病程，主要临床表现以脑实质占位及神经系统功能障碍为主，以肢体运动障碍和（或）肢体感觉障碍最常见，可伴有头痛、恶心、呕吐、视盘水肿、癫痫、言语障碍、尿失禁等症状。颅脑 MRI 可见环形或开环样强化，但是没有层状结构，以此与同心圆性硬化鉴别。

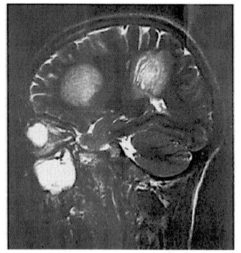

图 9-4-1 同心圆性硬化

MRI 平扫示右侧放射冠、半卵圆中心 T_2WI 等、高信号相间改变，增强扫描病灶外层可见部分强化

【病例分析】

女性，19 岁；因左侧肢体乏力、发热 15 天入院，发病前曾接受牙齿治疗。颅脑 MRI 示右侧放射冠、半卵圆中心多发 T_2WI 等、高信号相间改变，病灶外层部分强化（图 9-4-1）。入院后经激素及对症治疗，病情好转出院。

定位诊断 临床表现为左侧偏瘫，结合颅脑 MRI 定位于大脑半球放射冠、半卵圆中心。

定性诊断 患者亚急性起病，病程中有发热，首先考虑感染性疾病；颅脑 MRI 提示脱髓鞘性疾病、低级别胶质瘤、淋巴瘤等；尤其是 T_2WI 或 FLAIR 序列见同心圆样改变，提示同心圆性硬化可能性大；患者经抗感染及普通激素治疗后症状无缓解。

脑穿刺活检，病理证实为同心圆性硬化。经激素冲击治疗后症状缓解出院。

【治疗及预后】

同心圆性硬化的发病率较低，目前尚缺乏临床随机对照试验支持的治疗方案。糖皮质激素是治疗同心圆性硬化的一线方案。

第五节 弥漫性硬化

【概述】

弥漫性硬化是一种罕见的脑白质脱髓鞘疾病。Schilder 于 1912 年首先以弥漫性、轴周性脑炎描述，又称为 Schilder 病，它好发于 5～14 岁儿童。其病理改变类似于多发性硬化，包括伴有胶质增生的脱髓鞘、血管周围淋巴细胞浸润，病灶内可见泡沫样巨噬细胞、胶质原纤维酸性蛋白阳性的星形胶质细胞。

【临床表现】

根据其病损不同，临床表现多种多样。常见临床表现包括偏瘫、精神运动迟缓、癫痫发作、言语障碍、视觉和听觉障碍、记忆障碍、人格改变及意识障碍等。

【实验室检查】

无特异性实验室指标。脑脊液细胞数正常或轻度增加，蛋白质含量可轻度升高，寡克隆带以及抗 MOG、AQP4 的 IgG 一般阴性。

【影像学表现】

CT 平扫显示脑白质大片低密度灶，以颞顶枕区为主，累及一侧或双侧大脑半球，多不对称；颅脑 MRI 常见额顶叶（半卵圆中心、胼胝体）大片对称性 T_2WI 或 FLAIR 高信号，急性期可见弥散受限和异常强化，慢性期则类似于脑白质营养不良改变（对称性大片脱髓鞘）。

【诊断依据】

缺乏特征性病理改变和影像学特征，难以与其他疾病鉴别。其诊断首先需排除其他类似疾病如脱髓鞘假瘤、急性播散性脑脊髓炎、大脑胶质瘤和脑脓肿。目前较为公认的是 Poster 于 1986 年提出诊断标准：大致对称的一个或两个硬化斑（直径大于 2cm）；无其他病灶存在或无周围神经损伤证据；肾上腺功能正常、血清极长链脂肪酸在正常水平；病理证实为亚急性或慢性弥漫性脱髓鞘性硬化。

【鉴别诊断】

1. 肾上腺脑白质营养不良 一种 X 性连锁隐性遗传性疾病，患者由于体内缺乏过氧化物酶导致长链脂肪酸代谢障碍，脂肪酸在脑和肾上腺皮质沉积，导致脑白质脱髓鞘和肾上腺病变。本病多在儿童期发病，均为男孩，多数有家族史。早期临床表现为智能减退、性格改变、走路不稳和偏瘫等。颅脑 MRI 可见侧脑室三角区对称性大片脱髓鞘，呈蝴蝶样分布,可有边缘强化,脑干、小脑亦可受累。

2. 脑胶质瘤 中枢神经系统最常见原发性肿瘤,包括星形细胞瘤、少突胶质细胞瘤和室管膜瘤。好发于中老年,男性多于女性,成人胶质瘤好发于幕上而儿童胶质瘤好发于幕下。胶质瘤早期多无症状,随着病情加重,出现颅高压症状和神经功能缺损。颅脑 MRI 平扫可见肿块异常信号,瘤周水肿,多数有不均匀强化。

【病例分析】

女性,9 岁;因头痛、发热、呕吐 1 周继之出现嗜睡、左侧偏瘫、强直性惊厥和一过性意识丧失入院。既往体健,无病毒感染或疫苗接种史,无类似家族史。查体:左侧轻偏瘫。CT 平扫示双侧额顶叶低密度灶,增强 CT 可见边缘强化。颅脑 MRI 平扫 T_2WI 见双侧额顶枕部、胼胝体膝部、压部高信号,可见边缘强化(图 9-5-1)。脑脊液:蛋白轻度升高,寡克隆带阳性;实验室检查排除莱姆病、布氏菌病神经型、结核、肾上腺脑白质营养不良、线粒体脑病、脑血管病以及系统性红斑狼疮等结缔组织病。根据上述表现,初诊为 ADEM。发病 4 周后复查颅脑 MRI 显示顶枕部病灶较前好转,但胼胝体病灶较前加重。予以激素冲击治疗后患者病情好转,复查 MRI 示双侧顶枕部、胼胝体病灶较前明显减少(图 9-5-1)。

定位诊断 临床表现为意识障碍、左侧偏瘫、强直性惊厥,提示弥漫性大脑半球损害,结合颅脑 CT、MRI 检查定位额顶枕叶、胼胝体。

定性诊断 患儿急性起病,颅脑 MRI 首先考虑脱髓鞘疾病,常见有 MS、ADEM、急性出血性白质脑病、弥漫性硬化;根据患者临床表现(意识障碍、癫痫、偏瘫)、脑脊液寡克隆带阳性,首先考虑 ADEM,但患者病程中动态 MRI 提示大脑病灶缓解和复发,不支持 ADEM(单相病程),考虑 MS 和弥漫性硬化可能性大,MRI 显示对称性病灶,最终诊断考虑弥漫性硬化。

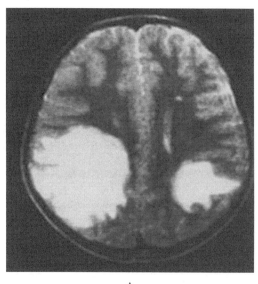
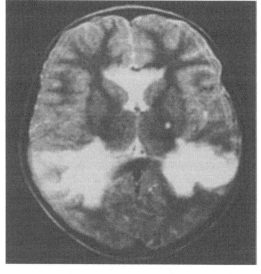

A   B

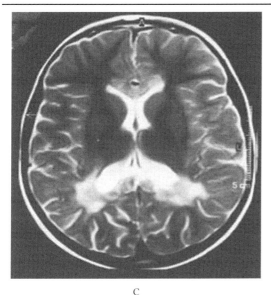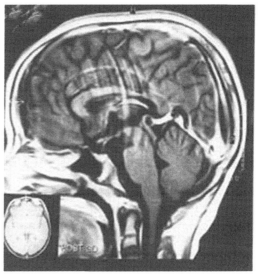

C　　　　　　　　　　　　　　　　　　　D

图 9-5-1　弥漫性硬化

A、B.头颅 MRI 平扫 T$_2$WI 见双侧额顶枕部、胼胝体膝部、压部高信号，可见边缘钆强化；C、D. 予以激素冲击治疗后患者病
情好转，复查 MRI 示双侧顶枕部及胼胝体病灶较前明显减少

【治疗及预后】

本病目前尚无确切有效的治疗办法，糖皮质激素和环磷酰胺可能对部分病例有效。

（王玉忠　宫　利　褚文政　高　波）

参 考 文 献

Aghaghazvini L，Sadeghi A，Rasuli B，et al，2013. Balo's concentric sclerosis in a girl with interesting presentation. Iran J Neurol，
12（4）：166-168.

Ascherio A，Munger KL，2016. Epidemiology of multiple sclerosis：from risk factors to prevention-An update. Semin Neurol，36
（2）：103-114.

Bacigaluppi S，Polonara G，Zavanone ML，et al，2009. Schilder's disease：non-invasive diagnosis?A case report and review. Neurol
Sci，30（5）：421-430.

Balasubramanya KS，Kovoor JM，Jayakumar PN，et al，2007. Diffusion-weighted imaging and proton MR spectroscopy in the
characterization of acute disseminated encephalomyelitis. Neuroradiology，49（2）：177-183.

Chou IJ，Wang HS，Whitehouse WP，et al，2016. Paediatric Multiple Sclerosis：Update on diagnostic criteria，imaging，histopathology
and treatment choices. Curr Neurol Neurosci Rep，16（7）：68.

Coolen AM，Sluzewski M，Setz M，2014. Balo's concentric sclerosis.JBR-BTR，97（3）：148-149.

Dutra BG，Rocha AJ，Nunes RH，et al，2018. Neuromyelitis optica spectrum disorders：spectrum of MR imaging findings and their
differential diagnosis. Radiographics，38（1）：169-193.

Hardy TA，Reddel SW，Barnett MH，et al，2016. Atypical inflammatory demyelinating syndromes of the CNS. Lancet Neurol，15
（9）：967-981.

Kau T，Taschwer M，Deutschmann H，et al，2013. The "central vein sign"：Is there a place for susceptibility weighted imaging in
possible multiple sclerosis? Eur Radiol，23（7）：1956-1962.

Kemp S，Huffnagel IC，Linthorst GE，et al，2016. Adrenoleukodystrophy-neuroendocrine pathogenesis and redefinition of natural
history. Nat Rev Endocrinol，12（10）：606-615.

Kim SH，Kwak K，Hyun JW，et al，2017. Diffusion tensor imaging of normal-appearing white matter in patients with neuromyelitis optica spectrum disorder and multiple sclerosis. Eur J Neurol，24（7）：966-973.

Menge T，Kieseier BC，Nessler S，et al，2007. Acute disseminated encephalomyelitis：an acute hit against the brain. Curr Opin Neurol，20（3）：247-254.

Milo R，Miller A，2014. Revised diagnostic criteria of multiple sclerosis. Autoimmun Rev，13（4-5）：518-524.

Parmar K，Banwell BL，Akbar N，et al，2018. Imaging pediatric multiple sclerosis–challenges and recent advances. Neuropediatrics，49（3）：165-172.

Pohl D，Tenembaum S，2012.Treatment of acute disseminated encephalomyelitis. Curr Treat Options Neurol，14（3）：264-275.

Rocha AJ，Littig IA，Nunes RH，et al，2013. Central nervous system infectious diseases mimicking multiple sclerosis：recognizing distinguishable features using MRI. Arq Neuropsiquiatr，71（9B）：738-746.

Wan H，He H，Zhang F，et al，2017. Diffusion-weighted imaging helps differentiate multiple sclerosis and neuromyelitis optica-related acute optic neuritis. J Magn Reson Imaging，45（6）：1780-1785.

Wang L，Liu YH，2010. Baló's concentric sclerosis. Lancet，376（9736）：189.

Zhang L，Wu A，Zhang B，et al，2014. Comparison of deep gray matter lesions on magnetic resonance imaging among adults with acute disseminated encephalomyelitis，multiple sclerosis，and neuromyelitis optica. Mult Scler，20（4）：418-423.

第十章 中枢神经系统血管炎

中枢神经系统血管炎（CNS vasculitis，CNSV）是一种由多种病因引起的CNS血管壁炎性疾病，受累的多是脑实质及脑膜小血管，大、中血管亦可受累。血管壁病变通常导致血管腔阻塞、管壁受损变薄扩张及血管张力改变，从而引起相应供血区域脑组织发生缺血、梗死、出血和（或）水肿，导致神经系统功能障碍。其临床表现主要是认知功能障碍、局灶性神经功能缺损及精神异常。CNSV可伴随全身结缔组织病和系统性血管炎，或者继发于脑淀粉样血管病、感染、肿瘤、药物及放射治疗。CNSV实验室检查包括抗中性粒细胞胞质抗体（ANCA）、血常规、红细胞沉降率、类风湿因子、C反应蛋白、血体液免疫、补体水平、凝血因子、脑脊液蛋白、细胞计数及IgG指数及梅毒、钩端螺旋体、HIV、TORCH、水痘-带状疱疹病毒等相关病原学检查。

临床上根据病因学将CNSV分为三大类，即原发性中枢神经系统血管炎（primary angiitis of CNS，PACNS）、系统性血管炎导致的中枢神经系统血管炎及继发性中枢神经系统血管炎（secondary CNS vasculitis，SCNSV）；根据受累血管直径分为大血管、中等大小血管、小血管受累为主血管炎；从组织病理学角度分为肉芽肿性血管炎、淋巴细胞浸润性血管炎及白细胞破碎性血管炎。2012年国际教堂山共识会议（International Chapel Hill Consensus Conference，CHCC）发布了血管炎综合征分类标准（CHCC 2012）（表10-0-1）。

表 10-0-1　中枢神经系统血管炎综合征分类

血管炎综合征	病理
巨细胞性动脉炎	主动脉及其主要分支、颈动脉颅外段、颞动脉常受累的肉芽肿血管炎；多见于50岁以上风湿性多肌痛患者
大动脉炎	主动脉及其主要分支的肉芽肿性动脉炎，患者多大于50岁
结节性多动脉炎	中等大小或小动脉的坏死性炎症；不伴肾小球肾炎及微动脉、毛细血管及静脉的血管炎
川崎病	大、中、小动脉的肉芽肿性血管炎，同时伴有黏膜皮肤淋巴结综合征；冠状动脉常受累；主动脉和静脉可以受累；通常见于儿童
肉芽肿性多血管炎（Wegener肉芽肿病）	主要累及呼吸系统的炎性肉芽肿，小及中等大小血管（毛细血管、小静脉、小动脉及动脉）的坏死性血管炎
嗜酸性肉芽肿性多血管炎（EGPA，CSS）	主要累及呼吸系统的富嗜酸性肉芽肿性炎症；小至中等大小血管的坏死性血管炎；伴有哮喘及嗜酸性粒细胞增多
显微镜下多血管炎	无或仅少许免疫复合物沉积的坏死性血管炎；累及包括毛细血管、小静脉、小动脉在内的小血管；小及中等尺寸的动脉也可受累；通常伴有坏死性肾小球肾炎及肺毛细血管的受累
IgA血管炎（IgAV）（Henoch-Schönlein紫癜）	以IgA为主的免疫复合物沉积性血管炎；主要是毛细血管、小静脉、小动脉等小血管受累；可以影响皮肤、胃肠道、肾小球；可伴有关节炎或关节痛
冷球蛋白血症性血管炎	累及毛细血管、小静脉、小动脉等小血管的免疫复合物沉积性血管炎；血清冷球蛋白；皮肤、肾小球受累

续表

血管炎综合征	病理
β淀粉样蛋白相关血管炎（ABRA）	仅累及 CNS，主要累及小至中等大小血管，通常见于 45 岁以上人群，限于皮质的出血，可合并白质病变
贝赫切特综合征	动、静脉均可受累的血管炎；伴有皮肤、眼、关节、胃肠道及中枢神经系统的炎症
Cogan 综合征	大、中、小动脉炎，主动脉炎，主动脉瘤，主动脉及二尖瓣瓣膜炎；伴有眼部炎症，包括间质性角膜炎。葡萄膜炎、巩膜炎；伴有内耳病变，包括感音性神经性耳聋及前庭功能障碍
继发于系统疾病的血管炎	如继发于红斑狼疮的类风湿、狼疮性血管炎
其他可能病因的血管炎	肼屈嗪相关的显微镜下多血管炎；乙肝病毒相关的血管炎；丙肝病毒相关的冷球蛋白血症性血管炎等

　　CNSV 影像表现多种多样，可以有缺血变性、梗死、出血及脑白质水肿。脑动脉可出现不同程度狭窄或痉挛，呈串珠状或完全闭塞，血管壁出现强化，但仅累及小血管时影像难以发现血管受累证据，而只能依靠脑活检组织病理检查或死后尸检。诊断 CNSV 对于临床医师来说是一个巨大挑战，需要综合考虑患者年龄、性别、种族、有无皮损、累及血管大小、是否累及其他器官（尤其是肾脏、肺及鼻旁窦）、用药史、神经系统症状（包括认知功能减退、局部神经功能缺损、短暂性脑缺血发作、卒中及霹雳性头痛），还要根据影像学表现、相关实验室检查及脑活检组织病理，做出最终诊断（图 10-0-1）。

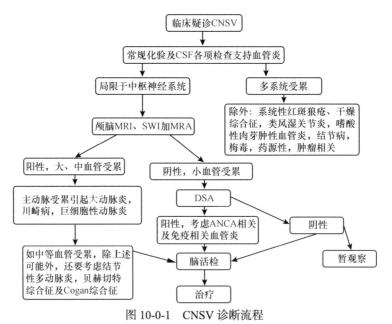

图 10-0-1　CNSV 诊断流程

大血管受累：大动脉炎及巨细胞性动脉炎；中等血管受累：川崎病及结节性多动脉炎；仅小血管受累：PACNS，IgA 血管炎、显微镜下多动脉炎、肉芽肿性血管炎及嗜酸性肉芽肿性血管炎；大小血管同时受累：贝赫切特综合征及 Cogan 综合征

第一节 原发性中枢神经系统血管炎

【概述】

原发性中枢神经系统血管炎（primary angiitis of CNS，PACNS）是一种选择性累及脑实质、脊髓及软脑膜小动脉和中等大小动脉的特发性炎症性疾病。临床主要表现为局灶性神经功能缺损、认知功能障碍及精神症状。该病可发生在各个年龄段，50 岁左右是发病高峰，男女患病率为 2∶1。该病病因至今未知，带状疱疹病毒、西尼罗河病毒及水痘-带状疱疹病毒可能是触发或启动因素。通常有 3 种组织病理学表现，分别为肉芽肿性、淋巴细胞性及坏死性血管炎。在淋巴细胞性 PACNS，免疫组化染色显示小血管周围透壁 T 淋巴细胞浸润。另外，诊断该病时需要对患者全身状况进行评估并除外继发性血管炎。该病根据脑血管造影情况可以分为 DSA 阳性和 DSA 阴性 PACNS，根据发病年龄分为儿童 PACNS 和成人 PACNS。各个亚型在临床表现、神经影像学、预后转归及组织病理学方面不尽相同。

【临床表现】

PACNS 的临床表现具有非特异性和高度异质性，从头痛、颈部僵硬、癫痫、局灶神经功能缺损，到脑干和脊髓受累症状，再到精神行为异常等弥漫性大脑皮质功能受损症状，还可伴有发热、恶心、疲劳等全身症状。早期识别这些 PACNS 相关临床症状是极具挑战性的，尤其对于那些亚急性或慢性起病患者。目前唯一公认的关于成人 PACNS 大样本回顾性研究来自于梅奥医学中心，在此研究中，轻偏瘫、视物模糊或下降及单侧肢体麻木是 DSA 阳性患者中常见表现，DSA 阴性而脑活检阳性以认知改变及失语症为特征性表现。值得注意的是，癫痫在 DSA 阳性患者中出现比例（20%）远大于 DSA 阴性患者（7%），而在儿童 PACNS 患者 DSA 阴性人群中癫痫最常见（50%～100%）。

【实验室检查】

PACNS 缺乏特异性实验室诊断标志物。首要步骤是进行如血常规、凝血指标、红细胞沉降率、肾功能、尿常规、C 反应蛋白在内的常规实验室检测及包括类风湿因子、ANCA、ACL、风湿系列、血免疫球蛋白、补体定量、血免疫固定电泳及血冷球蛋白等在内的免疫指标以及血和脑脊液中包括梅毒、HIV、HSV、EB 病毒、钩端螺旋体等可能的感染性指标的筛查，同时也对全身性疾病及非血管炎性及感染性脑病的特殊免疫学及生物学标志物进行评估，以排除继发的血管炎或炎症性脑病。目前已经发现可能与 PACNS 相关的生物学标志物，包括血管性血友病因子抗原（von Willebrand factor antigen，vWFA）及某些细胞因子，可以用来辅助诊断并区分疾病亚型和活动度。

【影像学表现】

神经影像是诊断、评估 PACNS 及其他炎症性脑病的基石。脑内局灶或多灶复发性梗死、出血以及局部或弥漫性软脑膜强化是其相对特征性表现，颅脑 CT 有时可以显示出血灶，但大多数患者需要借助 MRI 梯度回波（GRE）序列或磁敏感加权成像（SWI）才能清断显示微出血的存在。脑实质炎症、坏死及缺血性改变在 T_2-FLAIR 序列显示最为明显，活动期病灶、周边软脑膜及血管周围间隙可以出现强化，病灶强化形式多样，有结节样强化及类似肿瘤团块样强化，也有类似 CLIPPERS 综合征的"胡椒盐"样强化。结合 DWI 和 ADC 可以鉴别急性梗死还是炎性病灶，血肿在 DWI 上也可以弥散受限，需要鉴别。由于 PACNS 主要为中、小血管受累，所以局灶性损伤往往不能用某一血管支配区域来划分。但有时也可以看到大血管病变引起大面积梗死及脑凸面蛛网膜下腔出血。另外，约有 4% 的 PACNS 患者表现为孤立瘤样炎性病灶，需要注意的是 PACNS 也可以累及脊髓。如果患者有严重脑病，但影像学检查无任何阳性发现，PACNS 基本排除。

局部或弥漫性脑膜强化是鉴别中枢神经系统血管炎与非血管炎性脑病如多发性硬化的关键性 MRI 表现。脑膜强化意味着 CNSV 可能，但并不能区分原发还是继发。高分辨 MRI（HR-MRI）增强可以显示大、中血管壁的活动性炎症，尤其是冠状增强 T_1WI 可以显示脑动脉的活动性血管炎，用于鉴别非炎症性血管病变。

在显示中小血管方面，CTA、MRA 都不敏感，DSA 仍是诊断 PACNS 的金标准。脑血管造影可以发现 PACNS 患者脑血管局灶性扩张和狭窄，呈串珠样向心性环形狭窄，或偏心边缘锐利不规则狭窄，动脉排空延迟，小动、静脉吻合支开放，偶尔可见到微小动脉瘤。传统 DSA 不能显示直径小于 0.4mm 的动脉、小动脉及毛细血管，活检证实的 PACNS 中仅 60% 患者 DSA 阳性。

【诊断依据】

软脑膜和脑活检病理学检查仍是诊断 PACNS 的金标准，然而由于取材局限性，活检阴性也不能排除诊断。1988 年 Calabrese 提出了 PACNS 诊断标准：①通过全面基本评估，患者神经功能缺损的原因仍不明；②脑血管造影显示血管炎典型征象，或脑、脊髓活检提示血管炎；③缺乏系统性血管炎或其他可以导致血管炎证据，符合以上 3 条即可诊断 PACNS。在缺乏脑活检或尸检脑组织病理学情况下，建立临床、神经影像及脑血管造影基础上的 PACNS 诊断只能是临床可能诊断。

【鉴别诊断】

PACNS 需要与其他中枢神经系统血管炎相鉴别，还要与其他原因引起的中枢神经系统血管病变及非血管炎性脑病等相鉴别。

对于 DSA 阳性、无脑组织活检病理、怀疑 PACNS 的患者，需要与动脉粥样硬化、感染性动脉炎和可逆性脑血管收缩综合征（reversible cerebral vasoconstriction syndrome，RCVS）相鉴别，特别是 DSA 发现颅内动脉弥漫性串珠样狭窄患者，一定要与 RCVS 即 Call-Fleming 综合征相鉴别。该病在成年女性中更常见，多继发于高血压、偏头痛、药物或妊娠，通常表现为头痛、痫性发作及相对较轻的神经功能缺损，神经影像学显示血管源性水肿、小梗死或脑凸面蛛网膜下腔出血，且 RCVS 呈良性病程，多在数周内恢复。高分辨增强 MRI 有助于鉴别血管造影阳性 PACNS 与动脉粥样硬化或 RCVS，后两者管壁均无强化。感染性动脉炎往往有病原学检查的支持。另外还要与栓塞性血管病变、动脉夹层及 FCD、EDS、ACTA2 等遗传性大血管病变相鉴别。肿瘤因素也要考虑在内，除了肿瘤相关高凝状态导致的栓塞性脑血管病，特别需要注意与血管内淋巴瘤病鉴别，特别是血管内大

B 细胞淋巴瘤（intravascular large B cell lymphoma，IVLBCL）。恶性淋巴细胞在小血管，特别是毛细血管和小静脉管腔内增殖致血管腔狭窄或闭塞，引起快速进展性、复发性多发脑梗死、有占位效应白质病变及软脑膜强化，同时多伴有周围神经病，该病多伴有血乳酸脱氢酶、β_2-微球蛋白升高及红细胞沉降率增快，外周血和脑脊液中极少见到肿瘤细胞，其确诊需要脑活检，且预后极差。

对于 DSA 阴性、无脑组织活检病理、怀疑 PACNS 的患者，要警惕遗传性小血管病。这一类疾病同样是兼具缺血与出血性卒中特点，如 CADASIL 病、CARASIL 病、Pompe病、Fabry 病、AD-RVLC 及 COL4A1 相关脑小血管病，常显或常隐家族史，其他脏器特征性受累症状可以辅助鉴别（表 10-1-1）。

表 10-1-1 CNSV 的典型临床及影像学表现

血管炎	临床及影像学特征
大动脉炎	主动脉狭窄，伴颈总动脉的管壁增厚及扩张
巨细胞性动脉炎	颞动脉管壁增厚及强化
结节性多动脉炎	颈内动脉颅内段的动脉瘤及狭窄或闭塞
川崎病	多发于儿童，非特异性的硬膜下渗出，脑梗死，脑萎缩，可逆性的胼胝体压部损伤
IgA 血管炎	常见于 4～7 岁儿童，局灶性缺血和（或）出血的高血压脑病
显微镜下多血管炎	脑出血，硬脑膜炎，脑梗死，不同程度的小血管病
肉芽肿性多血管炎	鼻旁窦的软组织占位改变，可伴鼻中隔及鼻甲骨的破坏，软脑膜的强化
嗜酸性肉芽肿性多血管炎	大面积脑梗死或腔隙性、局灶性脑梗死，脑出血或微出血，视神经病
贝赫切特综合征	脑实质型（占所有病例数的 80%）：主要集中于脑干和基底核区、中线附近的片状、云雾状损伤，边缘不清，少有强化
Cogan 综合征	非特异性的缺血性改变，多有前庭迷路的闭锁或狭窄
PACNS	MRI：幕上及幕下散在的或弥漫性的损伤，同时有缺血和出血性改变；DSA：脑小动脉或中等大小动脉的局灶或多灶节段性狭窄或闭塞
脑血管可逆性收缩综合征（RCVS）	反复发作性的雷击样头痛，局灶性神经功能缺损，多灶性节段性的狭窄，3 个月内恢复正常
β 淀粉样蛋白相关血管炎（ABRA）	45 岁以上老人，可有家族史，出血局限于皮质，小血管受累为主，可以伴有缺血、出血、炎性、可逆性后部脑病综合征多种白质病变
烟雾病	颈内动脉远端重度狭窄或闭塞，软脑膜侧支血管的常春藤征，基底核及丘脑的烟雾状血管的流空信号

【病例分析】

男，50 岁；因视物异常 3 年，发作性肢体抽搐 2 年，记忆力减退、走路不稳 1 年，加重伴发热 20 天入住神经内科。相关血清学检查除红细胞沉降率偏快（ESR 50mm/h）外，血常规、肝肾功能、风湿系列、ANCA、ACL、TORCH、HIV、肿瘤系列及甲状腺功能检查均未见异常。脑血管造影未见异常。MRI 平扫显示枕叶、皮质、基底核及脑干多发病灶，增强扫描显示双侧丘脑、中脑病变呈 "胡椒盐" 样强化，SWI 显示双侧颞叶及脑干病灶内多发微出血灶（图 10-1-1）。

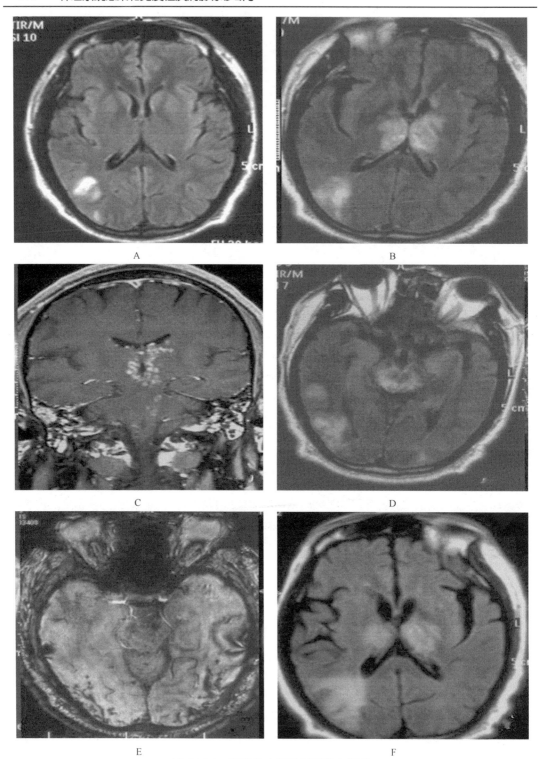

图 10-1-1　原发性中枢神经系统血管炎

A. 患者首次发病时，颅脑 MRI 轴位 T_2-FLAIR 像示右侧颞枕叶交界区多发片状高信号影；B~E. 患者发病 2 年后颅脑 MRI，B、D. 显示原有右侧颞枕交界区病灶逐渐扩大，双侧丘脑新发病灶，C. 显示双侧丘脑及中脑病变呈"胡椒盐"样多发点状强化，D. 中脑及左侧颞枕交界区亦出现病灶，E. 颅脑 MRI 轴位 SWI 像显示双侧颞叶及脑干病灶内多发脑微出血；F. 颅脑 MRI 轴位 T_2-FLAIR 显示患者发病 3 年后颞叶及双侧丘脑病变范围较前增大，伴有明显脑萎缩

定位诊断　患者以视物异常、肢体抽搐、记忆力减退、走路不稳为主要症状，结合影像定位于枕叶、皮质、基底核及脑干。

定性诊断　老年男性，慢性进行性加重病程，病灶逐渐扩展并多发，同时合并缺血及出血性病变，红细胞沉降率快，病程中伴有发热，DSA 正常，考虑中枢神经系统小血管炎可能。

右枕叶病变开颅活检组织病理证实为血管炎，结合临床考虑 PACNS。

【治疗及预后】

PACNS 的治疗主要包括糖皮质激素、静脉用丙种球蛋白及免疫抑制剂。

第二节　继发性中枢神经系统血管炎

【概述】

当中枢神经系统血管炎继发于变性病、感染、炎症、肿瘤、放射、药物等其他可能原因时，通常归类为继发性中枢神经系统血管炎。其中重点讲述 β 淀粉样蛋白相关血管炎、感染性中枢神经系统血管炎及药物诱发的中枢神经系统血管炎。

【临床表现】

β 淀粉样蛋白相关血管炎（amyloid β-related angiitis，ABRA）属于脑淀粉样血管病（cerebral amyloid angiopathy，CAA）相关炎症的一种。CAA 常见于 40 岁以上人群，是由于 β 淀粉样蛋白（amyloid-β protein，Aβ）在脑血管壁沉积而引起血管壁纤维素样坏死、管壁变薄易破裂、管腔狭窄易梗死以及血管周围炎和透壁性血管炎。病变主要累及软脑膜及皮质中小动脉及毛细血管，静脉系统少有受累。最常见的临床表现形式是自发性脑叶出血，而表现为快速进展性的痴呆及局灶性神经功能缺损、头痛、癫痫发作和白质脑病的 CAA 相关炎症则相对少见。CAA 相关炎症从病理学角度又分为仅有血管周围炎的炎症性 CAA（inflammatory CAA，ICAA）以及伴血管透壁性炎症的真性血管炎，即 ABRA，其确诊最终依赖于脑活检。而 ApoE 基因多态性与 CAA 的关系已经得到公认。ApoE 有三种等位基因 ε2、ε3 和 ε4，其中 ApoEε4 与 CAA 相关炎症的发生密切相关，ApoEε4/ε4 基因型可以作为支持 ABRA 诊断的重要依据。

感染性因素引起的中枢神经系统血管炎有时与 PACNS 难以区分。可以导致脑动脉节段性狭窄的感染性疾病谱包括：病毒（如水痘-带状疱疹病毒、HIV 或丙肝病毒）感染，细菌性脑膜炎或心内膜炎，结核性脑膜炎，螺旋体（如神经梅毒、钩端螺旋体）感染，真菌（如曲霉菌及隐球菌）感染，感染立克次体（如落基山斑疹热）以及寄生虫（如囊虫病）感染。多数情况下，感染相关血管炎是源于病原体直接侵犯血管壁而继发严重的炎性反应所致，但少数情况下血管炎是源于病原体激发的自身免疫性反应（如丙肝病毒感染导致的冷球蛋白血症性血管炎）。水痘-带状疱疹病毒感染是病毒性 CNS 血管炎最常见的原因，主要侵犯大血管，但在免疫缺陷人群可以有广泛的小血管受累。丙肝病毒相关的冷球蛋白血症主要引起小血管炎，有时可类似结节性多动脉炎而引起小、中血管病变。感染性 CNS 血管炎的诊断基于前驱感染史、病原学及相关免疫血清标志物和相关抗体的检测。

一些违禁或治疗药物可以引起自限性的或难治性的中枢神经系统血管炎，其具体的发生率和病理生理机制未明，往往认为是多因性的。一些具有拟交感活性的药物，如安非他命（"冰毒"）、可卡因及苯丙醇胺，可以导致病理意义上的脑血管炎及非炎症性的脑血管可逆性收缩综合征，安非他命中毒可表现为双侧基底核多发腔隙性梗死。急性可卡因中毒可导致血管痉挛及血小板聚集性增强导致脑梗死、白质脑病和脑出血。慢性的可卡因依赖可导致大血管炎，出现烟雾综合征的表现。肼屈嗪及乙胺丁醇可以引起坏死性血管炎、类狼疮综合征。临床上诊断药物相关的中枢神经系统血管炎应基于药物接触史和血相关毒物及血药浓度检测。治疗方面主要包括终止应用相关药物及对症支持治疗。

【影像学表现】

ABRA 患者脑白质病变可以同时存在 4 种表现形式：缺血变性灶、急性梗死灶、炎性脱髓鞘改变以及 PRES。尽管常规 MRI 检查序列如 T_2WI、T_2-FLAIR、DWI 有时可以显示点片状高或低信号皮质及皮质下出血，但仍需借助 GRE 序列（T_2）和 SWI 序列以清晰显示微出血存在及分布范围，而后者因其放大效应而优先选择。建议对 40 岁以上快速进行性痴呆、不明原因脑病伴白质病变患者，常规 MRI 加 GRE（T_2）或 SWI 序列，以确定皮质或皮质下出血存在，而后者因其放大效应被优先选择。

【诊断依据】

2016 年，Auriel 等提出了基于临床、影像的很可能的 CAA 相关炎症的诊断标准：①年龄≥40 岁；②存在≥1 项以下临床表现：头痛、意识水平下降、行为改变、局灶性神经体征、癫痫，上述临床表现并非直接由急性颅内出血引起；③颅脑 MRI 显示单发或多发皮质下或脑深部白质 T_2WI 或 T_2-FLAIR 像高信号病灶，非对称性并延伸至皮质下白质及皮质，而且上述病灶并非颅内出血所致；④存在≥1 处皮质或皮质下出血性病灶，包括脑出血、微出血及皮质表面铁沉积；⑤排除肿瘤、感染及其他病因。

【鉴别诊断】

ABRA 应与 PACNS、多发性硬化、RCVS、PRES、ADEM、NMOSD、自身免疫性脑炎、血管内淋巴瘤病等鉴别，因为 β 淀粉样蛋白仅存在于脑及脑膜血管，所以 ARBA 不会累及脊髓。包括 ABRA 在内的 CAA 相关炎症可以导致可逆性脑血管收缩而出现类似于可逆性后部脑病综合征（PRES）影像学表现。

中枢神经系统结核通常表现为节段性的感染性血管炎，豆纹动脉、后循环系统及丘脑穿通动脉最易受累，可以有继发性的动脉瘤形成以及常发生于基底核区、脑深部白质、脑干及小脑的缺血性卒中。细菌性中枢神经系统血管炎通常继发于脑的化脓性感染，可由病原体直接侵犯血管壁、脓毒栓塞及栓塞性静脉炎导致缺血或出血性卒中。梅毒性中枢神经系统血管炎通常发生于三期梅毒，在未治疗的梅毒患病人群中的发生率高达10%～40%。弥漫性的梅毒血管炎通常最易侵犯皮质动静脉，树胶肿血管炎通常侵犯大脑中动脉的近端分支。颅脑 DSA 可以发现脑动脉的近端狭窄，同时发现远端分支节段性狭窄和扩张，呈串珠样改变。钩端螺旋体脑动脉炎常累及大动脉，包括颈内动脉末端和大脑前、中动脉起始段的狭窄和闭塞，可导致烟雾综合征。HIV 感染相关血管炎最常见于母婴垂直传播的先天性 HIV 感染患儿，中等直径的动、静脉都可以受累，表现为梭形动脉瘤、血管闭塞、血管栓塞及静脉血栓。动脉瘤常累及 Willis 环的构成动脉及其二、三级分支。

【病例分析】

男性，59 岁，农民；因发作性肢体抽搐 50 余天，加重伴精神异常 3d 入院。其父 60 岁左右出现进行性痴呆，2 年后死亡。颅脑 MRI 平扫显示双侧大脑半球多发炎性脱髓鞘、梗死，SWI 显示病灶内有微出血，颅脑 MRA 显示远端动脉显影欠佳；激素冲击治疗后复查显示白质病变范围明显较前缩小（图 10-2-1）。

男性，44 岁；反应迟钝、言语不清 5d。钩端螺旋体感染所致双侧大脑中动脉近端闭塞致烟雾综合征、脑梗死（图 10-2-2）。

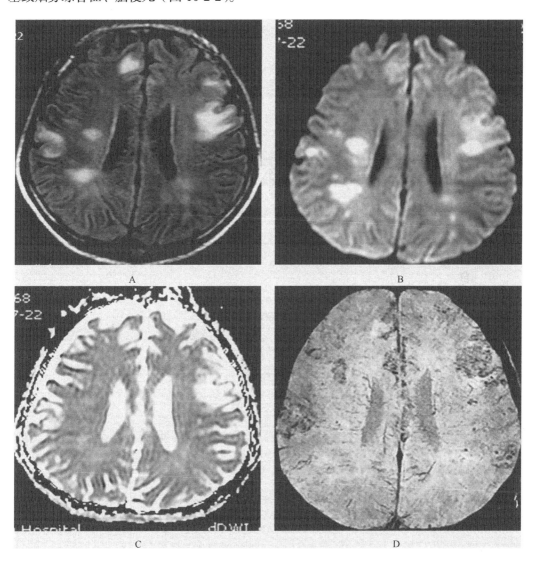

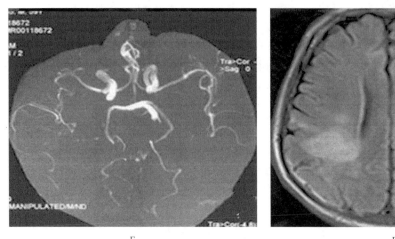
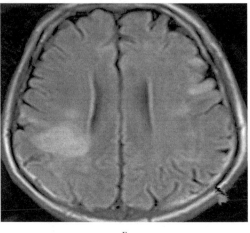

E   F

图 10-2-1　β 淀粉样蛋白相关血管炎

A～D. 分别为 T₂-FLAIR、DWI、ADC 及 SWI，显示炎性脱髓鞘、梗死及微出血并存；E. 颅脑 MRA 显示远端动脉显影欠佳，
有类似动脉粥样硬化的表现；F. 激素冲击治疗后 20d 复查，颅脑 MRI T₂-FLAIR 像显示白质病变范围明显较前缩小

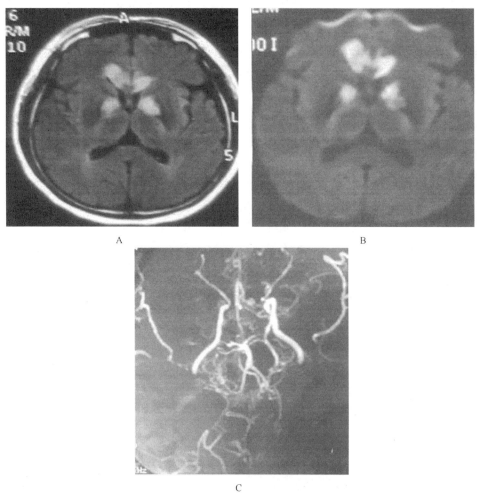

A   B

C

图 10-2-2　感染性中枢神经系统血管炎

A、B. MRI 平扫 FLAIR 像显示双侧基底核对称性高信号，DWI 弥散受限；C. MRA 显示双侧大脑中动脉近端闭塞

【治疗及预后】

免疫抑制治疗是目前公认的治疗 ABRA 的有效手段，但尚无统一方案。

第三节　系统性血管炎导致的中枢神经系统血管炎

系统性血管炎（systemic vasculitis，SV）是一组累及全身多个系统、以血管炎症与坏死为主要病理改变的炎症性疾病。SV 常累及肾脏、皮肤、呼吸系统及中枢神经系统，其临床表现多样，具有高度异质性（表 10-3-1）。

表 10-3-1　系统性血管炎或其他可能原因血管炎的影像学表现

病因	影像学表现
系统性红斑狼疮	皮质下、室旁白质 T_2 高信号，脑萎缩，颅内出血
干燥综合征	广泛的白质及灰质损伤和微出血，增大的泪腺与唾液腺
类风湿关节炎	硬脑膜炎有脑膜强化，硬脑膜结节，极少数出现中枢神经系统血管炎
抗磷脂抗体综合征	动静脉血栓，血小板减少，频繁流产
硬皮病	非特异性梗死灶，大或微小出血，广泛钙化
败血症性脑膜炎	脑梗死（5%～15%的成人），30%以上的新生儿败血症伴细菌性脑膜炎
结核性血管病变	基底核小动脉炎，小梗死，基底池强化
神经梅毒	青少年脑梗死（大多累及大脑中动脉）
水痘-带状疱疹病毒	儿童单侧或双侧基底核梗死
	DSA：大脑前或大脑中动脉串珠状改变
艾滋病	动脉瘤，血管阻塞，栓塞性疾病，儿童易发生静脉血栓
真菌感染	鼻旁窦损伤伴随海绵窦炎症狭窄，免疫功能低下或糖尿病患者出现梗死
囊虫病	MRI 可以发现蛛网膜下腔或脑室、脑实质中的囊虫体
	DSA：血管堵塞似串珠状表现或锥形狭窄
肿瘤	黏液瘤、淋巴瘤、血管内淋巴瘤或血液系统恶性肿瘤
可卡因	血管炎，血管痉挛，梗死，烟雾病样血管炎
海洛因	海绵状白质脑病
放射性损害	受累大血管血管壁增厚且出现明显强化

1. 系统性红斑狼疮（systemic lupus erythematosus，SLE）　是一种好发于青年女性的多系统受累的自身免疫性结缔组织病。14%～75%的 SLE 患者出现神经精神症状，包括精神异常、卒中、癫痫发作、头痛及认知功能减退，颅脑影像学显示皮质下及脑室周围白质 T_2WI 高信号，脑萎缩见于 43%人群，也可以伴有脑实质出血、蛛网膜下腔出血、硬膜下血肿、梗死或出血性梗死，DSA 或 MRA 显示颈内动脉颅内段狭窄或管腔变窄。长节段脊髓炎见于 1%～3%的 SLE 患者，其中有 21%～48%患者合并视神经炎，故极易与视神经脊髓炎谱系病（NMOSD）混淆。

2. 干燥综合征　有 25%～30%干燥综合征（Sjögren syndrome）患者出现中枢神经系统受累症状，主要表现为三叉神经受累、复发性无菌性脑膜脑炎、单发或多发脑实质损伤。

颅脑 MRI 显示广泛灰、白质受累，伴有梗死及微出血，后颅凹脑组织及脊髓受累少见，DSA 显示多动脉狭窄。通常在中枢神经系统症状出现前，唾液腺及泪腺症状已经非常突出，干燥综合征患者泪腺 ADC 信号较正常人明显降低。

3. 类风湿关节炎 是一种主要累及关节的慢性系统性炎症。中枢神经系统受累主要表现为硬脑膜炎、硬脑膜结节及脑血管炎，后者较为少见，强化后会看到硬脑膜及软脑膜增强，可以合并低颅压综合征。中枢神经系统血管炎在类风湿关节炎患者中极少出现，主要见于慢性活动性类风湿关节炎。

4. 抗磷脂抗体综合征 在一些自身免疫性疾病中都可以检测到抗磷脂抗体（APLA）阳性，原发性 APLA 综合征不合并其他任何基础病变，而继发性 APLA 综合征多见于 SLE 及 HIV 感染患者。其主要临床表现为动静脉栓塞、血小板减少及频繁流产。中枢神经系统主要累及小血管，表现为白质病变，灰质偶可受累。DWI 显示急性梗死，GRE 及 SWI 可显示微出血。

5. 硬皮病（scleroderma） 又称进行性系统性硬化，是可以导致皮肤及结缔组织进行性硬化的一种自身免疫性疾病。颅脑 MRI 缺乏特异性表现，通常表现为中等大小动脉及其分支梗死，也可伴有脑出血、微出血及颅内弥漫性钙化。

6. 巨细胞动脉炎（giant cell arteritis） 是一种只累及大动脉的肉芽肿性血管炎，多见于 55 岁以上老年人，因颞浅动脉最常受累故又称颞动脉炎，除此之外还会影响主动脉及其主要分支，包括颈内、颈外动脉及椎动脉，而颅内动脉豁免。巨细胞动脉炎患者往往同时伴有颞动脉炎、风湿性多肌痛和红细胞沉降率增快，其临床表现包括枕部或颞部偏头痛、颅面痛、间歇性下颌疼痛（jaw claudication）、视物模糊及颞动脉触痛，对小剂量糖皮质激素治疗非常敏感。该病虽然最终需要通过颞动脉活检证实，但颞动脉超声显示低回声的血管壁弥漫性增厚是巨细胞动脉炎特征性表现，同时 TCD 显示颞动脉血流速度增快及相应血管狭窄，CTA 可以显示颞浅动脉管腔狭窄，增强 HR-MRI 可以显示增厚管壁强化。

7. 大动脉炎 是一种特发性慢性炎症性疾病，主要影响主动脉弓及其主要分支，包括颈动脉和椎动脉系统，颅内动脉极少受累。该病最多见于亚洲、地中海、南非及拉丁美洲，好发年龄在 20～30 岁。其发病机制至今未明。受累血管壁发生炎症和纤维化导致管腔狭窄、闭塞、扩张或动脉瘤形成。患者表现为受累侧上肢不耐受疲劳及短暂性脑缺血发作、卒中、高血压脑病等脑血管病症状。在疾病活动期的早期，高分辨率血管超声可以显示动脉内膜和中层增厚，CT 扫描可以显示主动脉及其分支管壁不同程度增厚同时伴有钙化，管壁可有强化。MRI 平扫 T_2WI 可以清晰显示动脉壁增厚及环绕病变动脉及其周边组织的高信号，病变活动期管壁及周边组织均可强化。在疾病进展期，CTA/MRA 可以显示弓上段动脉起始部完全闭塞或重度狭窄，同时有大量侧支循环形成，DSA 可以更清晰显示主动脉和至少两支中等大小分支动脉的受累。

8. 结节性多动脉炎（polyarteritis nodosa，PAN） 是一种多系统受累的主要影响中等大小动脉的局灶性、坏死性血管炎。70%～80%患者出现肾脏受累症状，10%患者中枢神经系统会受累及。小动脉及中等大小动脉的多发动脉瘤是其特征性病理学改变。慢性期动脉管壁增厚导致局部狭窄或闭塞，DSA 可以显示动脉瘤、动脉狭窄或闭塞并存。

9. 川崎病（Kawasaki disease） 是一种主要影响中等大小动脉的坏死性血管炎。通常见于 5 岁以下幼儿，表现为突发高热、双侧球结膜充血、口腔黏膜炎症、皮疹及颈部淋巴结肿大。冠状动脉受累见于 50% 以上患儿，是该病最严重并发症。30% 患儿会有中枢神经系统受累表现，主要表现为硬膜下积液、脑梗死、皮质下白质病变及脑萎缩，可以出现可逆性胼胝体压部病变及 PRES。

10. IgA 血管炎 又称 Henoch-Schönlein purpura、急性血管性紫癜，是 IgA 免疫复合物病，以胃肠道、皮肤、黏膜及肾脏多器官受累为特征。多见于 4~7 岁儿童，以可触及的同心圆分布紫癜同时伴有关节痛或关节炎、腹痛及肾小球肾炎为特点。中枢神经系统病变多继发于高血压或尿毒症，而并非脑血管直接受累。

11. 显微镜下多血管炎（microscopic polyangitis，MPA） 是 ANCA 阳性坏死性血管炎，伴有肾小球肾炎、皮肤改变及多发性单神经病。37%~72% 患者会出现中枢神经系统受累表现，包括脑出血、硬脑膜炎、脑梗死及多发缺血灶。

12. 肉芽肿性多血管炎 又称韦格纳肉芽肿病（Wegener granulomatosis，WG），是一种 ANCA 阳性主要累及小血管的系统性血管炎。往往到疾病晚期，由于鼻腔、鼻旁窦肉芽肿直接侵犯中枢神经系统或引发坏死性中枢神经系统血管炎，才出现中枢神经系统受累，通常伴有活动性鼻窦炎、中耳乳突炎或肺脏疾病，可以有软脑膜强化及非特异性孤立脑内或脊髓内强化病灶。颅脑 CT、MRI 可以显示鼻腔、鼻旁窦及中耳乳突肉芽肿，可有不同程度强化。在慢性期，鼻旁窦窦壁明显增厚、窦腔狭窄或充填有"毛玻璃样"异常物质，鼻中隔及鼻甲部分或完全破坏、萎缩，严重时硬腭破坏形成鼻窦-鼻-口腔瘘。

13. 嗜酸性肉芽肿性多血管炎（EGPA） 又称 Churg-Strauss 综合征（CSS），其特征性表现为哮喘、嗜酸性粒细胞增多及坏死性血管炎三联征。血管炎主要累及肺脏、皮肤及周围神经系统；中枢神经系统常被累及，表现为多发缺血或出血性改变，可以是大的梗死也可以是腔梗或小缺血灶，可以是大面积脑出血也可以是微出血。CSS 患者经常出现脑神经受累，其中以缺血性视神经病最常见。

14. 贝赫切特综合征（Behçet syndrome） 表现为特征性反复发作口腔或生殖器溃疡、眼部炎症及皮肤改变三联征，可以影响各种直径血管，其中仅 5%~30% 患者出现神经系统受累症状。该病主要影响青年人，男性多见。神经贝赫切特综合征可以分为两个亚型：脑实质型、非脑实质型（即血管型），前者主要影响脑干、大脑半球、脑膜、脊髓及脑神经，后者主要表现为静脉窦血栓、动脉栓塞或动脉瘤。脑实质受累颅脑 MRI 平扫 T_2WI 显示局灶性或融合成片、边缘模糊高信号病灶，脑干最常受累，其次是基底核及半卵圆中心，侧脑室周围白质、脊髓及脑神经受累较少见。在脑神经受累或表现为脑膜脑炎患者，可以出现软脑膜强化。

15. Cogan 综合征 是一种罕见的多系统受累疾病。其特征性表现为伴前庭、听神经功能障碍的非梅毒性间质性角膜炎，颞骨 CT 或内耳 MRI 可以显示前庭迷路狭窄或闭塞，膜迷路可以强化。12%~15% 患者出现中枢神经系统血管炎，表现为脑缺血、脑梗死、脑膜脑炎、静脉系统血栓形成及脑神经麻痹。

（赵玉英 吕 翠 褚文政 高 波）

参 考 文 献

Abdel Razek AA，Alvarez H，Bagg S，et al，2014.Imaging spectrum of CNS vasculitis.Radiographics，34（4）：873-894.

Alba MA，Espígol-Frigolé G，Prieto-González S，et al.2011. Central nervous system vasculitis：still more questions than answers.Curr Neuropharmacol，9（3）：437-448.

Auriel E，Charidimou A，Gurol ME，et al，2016.Validation of clinicoradiological criteria for the diagnosis of cerebral amyloid angiopathy-related inflammation.JAMA Neurol，73（2）：197-202.

Aydin SE，Kilic SS，Aytekin C，et al，2015.DOCK8 deficiency：clinical and immunological phenotype and treatment options–a review of 136 patients.J Clin Immunol，35（2）：189-198.

Berlit P，2010.Diagnosis and treatment of cerebral vasculitis.Ther Adv Neurol Disord，3（1）：29-42.

Chung KK，Anderson NE，Hutchinson D，et al，2011.Cerebral amyloid angiopathy related inflammation：three case reports and a review.J Neurol Neurosurg Psychiatry，82（1）：20-26.

Garg A，2011.Vascular brain pathologies.Neuroimaging Clin N Am，21（4）：897-926.

Geibprasert S，Gallucci M，Krings T，2010.Addictive illegal drugs：structural neuroimaging.AJNR Am J Neuroradiol，31（5）：803-808.

Handique SK，2011.Viral infections of the central nervous system.Neuroimaging Clin N Am，21（4）：777-794，vii.

Jennette JC，Falk RJ，Bacon PA，et al.2013.2012 revised international Chapel Hill Consensus Conference nomenclature of vasculitides.Arthritis Rheum，65（1）：1-11

Navon Elkan P，Pierce SB，Segel R，et al，2014. Mutant adenosine deaminase 2 in a polyarteritis nodosa vasculopathy.N Engl J Med，370（10）：921-931.

Neel A，Auffray-Calvier E，Guillon B，et al，2012.Challenging the diagnosis of primary angiitis of the central nervous system：a single-center retrospective study.J Rheumatol，39（5）：1026-1034.

Prietogonzález S，Arguis P，Cid MC，2015.Imaging in systemic vasculitis. Curr Opin Rheumatol，27（1）：53-62.

Prieto-González S，Espígol-Frigolé G，García-Martínez A，et al，2016.The expanding role of imaging in systemic vasculitis.Rheum Dis Clin North Am，42（4）：733-751.

Salvarani C，Hunder GG，Morris JM，et al，2013.Aβ-related angiitis comparison with CAA without inflammation and primary CNS vasculitis.Neurology，81（18）：1596-1603.

Schuster S，Bachmann H，Thom V，et al，2017.Subtypes of primary angiitis of the CNS identified by MRI patterns reflect the size of affected vessels.J Neurol Neurosurg Psychiatry，88（9）：749-755.

Tamrazi B，Almast J，2012.Your brain on drugs：imaging of drug-related changes in the central nervous system. Radiographics，32（3）：701-719.

Thaler C，Kaufmann-Bühler AK，Gansukh T，et al，2017.Neuroradiologic characteristics of primary angiitis of the central nervous system according to the affected vessel size. Clin Neuroradiol，29（1）：37-44.

第十一章　肉芽肿疾病

肉芽肿病变的病因各种各样，包括自身免疫性、感染性、特发性和遗传性等。这些疾病具有的共同病理特征是形成肉芽肿，肉芽肿形成是保护机体免受炎症持续刺激，组织学上单核炎症细胞或巨噬细胞被淋巴细胞环绕。肉芽肿病变通常有全身器官受累的系统性表现。在中枢神经系统肉芽肿疾病中，属于自身免疫性的是淋巴细胞性垂体炎，属于感染性的是结核、梅毒、寄生虫病，属于特发性的是结节病，其他病变继发性肉芽肿形成的是朗格汉斯细胞增生症、痛性眼肌麻痹综合征、淋巴瘤样肉芽肿病等。

影像学在显示中枢神经系统肉芽肿病变的位置、范围及随访发挥着重要价值。这组疾病中，少数疾病具有某些特征性影像表现，根据影像表现可做出诊断，有利于临床治疗；而大多数疾病尚缺乏特异性影像表现，且部分疾病与肿瘤的影像表现有相当程度重叠，仅根据影像学表现进行诊断与鉴别诊断有一定困难。因此在影像诊断过程中，需结合临床症状体征、实验室检查和临床诊断等综合分析。

第一节　痛性眼肌麻痹综合征

【概述】

痛性眼肌麻痹综合征（painful ophthalmoplegia syndrome），又称 Tolosa-Hunt 综合征（THS），是发生在海绵窦、眶上裂或眶尖部的非特异性炎症或肉芽肿。它是累及三叉神经导致疼痛发病的全眼肌麻痹症状群，表现为一侧性第Ⅲ、Ⅳ、Ⅵ对脑神经之一或同时受累，而造成眼肌麻痹，并伴有眼眶部疼痛，可以缓解和复发。其病因多种，确切病因尚不清楚，被认为是病毒感染性眶上裂，或是一种原因不明的免疫性疾病。

【临床表现】

各个年龄段均可发病，男女发病率相似。大约70%患者有前驱上呼吸道感染、咽峡炎、上颌窦炎、低热等病史。早期一侧性眼球后眶区周围剧烈疼痛，可放射到额部或颞部，可有恶心、呕吐，疼痛性质大多为持续性胀痛、刺痛或撕裂样剧痛；数天后痛侧眼外肌可有不同程度麻痹，主要以动眼神经受累为主，其次是展神经，也可表现为第Ⅲ、Ⅳ、Ⅵ对脑神经全部受累，眼球固定，眼球突出，呈海绵窦综合征，眼内肌受累相当少见。病变累及视神经可出现视力改变，少数出现视神经萎缩，病变亦可使眼球、眼眶部静脉回流受限，产生眼睑水肿、结膜充血，也可有视盘水肿。病程一般 1～6 个月，少数患者可呈两侧交替病变。本病预后良好，症状可有自行缓解和再发倾向。

【实验室检查】

脑脊液表现为蛋白质含量、细胞计数增高，其他各项指标正常。外周血白细胞、红细胞沉降率、血浆 γ 球蛋白、C 反应蛋白可增高。

【影像学表现】

CT、MRI 表现为一侧海绵窦增大，局部软组织影，CT 呈等密度，MRI 平扫 T_1WI 呈等信号，T_2WI 呈稍高信号，病变可累及眶上裂、眶尖及邻近硬脑膜；增强扫描示患侧海绵窦、眶上裂及眶尖病变明显强化，邻近受累硬脑膜亦呈条带状明显强化，动态增强 MRI 显示异常软组织逐渐强化；激素治疗后复查，数周或数月海绵窦区软组织明显缩小或消失。MRA 或 DSA 可显示颈内动脉海绵窦段狭窄、粗糙。

【诊断依据】

1. 亚急性起病，一侧眶后或眶上缘持续性疼痛。

2. 以第Ⅲ、Ⅳ、Ⅵ对脑神经损害为主，可合并 V1～2 及第Ⅱ对脑神经损害，有或无瞳孔改变。

3. 症状反复发作，可自然缓解和再发。

4. 除外其他可能引起痛性眼肌麻痹疾病。

5. 糖皮质激素治疗有效。

【鉴别诊断】

痛性眼肌麻痹综合征需要与眼肌麻痹性偏头痛、糖尿病性眼肌麻痹、脑动脉瘤和颅底炎症引起的眼肌麻痹相鉴别。

1. **眼肌麻痹性偏头痛**　多有偏头痛史，表现为搏动性，反复剧烈头痛后出现眼肌麻痹，主要以第Ⅲ对脑神经为主，其他神经较少累及。

2. **糖尿病性眼肌麻痹**　多有糖尿病史，常累及眼外肌，眼内肌常不受累，偶有头痛及眼眶痛。

3. **动脉瘤**　好发于交通动脉起始部，可表现为头痛或眼眶痛，病变可累及Ⅲ、Ⅳ、Ⅴ对脑神经而引起眼肌麻痹；MRA、DSA 等影像学方法可以做出鉴别。

4. **颅底炎症**　常直接损害脑神经，邻近区域的肿瘤亦可累及海绵窦及第Ⅲ、Ⅳ、Ⅴ对脑神经，引起相应症状，脑脊液检查及 CT、MRI 可帮助鉴别。

【病例分析】

女性，30 岁；因左眼胀痛 1 年，右眼胀痛、眼睑下垂 1 周就诊。1 年前无明显诱因开始出现左眼胀痛，伴左眼内外上下活动均有受限，偶有左侧眉弓、颞部针刺样疼痛，持续数秒后消失，口服泼尼松等药物治疗后，症状缓解。8 个月前行左眼病变活检术，取左眼下斜肌肌肉组织病检，提示肌间出血水肿、炎症细胞浸润。后经抗炎、激素治疗，症状加重、缓解反复多次。查体：右眼睑下垂，双侧瞳孔不等大，左眼球向左侧偏斜。实验室检查：血常规白细胞计数 $9.99×10^9$/L，中性粒细胞百分率 0.69。脑脊液常规：潘氏蛋白（＋），细胞总数 $480.0×10^6$/L，有核细胞数 $10.0×10^6$/L。脑脊液生化：脑脊液蛋白 0.79g/L。头颅 MRI 检查如图（图 11-1-1）。

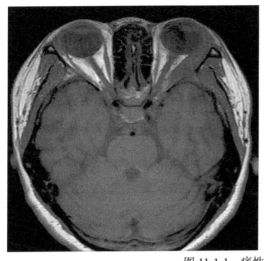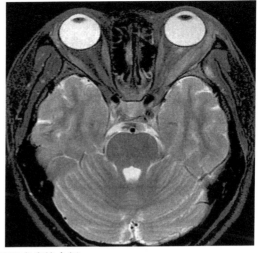

图 11-1-1 痛性眼肌麻痹综合征

MRI 平扫显示左眼外直肌、下直肌肌腹、肌腱增粗，边界模糊，累及左眶尖及总腱环

定位诊断 临床症状提示左眼球后视神经炎、左眼多条眼外肌麻痹、颅内感染，结合影像定位鞍区、海绵窦及眶上裂区。

定性诊断 患者青年女性，先左眼胀痛并活动受限，结合眼眶 MRI 左眼外直肌、下直肌肌腹、肌腱均增粗，边界模糊，左眶尖增多模糊影，诊断为左眼眶炎性病变；经激素治疗症状明显好转，后又复发，经抗炎治疗症状加重并行手术，又经激素治疗，症状明显好转；病变还累及对侧右眼，CT 显示鞍区中等密度影，MRI 平扫呈等 T_1 等 T_2 信号，增强后明显均匀强化，以右侧海绵窦、右眶上裂区强化软组织明显；同时伴发左侧颞部脑膜和左侧小脑幕脑膜增厚并呈线状强化；此病变范围广泛而非局灶占位征象，边界模糊，增强呈显著强化，据此可诊断为炎性病变。经过长期随访，患者口服激素药物，症状控制并好转。

最终诊断：痛性眼肌麻痹综合征。

【治疗及预后】

应用肾上腺皮质激素治疗，辅以神经营养药物、抗生素和维生素。对疼痛明显患者可给予镇痛药物。

第二节 淋巴细胞性垂体炎

【概述】

淋巴细胞性垂体炎（lymphocytic hypophysitis）是一种较少见的自身免疫性疾病，发病机制不完全清楚。本病好发于妊娠及产后妇女，也可发生于儿童和成人，男性少见。根据临床表现和病变浸润部位可分为：①仅限于垂体前叶的淋巴细胞性腺垂体炎，表现为腺垂体功能不同程度低下；②炎症限于垂体柄和垂体后叶的淋巴细胞性漏斗神经垂体炎，常出现中枢性尿崩症表现；③当炎症波及整个垂体，称为淋巴细胞性漏斗垂体炎。病理学诊断仍是诊断该病的金标准，其病理表现为垂体弥漫性淋巴细胞、浆细胞以及巨噬细胞浸润，伴有垂体结构破坏，有时可见淋巴滤泡形成，周围垂体组织可有反应性纤维化。本病无上皮样细胞及肉芽肿形成，可与肉芽肿性垂体炎鉴别。

【临床表现】

淋巴细胞性垂体炎的临床症状主要有垂体肿大所致症状和垂体功能障碍所致症状，垂体肿大可致头痛和视力视野障碍，垂体功能障碍主要表现为腺垂体功能不同程度的低下，从单一激素缺乏到全垂体功能减退均有报道。其中以促肾上腺皮质激素（ACTH）分泌低下最多见，其次是促甲状腺激素（TSH）分泌低下，而催乳素（PRL）在淋巴细胞性垂体炎的患者可以表现为正常、升高或下降，与多种因素有关。典型临床表现为肾上腺皮质功能低下、甲状腺功能低下和高泌乳素血症或产后不能泌乳等，垂体功能障碍还可表现为神经垂体功能障碍、抗利尿激素缺失，临床上出现多饮、多尿等尿崩症症状。

【实验室检查】

采用间接免疫荧光、免疫印迹或 ELISA 方法测定抗垂体抗原的自身抗体，如抗生长激素抗体、抗泌乳素抗体及其他垂体细胞膜蛋白或细胞质蛋白自身抗体等，但迄今尚未发现具有诊断价值的特异性免疫学指标。垂体前叶功能评价包括腺垂体激素测定、腺垂体功能动态试验。

【影像学表现】

MRI 平扫表现为垂体增大，鞍区肿物呈舌头样，沿垂体柄向鞍上及下丘脑方向生长，垂体柄增粗，正常神经垂体 T_1WI 高信号消失，病变呈明显均匀或不均匀强化，部分病例海绵窦及邻近硬脑膜受侵犯。国外报道，鞍旁 T_2WI 低信号是本病特征表现。

【诊断依据】

根据病史、体格检查、实验室检查和影像学表现可做出淋巴细胞性垂体炎诊断，但确诊需要垂体活检或手术切除标本组织病理学证据。在评价具有垂体功能异常患者时，如果存在以下 3 个或 3 个以上情形时，应考虑淋巴细胞性垂体炎的诊断：

1. 女性（怀孕期间）。
2. 年轻（特别＜30 岁）。
3. 单纯、早发的 ACTH 和（或）TSH 缺乏。
4. 垂体前叶功能异常与 MRI 改变不成比例。
5. 急性发作性头疼、眼肌麻痹、视野异常、恶心、呕吐。
6. 血清抗垂体抗体阳性，或其他自身免疫性疾病和（或）自身抗体阳性。
7. 脑脊液中出现多形淋巴和单核细胞。
8. 典型 MRI 表现。

【鉴别诊断】

淋巴细胞性垂体炎要与肉芽肿性垂体炎、垂体腺瘤、生殖细胞瘤、朗格汉斯组织细胞增生症、结节病和结核病等相鉴别。

1. 其他原发性垂体炎 主要有肉芽肿性垂体炎和黄瘤病性垂体炎,它们和淋巴细胞性垂体炎影像学表现相似。它们对肾上腺皮质激素治疗无效,而淋巴细胞性垂体炎激素治疗效果良好。一般认为淋巴细胞性垂体炎与肉芽肿性垂体炎有相同病理过程,是否为同一疾病的不同发展阶段尚存在不同观点。

2. 垂体腺瘤 鞍区最常见占位,垂体增大常不对称,病变界线一般较淋巴细胞性垂体炎清楚,垂体柄常偏移、移位或缩短,很少增粗;垂体腺瘤一般不影响神经垂体,垂体后叶高 T_1 信号存在;另外,垂体腺瘤不会引起邻近硬脑膜强化。垂体卒中也可以有相似症状,但病情往往更加危重,MRI 表现为出血征象。

3. 生殖细胞瘤 是鞍区常见病变之一,好发于儿童和青少年,临床表现以尿崩症和垂体功能低下多见。病变好发于三脑室后部,鞍上病灶常为转移灶,表现为三脑室前隐窝及漏斗分叶状增大。MRI 平扫病变常呈等 T_1 稍高 T_2 信号,增强呈明显强化。

4. 朗格汉斯细胞增生症 是朗格汉斯细胞引起的多种免疫反应,往往起病隐匿,多见于儿童,呈局灶性浸润或广泛系统性累及,好发下丘脑-垂体轴;MRI 表现为垂体柄增粗,垂体柄上方为中心下丘脑肿块,增强后显著强化,垂体后叶 T_1WI 高信号消失,部分或完全空蝶鞍,漏斗呈线状狭窄。少数合并中枢神经系统受累。

5. 结节病 是一种慢性多系统疾病,多见于青年和中年人,以受累器官形成免疫性肉芽肿为特征。最常见的受累部位是肺、皮肤和淋巴结。下丘脑和垂体常常会受累。MRI 平扫 T_1WI 垂体后叶高信号消失,病变 T_1WI 等信号,增强扫描可以强化。部分患者糖皮质激素治疗后 MRI 可以明显改善,但垂体功能异常则是不可逆的。

6. 垂体结核 可呈鞍区肿块、垂体柄结节状增粗,可出现基底池广泛强化、脑内结核结节。

【病例分析】

女性,39 岁;口干、多饮、多尿 1 个月入院。伴全身乏力,体重下降,长期怕冷、易疲劳。有产后出血史,无糖尿病家族史。尿渗透压及尿比重降低,指尖血糖 6.0 mmol/L,尿糖阴性,禁水-加压素试验结果诊断完全性尿崩症,甲状腺功能未见异常,甲状腺抗体:甲状腺球蛋白抗体 37.00U/ml,过氧化物酶抗体 150.80U/ml,甲状腺球蛋白 19.29ng/ml。抗核抗体谱未见异常。临床诊断:桥本甲状腺炎。第 1 次 MRI 平扫显示垂体增大,垂体柄增粗,增强 T_1WI 垂体及垂体柄明显强化;经激素药物治疗 3 个月,第 2 次 MRI 复查垂体明显缩小(图 11-2-1),同时临床症状明显缓解,饮水量及尿量正常。

定位诊断 根据患者临床症状、实验室检查和禁水-加压素试验结果,推测病变部位在垂体,故行垂体 MRI 扫描了解有无病变。

定性诊断 患者中年女性,病程短,起病急。MRI 显示垂体均匀增大,垂体柄无偏移,增强后显著均匀强化,未见异常低信号表现,未见异常占位病变,临床上无内分泌异常症状,无视路受压及视野改变,故不支持肿瘤病变,需要考虑炎性肉芽肿病变,临床及 MRI 表现方面也不符合结节病、结核病等肉芽肿病变。经过 3 个月激素治疗,复查 MRI 示垂体缩小,垂体柄变细,恢复至正常形态;与其他类型肉芽肿性垂体炎也可鉴别;同时患者不适症状明显缓解,饮水量、尿量均正常。

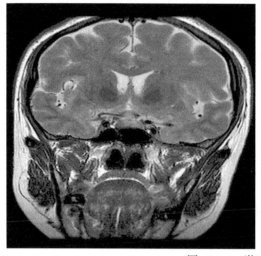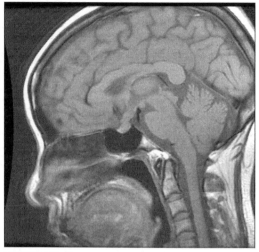

图 11-2-1 淋巴细胞性垂体炎

MRI 平扫显示垂体均匀增大，上缘无局限性突起，鞍底骨质无局限性下陷，垂体柄均匀增粗，位置无偏移

结合临床，诊断为淋巴细胞性垂体炎。

【治疗及预后】

应用糖皮质激素或免疫抑制剂等保守治疗。手术也是为确诊本病提供病理学证据的途径。对于垂体明显增大造成视力视野缺损时，可采取经鼻-经蝶外科手术。

第三节 神经结节病

【概述】

结节病（sarcoidosis）是一种多系统、多器官受累的肉芽肿性疾病，最常累及肺脏，其次是皮肤、周围淋巴结等，少数情况下也可侵犯神经系统，称为神经结节病（neurosarcoidosis，NS）。NS 仅占结节病 5%～13%，可累及神经系统各个部分，受累部位最常见于脑神经、下丘脑和垂体，特别是面神经、视神经，其他部位如脑膜、脑实质、脑干、周围神经、脊髓或脊膜等部位也可累及。NS 可反复发作，约 1/3 患者病程中可有反复。结节病以形成非干酪性上皮样肉芽肿为病理特征，病因至今不明。结节病好发于40 岁以下，高峰年龄在 20～29 岁。中国发病率较低，男女发病率比为 5：7。它的发病机制仍不明确，一般认为结节病是一种遗传易感人群暴露于特定环境病原下而造成的系统性疾病。

【临床表现】

结节病多器官受累时，一般临床表现包括红斑结节、葡萄膜炎或斑丘疹状皮肤损害等，胸片显示双侧肺门淋巴结肿大。

NS 多见于成人，呈急性、亚急性或慢性起病。临床表现因肉芽肿浸润颅内部位不同而多种多样，表现为癫痫、颅内压增高、肌肉无力、面肌瘫痪和视力减退等，脑神经损害最常见。国外报道 48%的 NS 以神经系统症状为首发表现，周围神经损害仅占 10%。神经系统损害症状的轻重与结节性肉芽肿是否活动、病变部位及范围有关。

【实验室检查】

脑脊液中蛋白质含量、白细胞及淋巴细胞计数升高；血或脑脊液血管紧张素 I 转换酶升高，克韦姆试验（Kveim test）阳性。

【影像学表现】

1. 脑　多发或孤立幕上、下病灶，继发于炎症沿血管周围间隙软脑膜播散，脑室周围和白质内 T_2WI 高信号，增强显示小肉芽肿结节，大病灶呈等 T_1 长 T_2 信号，增强后不强化或弥漫、环状强化。下丘脑-垂体轴受累见于18%病例，常继发于受累的基底部脑膜，垂体-漏斗-下丘脑非特异性增粗和强化，常蔓延到周围脑膜，病灶表现为长 T_2 信号，伴或不伴硬膜尾征。5%～12%的 NS 患者有交通性脑积水。脑血管受累表现少见，表现为小血管炎、缺血性或出血性卒中。脑神经受累高达 50%，视神经最常累及，受累的脑神经表现为增粗，增强后呈光滑或结节状。基底部软脑膜受累高达 40%，增强表现为异常脑膜强化呈光滑或结节状，与血管周围间隙炎症扩散引起血管周围强化有关；34%病例见硬脑膜呈局灶性肿块或弥漫增厚，增强后有强化，最常见于后颅凹，常呈短 T_2 信号，增强后呈均一强化及硬膜尾征。

2. 脊髓　25%的 NS 患者累及脊髓，以颈段及上胸段多见，病灶累及多个节段，受累节段梭形膨大，呈长 T_1 长 T_2 信号，增强后周围片状强化，60%病例见表面柔脊膜受累及。

【诊断依据】

1. 结节病的 3 个诊断标准　临床和影像学提示；症状部位的非干酪样肉芽肿组织活检结果；排除其他炎性肉芽肿疾病。同时，3～6 个月的随访是非常必要的，如果病情进展符合结节病特点，或激素治疗有效，是诊断结节病非常有力的证据。

2. 确诊神经结节病的表现　神经结节病相应临床症状；症状部位神经活检结果；排除其他可能疾病。

由于神经活检开展困难，目前尚未普及，因此确切诊断的病例很少，需要结合其他临床证据进行可能性诊断，因此诊断结节病的最佳选择是临床-放射-病理学诊断。

【鉴别诊断】

1. 肿瘤

（1）脑膜瘤：CT 常呈等或稍高密度，MRI 呈低等 T_1 等高 T_2 信号，病变边界清晰，瘤周常伴水肿，广基底与硬膜相连，增强后显著强化并有硬膜尾征。

（2）中枢神经系统淋巴瘤：脑实质淋巴瘤常位于脑中线部位、深部脑室周围或脑表面部位，CT 稍高密度，MRI 呈等 T_1 稍长 T_2 信号，免疫功能正常者增强呈显著均匀强化。累及脑膜的淋巴瘤 CT 显示脑膜及室管膜下等、略高密度结节状病灶，MRI 平扫 T_1WI 呈等、略低信号，T_2WI 呈等、低或略高信号，增强扫描明显均匀强化。

（3）胶质瘤：鞍上胶质瘤多发于青少年，以毛细胞星形细胞瘤常见，一般位于大脑中线下丘脑、视交叉等部位，境界清楚，瘤内囊性变；MRI 平扫 T_1WI 呈稍低或等信号，T_2WI 呈高信号，增强扫描实性部分显著强化，肿瘤长轴与视觉通路一致。

（4）生殖细胞瘤：鞍上生殖细胞瘤常累及下丘脑、漏斗及第三脑室前部，MRI 平扫肿瘤实性部分 T_1WI 呈等、稍低信号，T_2WI 呈等、稍高信号，增强显著强化；少数有垂体柄增粗，表明生殖细胞瘤浸润垂体柄。肿瘤可播散至蛛网膜下腔及脑室系统。

（5）颅咽管瘤：CT 显示蝶鞍扩大变形，鞍上钙化团块影。肿瘤呈囊性、实性和囊实性三种类型，肿瘤 MRI 信号多样与肿瘤囊性成分有关。

（6）癌性脑膜炎：常见于乳腺癌、肺癌及黑色素瘤等，软脑膜播散种植转移，MRI 显示软脑膜强化、脑神经光滑或结节状强化、脑积水，伴脑或骨转移。神经周围累及的 MRI 表现为受累神经增粗、强化，颅底孔道同心圆状扩大，伴正常脂肪层消失，海绵窦扩大，神经源性肌肉萎缩。

2. 感染 感染性脑膜炎常见于病毒性、细菌性、真菌性或寄生虫性等，需要细胞学证实。软脑膜炎是颅内结核最常见表现，受累软脑膜及脑神经强化。

3. 脱髓鞘疾病

（1）多发性硬化：脑白质脱髓鞘斑块常位于脑室周围或脊髓内，垂直于脑室；下丘脑及垂体累及少见，病灶可反复复发-缓解，急性期可有短暂强化表现，软脑膜、硬膜强化少见，脑积水少见。

（2）视神经脊髓炎：一种免疫介导以视神经和脊髓受累为主的中枢神经系统炎性脱髓鞘疾病，常见于青壮年，女性居多。MRI 表现：急性视神经炎、急性脊髓炎、最后区综合征和急性脑干综合征。

（3）急性播散性脑脊髓炎：常发生在病毒感染或疫苗接种后，多灶性静脉周围脱髓鞘改变，T_2WI 示脑深部、皮质下白质、脑干及脊髓内斑片状高信号，急性期可强化。MRI 显示病灶位置常与临床症状、体征一致。

4. 原发性中枢神经系统血管炎 脑深部或浅表部位白质 T_2WI 或 FLAIR 片状高信号，常不强化，可引起脑出血或脑梗死，血管造影可显示血管分支远端狭窄、闭塞，累及微小血管，MRI 及造影可呈阴性。

5. 自身免疫性疾病 Wegener 肉芽肿属于非肿瘤性无菌性坏死性血管炎，易累及上、下呼吸道和肾，表现为鼻腔软组织肿块，伴分隔和无分隔骨质破坏，可延伸至眼眶和颅内，影响脑膜。

6. 炎症或特发性疾病

（1）淋巴细胞性垂体炎：常见于产后妇女、糖尿病及尿崩症患者；垂体增大呈肿块状，沿垂体柄向上延伸，垂体柄增粗增厚。

（2）特发性硬脑膜炎：自发性，病因不明，以硬膜炎症和纤维化为特征。影像学表现为弥漫性脑膜增厚并强化，可包绕脑神经导致反复脑神经病症，需活检证实。

（3）Rosai-Dorfman 病（Rosai-Dorfman disease，RDD）：即窦组织细胞增生症伴巨淋巴结病，可表现为单发或多发硬膜为基底的轴外肿块，钙化少见。CT 平扫呈稍高密度，增强呈轻中度均匀强化。MRI 病灶呈等 T_1 等稍低 T_2 信号，显著均匀强化，邻近脑组织可有水肿。

（4）朗格汉斯细胞增生症：常见于儿童，可有糖尿病、尿崩症；垂体柄增粗，垂体

后叶短 T_1 高信号消失，可伴有颅骨骨质破坏。

（5）原发性脑神经病变：视神经炎可由病毒、细菌、真菌或寄生虫等感染引起软脑膜炎，蔓延至脑神经，MRI 示受累脑神经增粗并异常强化。视神经胶质瘤为视神经增粗，肿瘤沿视路蔓延，增强可强化，缺乏脑实质及软脑膜受累病变。

【治疗及预防】

激素仍是目前结节病的标准治疗方法。对中枢神经系统病损呈慢性进行性加重或复发者可加用环磷酰胺类药物。对于药物治疗无效或处于威胁生命情况如脑积水、增大肿块及其引起颅内压增高时，可采用外科手术切除中枢神经系统内病灶。

第四节 淋巴瘤样肉芽肿

【概述】

淋巴瘤样肉芽肿病（lymphomatoid granulomatosis，LG）是一种以血管为中心、伴血管损害的淋巴增生性疾病。Liebow 于 1972 年最先报道的病例是在肺部、以血管为中心和血管破坏为主的淋巴增生和肉芽肿性疾病。该病病因不明，感染、免疫功能受损、器官移植使用大量免疫抑制剂或肾上腺激素等可能为发病病因。本病可侵犯全身多个脏器，按组织器官受累顺序依次为肺、皮肤、中枢神经系统、脾脏、肝脏、淋巴结和周围神经。

原发并局限于中枢神经系统的淋巴瘤样肉芽肿病较罕见，中枢神经系统的淋巴瘤样肉芽肿病定义是伴有 T 细胞浸润的、恶性程度发展不确定的 B 细胞增生性病变。神经系统损害发生率为 30%，其中中枢神经损害约占 2/3，周围神经损害约占 1/3。神经系统以脑部损害多见，也可见于脊髓、脑神经和周围神经。本病病理机制仍不清楚。淋巴瘤样肉芽肿病被认为具有向淋巴瘤转化恶性潜能，10%～15%患者最终将转化为淋巴瘤。

【临床表现】

淋巴瘤样肉芽肿病好发于中青年男性，男女比为 1.7：1，发病年龄在 7～85 岁，平均 48 岁。除上呼吸道受累外，约 50%有肺部损害，表现为咳嗽、咳痰、气促及胸痛，常伴发热、不适、体重减轻、肌痛和关节痛。30%有中枢和周围神经受累，神经系统症状无特异性，依据损害部位出现相应临床表现，可有精神症状、脑神经损害、失语、偏瘫，极少数患者出现共济失调、癫痫发作和痴呆等。40%～50%患者有皮肤损害，可发生于病程中任何时期，主要为红色浸润性斑块、皮下或真皮结节，偶见溃疡、斑丘疹及红斑，可累及体表任何部位，也可以泛发全身，常对称性分布。

【实验室检查】

1. 血常规 少数患者严重贫血，白细胞可升高或降低，淋巴细胞可增多。

2. 尿常规 一般正常，有时可见轻度蛋白尿和白细胞。

3. 生化学检查 当肝实质广泛受侵犯时转氨酶可升高。

4. 免疫学检查 约半数患者可有 IgG 或 IgM 升高，细胞免疫试验多为阴性，类风湿因子、狼疮细胞、抗核抗体均为阴性。

5. 外周血检查 可有贫血，白细胞数减少或增多，淋巴细胞数增高或降低。

6. 血液检查 红细胞沉降率可正常或增快，类风湿因子可阳性，类风湿因子常阳性，ANA 常阴性。

7. 免疫球蛋白检查 免疫球蛋白 IgA、IgG 可轻度增高。

8. 病理检查 中枢神经损害表现为坏死性血管炎和异形淋巴样细胞浸润，肿块以血管为中心的坏死性肉芽肿，血管被多种细胞浸润，包括小淋巴细胞、组织细胞、免疫母细胞、浆细胞等，主要累及中等大小动静脉，血管内膜增厚，管腔狭窄或闭塞，可有血栓形成。

9. 免疫表型 EB 病毒阳性 B 细胞常表达 CD20、CD79a，CD15 阴性，LMP1 阳性；部分单克隆细胞胞质 Ig 阳性，不典型淋巴细胞可 CD3 阳性，其中 CD4$^+$细胞为多。

【影像学表现】

1. 脑受累最常见表现 局灶性脑实质内病灶，多发病灶 FLAIR 或 T$_2$WI 呈异常高信号，至少位于以下结构之一：大脑、小脑白质、基底核、中脑、脑干和胼胝体；多数为小病灶，直径数毫米，汇合形成大面积长 T$_2$ 信号，多数病灶中心呈点状、线状强化，异常强化病灶沿着髓质血管分布。

2. 第二常见表现 软脑膜和（或）脑神经强化。

3. 脑实质肿块 呈不均匀强化，周围脑实质水肿，这些病灶会随着时间演变，呈边缘环状强化，中央不强化。

4. 其他伴随表现 脉络丛增大并显著强化，受累脊髓长 T$_2$ 信号并弥漫不均匀强化。

5. 治疗中或治疗后 MRI 随访 发现脑内强化病灶消失或演变为脑梗死，影像消退迟于临床症状改善。

6. 淋巴瘤样肉芽肿病的影像表现 具有一定特点，但缺乏特异性。

【诊断依据】

淋巴瘤样肉芽肿病确诊依靠组织病理学。组织病理学特点是在大量 T 细胞背景中散在 EB 病毒阳性的非典型 B 细胞浸润，依据非典型淋巴细胞、EB 病毒阳性 B 细胞数量以及坏死程度，病变可分为Ⅰ～Ⅲ级。

【鉴别诊断】

1. 中枢神经系统血管炎 病因多种，有原发性和继发性；MRI 常表现为小梗死灶、出血灶，缺乏特异性 MRI 表现；血管造影显示中等-大血管远端分支狭窄、闭塞表现。

2. 脑脊髓炎 包括视神经脊髓炎及其谱系疾病、急性播散性脑脊髓炎等，相关鉴别诊断见前述。

3. 多发性硬化 好发青壮年，女性更多见，好发于脑室周围、近皮质、幕下及脊髓内，呈稍长 T$_2$ 信号，急性期有强化，病变具有时间、空间多发的特点。

4. 脓肿 脓腔形成期，脓腔内脓液在 DWI 上弥散受限呈高信号，周围脓肿壁增强呈环状强化，厚薄均匀，无壁结节，可呈多房，病变周围有水肿，有占位效应及相应临床症状和体征。

5. 淋巴瘤 可呈弥漫点状、小结节状强化，局灶肿块在免疫正常状态下多呈均匀强化，也可表现为脑神经增粗强化，软脑膜增厚强化；MRI复查病变进展，不演变为脑梗死。

6. 胶质瘤 低级别弥漫胶质瘤呈片状，边界不清，不均匀轻度强化；多形性胶质母细胞瘤呈不规则花环状强化，水肿及占位效应明显。

7. 转移瘤 常位于脑灰、白质交界处，多发结节状病灶，周围水肿明显；通过脑脊液和软脑膜播散转移，表现为软脑膜增厚强化，有原发癌的明确证据。

8. 神经结节病 最常累及垂体下丘脑，且血或脑脊液血管紧张素Ⅰ转换酶升高；克韦姆试验（Kveim test）阳性。

9. 肉芽肿性血管炎 非肿瘤性、无菌性、坏死性血管炎；易累及上下呼吸道和肾，鼻腔软组织肿块，伴分隔和无分隔骨质破坏；可延伸入眼眶和颅内而累及脑膜，肉芽肿可侵及脑垂体引起尿崩症。

【治疗及预后】

皮质类固醇激素适用于早期局限性病变，孤立性病灶可行小剂量放射治疗。原发性中枢神经系统淋巴瘤样肉芽肿病的治疗主要是激素治疗和放疗，对于较大病灶也可行外科手术解除压迫。

第五节 炎性肌成纤维细胞瘤

【概述】

炎性肌成纤维细胞瘤（inflammatory myofibroblastic tumor，IMT）是一种由分化性的梭形成纤维细胞/肌成纤维细胞组成的肿瘤，间质内常伴有大量浆细胞和淋巴细胞浸润。曾被称为炎性假瘤、浆细胞肉芽肿、炎性肌成纤维细胞增生等。2002年WHO软组织肿瘤分类已把该病归入中间性（偶有转移性）的成纤维细胞/肌成纤维细胞肿瘤中，被确定是一种具有复发潜能的真性肿瘤。该病病因尚不明确，可能与感染、基因或染色体异常、自身免疫功能障碍、手术、创伤或炎性病变后过度反应及异常修复等有关。炎性肌成纤维细胞瘤发病机制尚有争议，有研究证实部分IMT有间变性淋巴瘤激酶的表达和基因重排。该病组织学是良性病变，但具有局部侵袭性，部分病例有复发和远处转移，少数有恶变倾向。

【临床表现】

本病极少原发于中枢神经系统。有作者统计发生在椎管内病变，发病年龄在16～60岁，中位年龄为39岁，男女比为7∶6；胸椎为常见发病部位，其次为颈椎。中枢神经系统以外的内脏和软组织IMT中位年龄为9岁，最常发生于20岁以内，女性多见。根据发生部位，临床可有不同症状及体征。发生颅内病变，可有头昏、意识障碍、肢体运动异常等多种非特异性表现；发生椎管内，可产生相应脊髓压迫症状及体征。

【实验室检查】

实验室检查结果往往正常，个别报道红细胞沉降率加快、C 反应蛋白升高和 IgG4 阳性细胞增多。

【影像学表现】

颅内病变：常起源于硬膜，CT 平扫呈高密度轴外占位病变，MRI 局灶或弥漫硬膜增厚，呈显著短 T_2 等 T_1 信号，显著均匀强化，单发或多发硬膜起源肿块伴周围水肿，伴随硬膜静脉窦血栓形成，软脑膜受累，病变可累及蔓延邻近结构如乳突、眼眶、脑神经及椎管。

椎管病变：病变位于髓内、髓外硬膜下或髓外硬膜外，表现为节段性硬膜增厚，在 T_2WI 呈低信号，T_1WI 呈等信号，增强后呈均匀显著强化。IMT 可呈多中心生长，并且其他部位 IMT 也可以转移至椎管，因此椎管内 IMT 应常规检查肺、腹腔脏器，排除转移性可能，复查时行中枢神经系统检查，如颅脑及全脊髓 MRI 平扫加增强，可以及早发现异常。

【诊断依据】

该病无特异临床及影像学特征，具有上述影像表现可提示该病的诊断，但确诊需要组织病理学检查。病理学特点是主要由增生成纤维细胞和肌成纤维细胞组成，肿瘤中散在大量炎症细胞。病理学上根据瘤组织成分和分布不同常分为肉芽组织型、纤维瘤病型和瘢痕型 3 个亚型。

【鉴别诊断】

1. 结节病 好发颅底脑池，累及多系统，非干酪性、坏死性肉芽肿病变，可形成肉芽肿性脑膜炎，同时脑实质可有肉芽肿病变。通常软脑膜强化伴发硬脑膜肿块，有时硬脑膜增厚呈结节状、波浪状、凹凸不平表现。实验室检查红细胞沉降率和血管紧张素转化酶升高。

2. 结核 多见于脑基底池，可伴有结节状、环状强化肉芽肿，可伴脑室系统扩张及脑积水。

3. 脑膜瘤 轴外以硬脑膜为基底肿块，结节或弥漫脑膜强化，可伴脑膜尾征，邻近骨质改变，多发者是神经纤维瘤病 II 型伴发改变。

4. 淋巴瘤 弥漫结节状，伴其下颅骨受侵，可以选择性影响脑膜。

5. 特发性肥厚型脑膜脊膜炎 自发性，病因不明，弥漫性脑膜脊膜增厚并强化，需活检证实。

【治疗及预后】

IMT 的治疗方法有根治性切除、激素治疗、放疗和化疗。

第六节 朗格汉斯细胞组织细胞增生症

【概述】

朗格汉斯细胞组织细胞增生症（Langerhans cell histiocytosis, LCH）是一种少见的单核巨噬系统疾病，是以抗原提呈细胞（朗格汉斯细胞）在一个器官或多个器官克隆性增生为特点的肿瘤性疾病。LCH 病因和发病机制尚不明确，已有研究提示遗传机制在 LCH 发病机制中起重要作用，也可能与克隆增殖异常、细胞因子介导、免疫紊乱有关。合并中枢神经系统病变的机制可能与多发性硬化存在相似性，与免疫反应基因有关，尤其是人类主要组织相容性复合体。

LCH 可发生于任何年龄，主要见于儿童，发病高峰年龄为 1～3 岁，而成人患者相对少见。该病发病率极低，儿童发病率为（2～10）/100 万，成人发病率为（1～2）/100 万。临床上根据 LCH 病变累及部位及数量常分为 3 型：单系统、单病灶（嗜酸性肉芽肿，eosinophilic granulomatosis，EG）；单系统、多病灶（韩-薛-柯病，Hand-Schuller-Christian disease，HSCD）；多系统、多病灶（莱特勒-西韦病，Letterer-Siwe disease，LSD）。系统性 LCH，若有肺、肝、脾及骨髓功能异常，被认为是高风险；若有皮肤、骨、淋巴结及垂体功能异常，被认为是低风险。

【临床表现】

临床表现多种多样，可从单一骨质破坏至多脏器受累。以骨骼系统表现最常见，好发部位依次为颅骨、四肢骨、脊柱及肋骨、盆骨、下颌骨等，主要表现为局部肿物、肿胀或缺损，伴不同程度疼痛和病理性骨折，淋巴结肿大可表现为局部及全身淋巴结肿大，其他还有发热、皮疹、乏力、口腔溃疡、体重减轻、肝脾大、肺部症状、贫血、反复中耳炎、突眼、牙齿松动、牙龈出血肿胀等表现。

中枢神经系统受累产生的症状取决于累及部位：下丘脑-垂体轴受累时表现为中枢尿崩症，其次生长激素缺乏内分泌疾病表现，当累及脑膜及脉络丛病变时，常会导致头痛、癫痫、颅内压增高、脑积水和其他局灶的症状体征。LCH 相关神经退行性病变临床表现也多种多样，部分患者有轻微震颤、步态异常、构音困难、吞咽困难、共济失调、行为异常，甚至严重精神性疾病等，部分患者无神经系统症状。

【实验室检查】

1. 血象 全身弥散性 LCH 常有中度到重度以上贫血，网织红细胞和白细胞可轻度升高，血小板减低，少数病例可有白细胞减低。

2. 骨髓检查 LCH 患者大多数骨髓增生正常，少数可呈增生活跃或减低，少数 LCH 有骨髓侵犯，表现为贫血和血小板减低，故此项检查仅在发现有外周血象异常时再做。

3. 红细胞沉降率 部分病例可见红细胞沉降率增快。

4. 肝肾功能 部分病例有肝功能异常并提示预后不良，内容包括 SGOT、SGPT、碱性磷酸酶和胆红素增高、血浆蛋白减低、凝血酶原时间延长、纤维蛋白原含量和部分凝血活酶生成试验减低等。

【影像学表现】

MRI 不但能详细评价骨质破坏区内软组织情况，还详细评价下丘脑垂体轴以及颅脑有无异常。下丘脑-垂体轴是中枢神经系统最常侵犯部位，垂体后叶神经垂体 T_1WI 高信号消失，垂体柄增粗或肿块，部分表现为漏斗部狭窄，漏斗和下丘脑肿块，硬脑膜和脉络丛肿块，这些肿块代表黄色肉芽肿，呈等或稍长 T_1 短 T_2 信号，增强后呈均匀一致强化。颅面骨也是中枢神经系统受累的高危部位，表现为颅面骨骨质破坏。颅盖骨破坏 CT 表现为穿凿样骨质破坏，边缘无硬化，内外缘倾斜，纽扣状死骨，颅骨内外见软组织影，颅骨多发骨质破坏病灶典型者呈"地图颅"。MRI 呈等 T_1 等长 T_2 信号，增强后不同程度强化。在颅底受累中，颞骨受累多见，乳突呈穿孔状溶骨性破坏。颌骨病变表现为牙槽骨破坏、"漂浮牙"表现。其他部位溶骨性骨质破坏，边界清楚，伴软组织肿块。LCH 相关的松果体异常包括实质性病变或囊性病变。

神经退行性病变：①小脑灰质区甚至白质内短或长 T_1 信号、均匀长 T_2 信号，可合并脑桥 T_2WI 高信号病变；②小脑萎缩；③基底核病变 T_1WI 呈高信号，T_2WI 信号可变；④血管周围间隙扩大和少见脑白质病变。

【诊断依据】

LCH 发生在成年人相对少见，临床医师首诊重视不够，且该病无特异性临床特征，临床表现多样化，容易误诊或延误诊断。应根据 LCH 特征性的影像学表现，做出诊断及鉴别诊断。病理活检为确诊该病的金标准。组织学上均有朗格汉斯细胞弥漫分布，背景中有不等量嗜酸性粒细胞、淋巴细胞、中性粒细胞及多核巨细胞，免疫组化染色显示朗格汉斯细胞 CDla、Langerin 表达，S-100 蛋白、CD68 也呈高表达。

【鉴别诊断】

1. 颅咽管瘤　好发于儿童，90% 呈囊性，可呈单囊或多囊，囊的密度或信号取决于囊内容物成分，90% 有钙化，肿瘤常呈实性，伴有球状钙化，多数有环状、结节状强化。

2. 生殖细胞瘤　鞍上生殖细胞瘤常累及下丘脑、漏斗及第三脑室前部，肿瘤实性部分呈等、稍低 T_1 信号，等、稍高 T_2 信号，增强呈显著强化，少数累及垂体柄，常伴有糖尿病、尿崩症。

3. 皮样囊肿　可位于蝶鞍、鞍旁和前鼻腔等部位，呈脂肪密度或信号，MRI 脂肪抑制序列呈低信号，少数有囊状钙化。

4. 表皮样囊肿　鞍上少见，分叶状，同脑脊液密度，FLAIR 信号不能被抑制，DWI 呈高信号。

【病例分析】

男，7 岁；发现左面部包块 2 年，左侧眶周包块 6 个月。头部包块 2 个月，尿量增多 7 个月。对包块活检诊断为朗格汉斯细胞组织细胞增生症，行手术治疗，未行化疗。后来左侧眶周、头部再次出现包块，质地多样，均无红肿、疼痛。无视物异常，无眼球突出及活动障碍，无头晕、头痛，无惊厥和意识障碍，无耳痛及外耳道分泌物，无口腔疼痛，无活动障碍。X 线检查发现颅骨、脊柱等多处骨质破坏。患儿病后无明显诱因出现烦渴、饮水量增多、尿量明显增多，诊断为尿崩症。MRI 表现如图 11-6-1 所示。

定位诊断　患者面部、左眶周及头部发现多发包块，病变累及颅骨、脊柱等部位，表明病灶多部位；患者出现尿崩症表现，推断存在下丘脑-垂体轴病变。

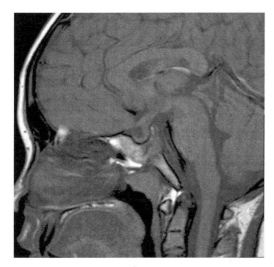 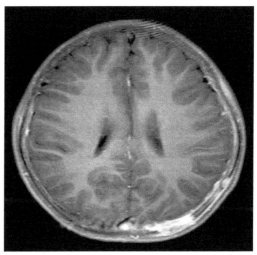

A　　　　　　　　　　　　　　　　B

图 11-6-1　朗格汉斯细胞组织细胞增生症

MRI 示颅面骨多发破坏及软组织强化影，垂体后叶 T_1WI 高信号未见，垂体柄结节状增粗，显著强化

定性诊断　患者儿童，病程长短不等，病变数目多发，病变累及颅面骨、四肢骨、脊柱，呈溶骨性破坏，根据骨质破坏边缘、形态，可与多发骨髓瘤、恶性肿瘤转移等鉴别。患者经下颌骨组织学活检，诊断为朗格汉斯细胞组织细胞增生症。

【治疗及预后】

对于中枢性尿崩症的治疗方法，包括标准 LCH 全身化疗（泼尼松、长春新碱、甲氨蝶呤），部分患者可行放疗。对下丘脑-垂体轴之外其他部位受累的治疗（脑膜、典型神经退行性病变等），有手术、放疗、标准 LCH 化疗、伊马替尼和酪氨酸酶抑制剂治疗。对于单病灶可行单纯病灶刮除，对于多系统、多病灶的高危患者可行全身联合化疗。

（徐胜生　余　晖　褚文政　高　波）

参 考 文 献

高波，吕翠，2014. 神经系统疾病影像诊断流程. 北京：人民卫生出版社.

许霞，刘卫平，杨群培，等，2012. Langerhans 细胞组织细胞增生症 258 例临床病理特征和免疫表型分析. 中华病理学杂志，41（2）：91-96.

中国免疫学会神经免疫学分会，中华医学会神经病学分会神经免疫学组，中国医师协会神经内科分会神经免疫专业委员会，2016. 中国视神经脊髓炎谱系疾病诊断与治疗指南. 中国神经免疫学和神经病学杂志，23（3）：155-166.

Abdel Razek AA，Alvarez H，Bagg S，et al，2014. Imaging spectrum of CNS vasculitis. Radiographics，34（4）：873-894.

Bathla G，Singh AK，Policeni B，et al，2016. Imaging of neurosarcoidosis：common，uncommon，and rare. Clin Radiol，71（1）：96-106.

Bathla G，Watal P，Gupta S，et al，2017. Cerebrovascular manifestations of neurosarcoidosis：an underrecognized aspect of the imaging spectrum. AJNR Am J Neuroradiol，39（7）：1194-1200.

Carlson ML，White JR Jr，Espahbodi M，et al，2015. Cranial base manifestations of neurosarcoidosis：a review of 305 patients. Otol Neurotol，36（1）：156-166.

D'Ambrosio N, Soohoo S, Warshall C, et al, 2008. Craniofacial and intracranial manifestations of langerhans cell histiocytosis: report of findings in 100 patients.AJR Am J Roentgenol, 191（2）: 589-597.

Gaha M, Souillard-Scemama R, Miquel C, et al, 2013. MR imaging of the brain and spinal cord in lymphomatoid granulomatosis: a case report and review of the literature.J Neuroradiol, 40（5）: 364-367.

Grois N, Prayer D, Prosch H, et al, 2005. Neuropathology of CNS disease in Langerhans cell histiocytosis.Brain, 128(Pt4): 829-838.

Hamilton BE, Salzman KL, Osborn AG, 2007. Anatomic and pathologic spectrum of pituitary infundibulum lesions.AJR Am J Roentgenol, 188（3）: w223-w232.

Hebel R, Dubaniewicz-Wybieralska M, Dubaniewicz A, 2015. Overview of neurosarcoidosis: recent advances.J Neurol, 262（2）: 258-267.

Hodge MH, Williams RL, Fukui MB, 2007. Neurosarcoidosis presenting as acute infarction on diffusion-weighted MR imaging: summary of radiologic findings.AJNR Am J Neuroradiol, 28（1）: 84-86.

Hung CH, Chang KH, Chu CC, et al, 2014. Painful ophthalmoplegia with normal cranial imaging.BMC Neurol, 14（1）: 1-7.

Kim JH, Chang KH, Na DG, et al, 2009.Imaging features of meningeal inflammatory myofibroblastic tumor.AJNR Am J Neuroradiol, 30（6）: 1261-1267.

Korchi AM, Cuvinciuc V, Caetano J, et al, 2014. Imaging of the cavernous sinus lesions.Diagn Interv Imaging, 95（9）: 849-859.

Liu H, Chen J, Yu D, et al, 2014.Lymphomatoid granulomatosis involving the central nervous system: A case report and review of the literature.Oncol Lett, 7（6）: 1843-1846.

Lucantoni C, De Bonis P, Doglietto F, et al, 2009. Primary cerebral lymphomatoid granulomatosis: report of four cases and literature review.J Neurooncol, 94（2）: 235-242.

Nakata Y, Sato N, Masumoto T, et al, 2010. Parasellar T2 dark sign on MR imaging in patients with lymphocytic hypophysitis. AJNR Am J Neuroradiol, 31（10）: 1944-1950.

Porto L, Schöning S, Hattingen E, et al, 2015.Central nervous system imaging in childhood Langerhans cell histiocytosis–a reference center analysis. Radiol Oncol, 49（3）: 242-249.

Saleem SN, Said AH, Lee DH, 2007. Lesions of the hypothalamus: MR imaging diagnostic features. Radiographics, 27(4): 1087-1108.

Salma U, Khan NA, Sarker M AS, et al, 2017.Painful ophthalmoplegia of right eye in 40-year-old female - diagnosed as a case of Tolosa-Hunt syndrome. Surv Ophthalmol, 62（3）: 378-382.

Schuknecht B, Sturm V, Huisman TA, et al, 2009. Tolosa-Hunt syndrome: MR imaging features in 15 patients with 20 episodes of painful ophthalmoplegia.Eur J Radiol, 69（3）: 445-453.

Shah R, Roberson GH, Curé JK, 2009. Correlation of MR imaging findings and clinical manifestations in neurosarcoidosis. AJNR Am J Neuroradiol, 30（5）: 953-961.

Smith AB, Horkanyne-Szakaly I, Schroeder JW, et al, 2014. From the radiologic pathology archives: mass lesions of the dura: beyond meningioma-radiologic-pathologic correlation. Radiographics, 34（2）: 295-312.

Whitehead MT, Grimm J, Nelson MD, 2012. Case 185: inflammatory myofibroblastic tumor.Radiology, 264（3）: 912-916.

Zaveri J, La Q, Yarmish G, et al, 2014. More than just Langerhans cell histiocytosis: a radiologic review of histiocytic disorders.Radiographics, 34（7）: 2008-2024.

第十二章　自身免疫性脑炎

自身免疫性脑炎（autoimmune encephalitis，AE）是一类由于免疫系统针对中枢神经系统抗原产生反应而导致的疾病，以急性或亚急性发作癫痫、认知障碍及精神症状为主要临床特点。病理学特点是以淋巴细胞为主的炎症细胞浸润脑实质，并在血管周围形成套袖样结构，组织中未检出病毒抗原核酸及包涵体。1968 年 Corsellis 等首次描述了边缘系统脑炎（limbic encephalitis，LE），伴有小细胞肺癌、乳腺癌以及淋巴瘤等肿瘤性疾病，也称为副肿瘤性边缘叶脑炎。20 世纪 90 年代，对抗神经元抗体的发现，认识到副肿瘤性边缘叶脑炎的发病机制为免疫介导反应，属于自身免疫性疾病，部分边缘系统脑炎往往与肿瘤无关，而且免疫治疗有一定效果。随着实验室检测技术进步和神经细胞特异性抗体谱的扩展，从早期散发性脑炎的模糊定义到自身免疫性脑炎概念的确定以及相关的新型抗神经元抗体不断被发现，为自身免疫性脑炎提供了一系列重要诊断标志物，自身免疫性脑炎疾病谱在不断充实和完善的同时，也提出了诸多新问题与挑战。

第一节　自身免疫性脑炎的分类方法及临床特点

【概述】

根据自身抗体及临床治疗不同，将自身免疫性脑炎分为特异性抗原抗体相关性自身免疫性脑炎和非特异性抗原抗体相关性自身免疫性脑炎，前者包括中枢神经系统副肿瘤综合征和非中枢神经系统副肿瘤综合征，后者包括神经系统结节病、急性播散性脑脊髓炎、原发性中枢神经系统血管炎以及贝赫切特综合征等；根据病理学病变部位不同，将自身免疫性脑炎分为：①灰质普遍受累（脑灰质炎），包括副肿瘤性脑炎、可能副肿瘤相关脑炎、非副肿瘤性脑炎等；②白质受累（白质脑炎），包括急性播散性脑脊髓炎、急性出血性脑脊髓炎等；③内皮细胞受累（血管炎），包括原发性中枢神经系统血管炎、系统血管炎相关性脑炎、结缔组织病相关脑炎等。根据影像学显示的病变部位，将自身免疫性脑炎分为：边缘叶型、边缘叶以外型、混合型及无显著病变型。还有文献将自身免疫性脑炎分为两类：经典的副肿瘤性疾病和神经元细胞膜或突触受体抗血清中抗体相关自身免疫性疾病（即狭义的自身免疫性脑炎）以及其他系统性自身免疫性疾病相关脑炎。

【临床表现】

自身免疫性脑炎往往根据病灶累及不同部位而出现相应临床症状，边缘系统受累最多见，此外颞叶、基底核、下丘脑、脑干、额叶和顶叶皮质、小脑甚至脊髓均会累及。

病灶累及皮质及皮质下白质，会出现癫痫、认知功能障碍等；病灶累及边缘系统，则表现为边缘系统脑炎，出现记忆丧失、精神行为异常及癫痫发作；病灶累及间脑，会出现视神经脊髓炎谱系疾病、急性间脑综合征、发作性睡病等；累及基底核，则表现为基底核脑炎、小舞蹈病、抽动秽语综合征等；病灶累及小脑，会出现副肿瘤性小脑变性、小脑综合征等；累及下丘脑，患者则表现体温升高、体重变化、多睡以及内分泌功能障碍等；累及脑干则表现为 Biekerstaff 脑干脑炎、伴有肌强直及阵挛的进行性脑脊髓炎、僵人综合征、眼阵挛-肌阵挛综合征、极后区综合征等。

近记忆力下降、精神症状、癫痫发作及意识障碍是自身免疫性脑炎最多见临床表现。Lancet Neurol 发布了自身免疫性脑炎诊断路径，自身免疫性脑炎的临床确诊条件为：亚急性起病（3 个月内病情快速进展），症状表现为工作记忆（近事记忆）障碍、癫痫发作或精神症状。临床工作中，对以急性或亚急性起病认知功能障碍、精神行为异常、癫痫发作等患者，通常要考虑到自身免疫性脑炎诊断。

【影像学表现】

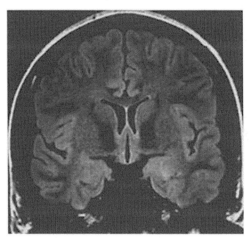

图 12-1-1 抗 GAD/GABA 相关的副肿瘤性脑炎
头颅 MRI 平扫冠状位 FLAIR 示左侧杏仁核轻度高信号改变，诊断：抗 GAD/GABA 相关的副肿瘤性脑炎

自身免疫性脑炎常表现为以边缘系统为主的 T_1WI 低 T_2-FLAIR 高信号，多为双侧对称性病灶，可同时累及双侧海马、杏仁核、岛叶，亦有部分累及丘脑、外囊等边缘系统以外结构。由于边缘系统结构位于侧脑室颞角的深处，为脑脊液所包绕，FLAIR 像去除了游离水的高信号，病灶部分的结合水得以凸显，故 FLAIR 像均较 T_2WI、T_1WI 序列更清晰显示病灶范围，因此选择合理扫描序列对准确诊断非常重要。

【病例分析一】

男性患者；进行性近记忆减退，伴行为异常（图 12-1-1）。

【病例分析二】

既往确诊乳腺癌患者；痉挛性四肢瘫伴多发性感觉运动神经病（图 12-1-2）。

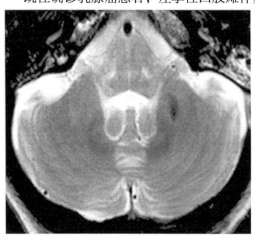
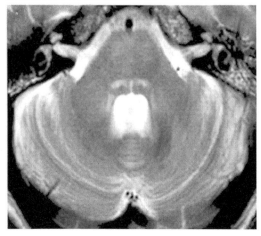

A   B

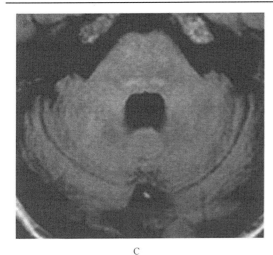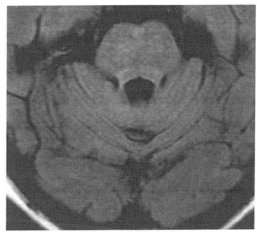

C　　　　　　　　　　　　　　　　　　D

图 12-1-2　抗 Ri 抗体相关的副肿瘤性脑炎

A、B（T₂WI）及 C、D（FLAIR）示延髓及脑桥弥漫性高信号，诊断：抗 Ri 抗体相关的副肿瘤性脑炎

第二节　自身免疫性脑炎特殊综合征

一、抗 N-甲基-D-天冬氨酸受体（NMDAR）脑炎

抗 NMDAR 脑炎是一种抗 NMDAR 相关性自身免疫性脑炎。2005 年 Vitaliani 等报道一组 4 例，均伴良性畸胎瘤的年轻女性脑炎患者的共同临床症状，包括记忆障碍、精神症状、意识障碍和通气不足等，同时体内存在一种不明抗原，主要在海马神经元细胞膜表达。2007 年 Dalamau 等在此类患者体内发现了海马和前额叶神经细胞膜的抗 NMDAR 抗体，并首次命名抗 NMDAR 脑炎，认为该病是一种自身抗体特定作用于 NMDAR 的 NR1 亚基，通过免疫介导而产生副肿瘤性脑炎。NMDAR 为离子型谷氨酸受体，是由 NR1、NR2 和 NR3 亚单位组成异聚体，NR1、NR2 亚基的异构体，主要表达于海马，其次是前脑、基底核、脊髓和小脑。因此，抗体更易影响与人的记忆、人格、运动和自主控制功能相关区域，患者从而表现出人格改变、认知能力受损、精神异常、心律失常及呼吸功能障碍等常见症状。目前抗 NMDAR 脑炎发病机制尚未完全阐明，如何提高诊断、寻找最佳治疗方案尚需积累更多临床经验，需更长时间随访以明确抗 NMDAR 脑炎与各类肿瘤性疾病的相关性。

抗 NMDAR 脑炎患者临床主要表现为以下特点：多于发病前 2 周出现发热、头痛、腹泻等前驱症状；早期即出现显著精神症状，包括焦虑、失眠、恐惧、躁狂等，此外还可伴有语言障碍；有些出现厌食及摄食过度，其中强迫性摄食被认为是抗 NMDAR 脑炎特征性表现。运动障碍，尤其以口-舌-面肌不自主运动表现最为突出，其他运动障碍症状还可有肢体及躯干肌肉舞蹈样徐动、手足不自主细小运动、肌强直、角弓反张、动眼危象等同时或交替出现。自主神经功能障碍主要表现为唾液分泌亢进、高热、心律不齐、血压不稳、勃起功能障碍等。值得注意的是，部分患者还可出现不能用中枢神经系统疾病或心脏疾病解释的心跳骤停；另有一些患者可表现为呼吸衰竭，需要呼吸机辅助通气，但却不能用肺感染解释其病因。

2016 年 2 月 *Lancet Neurol* 发表了"自身免疫性脑炎诊断路径指南"（以下简称指南），指南将抗 NMDAR 脑炎单独列出，并且首次提出详细的临床诊断和确定诊断标准，根据 6

项主要临床症状：行为异常或认知功能障碍、言语功能障碍、癫痫发作、运动障碍或僵直/姿势异常、意识障碍、自主神经功能障碍或中枢性低通气和脑电图或实验室检查结果即可诊断可能的抗 NMDAR 脑炎，而确定诊断仍须脑脊液抗体检测阳性（表 12-2-1）。

表 12-2-1　抗 NMDAR 脑炎诊断标准

分类	诊断标准
拟诊抗 NMDAR 脑炎	必须满足以下 3 项标准可诊断：
	1. 快速起病（病程小于 3 个月），临床表现具备其中 6 项主要症状中的至少 4 项：①行为异常（精神症状）或认知障碍；②言语功能障碍（连续的无法打断的强制言语、言语减少、缄默）；③癫痫发作；④运动障碍、异动症或肌强直/异常姿势；⑤意识水平下降；⑥自主神经功能障碍或中枢性通气不足
	2. 至少其中 1 项辅助检查发现异常：①异常脑电图（局灶性或弥漫性慢波或节律异常、痫样放电或异常 δ 波）；②脑脊液细胞数增多或出现寡克隆带
	3. 可排除其他可能的病因
	注：如伴发畸胎瘤则只要满足 6 项主要症状中的至少 3 项即可诊断
确诊抗 NMDAR 脑炎	1. 临床表现出现上述 6 项主要症状中的 1 项或多项
	2. 抗 NMDAR（GluN1 亚基）IgG 抗体阳性
	3. 排除其他可能的病因
	注：抗体检测应包括脑脊液，如仅有血清样本，血清检测抗体阳性后需再重复检测确定抗体阳性

头部 MRI 表现不典型，可以完全正常，亦可于海马、大脑皮质、基底核、丘脑等部位 FLAIR 像高信号，病灶并不局限于边缘系统，而且与其临床表现不一定密切相关。Dalmau 等对 100 例患者分析显示，55% 患者 T_2 或 FLAIR 像表现为高信号，主要出现在颞叶中部、额叶岛回及海马，也可见于胼胝体、小脑、脑干等部位，脊髓罕见；影像改变往往是可逆的。

抗 NMDAR 脑炎应与以下疾病相鉴别：

1. 单纯疱疹病毒性脑炎　呈急性发病，病情进展十分迅速，病程中可出现偏侧或双侧肢体瘫痪、失语、共济失调、癫痫发作等。少数患者以精神症状为首发，其影像学及脑电图表现可类似于抗 NMDAR 脑炎，必要时可行血清和脑脊液特异性抗体检测。

2. 精神疾病及抗精神失常药物反应　早期抗 NMDAR 脑炎患者精神症状明显，常被诊断为精神病而收入精神病院。此外，某些抗精神失常药物亦可影响 NMDAR 功能，如氯胺酮等可导致同样症状，包括精神行为异常、锥体外系表现以及自主神经功能障碍等。

3. 其他自身免疫性脑炎及脑病　如抗 α-氨基-3-羟基-5-甲基-4-异唑丙酸受体（AMPAR）抗体或抗电压门控性-钾离子通道（VGKC）抗体相关性边缘性脑炎（LE）。抗 AMPAR 抗体脑炎患者多伴有系统性肿瘤，包括肺癌、乳腺癌和恶性胸腺瘤等，主要表现为记忆力减退、癫痫发作等；而抗 VGKC 抗体脑炎患者也可有颞叶癫痫、情景记忆损害、精神症状等表现，MRI 平扫 T_2WI 可见单侧或双侧颞叶高信号。

4. 桥本脑病　是伴有甲状腺自身抗体水平升高性脑病，甲状腺功能正常或轻度改变，以女性多见，临床表现为痴呆、癫痫发作、肌阵挛、意识障碍、卒中样发作等。MRI 检查可出现单侧或双侧颞叶内侧异常信号。脑电图显示三相波或周期性尖波，但弥漫性慢波也不少见。脑脊液检查可见蛋白质定量升高。桥本脑病有时可与抗 NMDAR 脑炎混淆，甲状腺自身抗体滴度显著升高可资鉴别。

5. 其他中枢神经系统疾病　临床上还应注意与代谢性脑病（如 Wernicke 脑病）、大脑胶质瘤病（GC）进行鉴别，另外少见的发作性睡病、Rasmussen 综合征（RS）、狂犬病在发病的不同阶段也会出现类似抗 NMDAR 脑炎的临床表现，需根据其病史、临床特点和辅助检查明确诊断。

抗 NMDAR 脑炎治疗的重点在于及时启动免疫治疗及早期诊断与治疗原发性肿瘤。早期一线免疫治疗病情可有所好转，包括静脉滴注大剂量糖皮质激素、静脉注射免疫球蛋白或血浆置换疗法。对治疗后临床症状仍未改善患者，需要环磷酰胺或利妥昔单抗等二线免疫抑制剂。目前认为，早期治疗有效，而在治疗中断或减量时，病情有可能加重。约 75% 的抗 NMDAR 抗体阳性患者经治疗后病情可恢复或伴有轻度后遗症，其他患者则遗留严重功能障碍或死亡。有 15%～25% 患者病情可反复发作，其缓解期从数月至数年不等，期间常无临床症状，首次发作时未接受免疫治疗患者更易复发。

【病例分析一】

女性，44 岁；既往体健，突发急性精神障碍（图 12-2-1）。

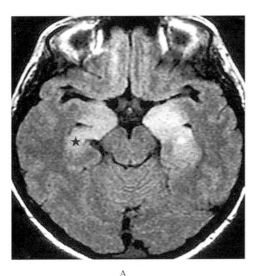
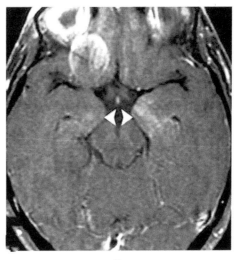

A　　　　　　　　　　　　　　　B

图 12-2-1　抗 NMDAR 脑炎

A. FLAIR 示双侧不对称杏仁核和海马高信号（★），以左侧为著；B. 增强 T_1WI 示左侧海马轻度强化（箭头），考虑自身免疫性脑炎，检测抗 NMDAR 自身抗体（＋）

二、AMPA 受体抗体脑炎

AMPA 受体抗体脑炎常见于女性患者，70% 患者存在不同类型肿瘤。常表现为典型边缘系统脑炎症状，如癫痫、记忆力受损和精神症状。普通型 AMPA 受体抗体脑炎的影像学特点为海马及颞叶内侧受累，远期可见相应区域萎缩，但皮质累及相对少。Lai 等报道 9 例 AMPA 患者有 8 例出现 T_2-FLAIR 颞叶内侧及海马高信号，其中 2 例病灶累及岛叶、额叶、枕叶及小脑，多数患者免疫治疗效果好。爆发型 AMPA 受体抗体脑炎的影像学特点为显著进行性脑萎缩，尤其以皮质萎缩明显。

【病例分析二】

女性，67岁；进行性记忆力减退伴行为障碍，既往诊断乳腺癌。AMPA 受体抗体（＋）（图 12-2-2）。

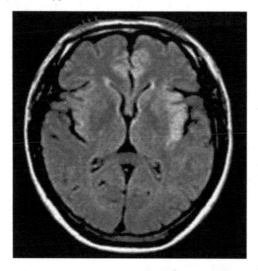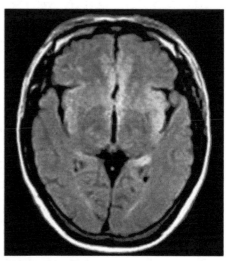

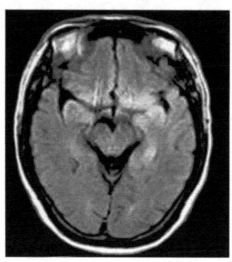

图 12-2-2　AMPA 受体抗体脑炎

头颅 MRI T_2-FLAIR 像可见双侧额叶眶回、双侧岛叶、左侧海马、左侧前颞叶皮质内见片状高信号影，以左侧为主

三、抗电压门控性钾通道相关抗体脑炎

在边缘系统脑炎，神经性肌强直及 Morvan 综合征检出针对抗电压门控性钾通道相关抗体。研究显示这些抗体不直接作用于抗电压门控性钾通道，而是抗电压门控性钾通道复合物相关靶蛋白，如 LGI1、CASPR2。

四、CASPR2 抗体相关脑炎

CASPR2 抗体相关脑炎常见于 60 岁左右男性，可广泛侵及中枢神经系统和周围神经系统，表现为多灶性脑炎或边缘系统脑炎、周围神经过度兴奋、神经性肌强直、肌肉抽搐、肌束震颤或 Isaacs 综合征，或两者共同存在 Morvan 综合征。Morvan 综合征症状包括神经性肌强直、失眠、精神错乱、遗忘幻觉等精神症状，多汗、心血管功能异常等自主神经功能异常以及神经病理性疼痛。CASPR2 抗体脑炎患者中，合并肿瘤者少于 40%，多为胸腺瘤，伴胸腺瘤患者预后不良，不伴胸腺瘤患者大多对免疫治疗反应良好。患 Morvan 综合征 25 例患者中 23 例 MRI 正常，1 例出现右侧额叶 T_2WI 高信号，1 例出现对称性海马高信号伴进行性萎缩。尽管 MRI 表现正常，4 例患者 PET 均发现显著代谢异常。

【病例分析三】

男性，71 岁；复杂部分性发作伴认知障碍，CASPR2 抗体（＋）。予以免疫治疗如静脉免疫球蛋白、血浆置换及利妥昔单抗后，临床症状轻度改善（图 12-2-3）。

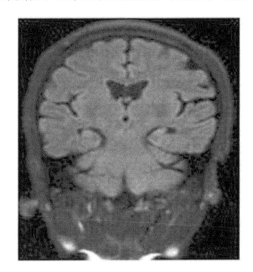
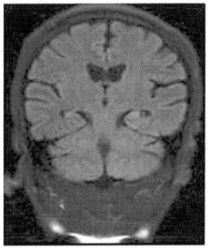
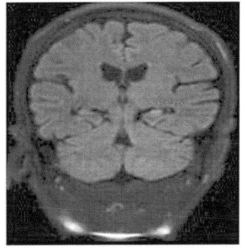

图 12-2-3　CASPR2 抗体相关脑炎

头颅 MRI T_2-FLAIR 像可见双侧海马轻度信号增高、体积较小，侧脑室颞角扩大

五、富亮氨酸胶质瘤失活 1 蛋白（leucine-rich glioma inactivated 1，LGI1）抗体脑炎

LGI1 抗体脑炎临床表现多为各种类型癫痫、意识障碍及低钠血症。面-臂肌张力障碍发作（faciobrachial dystonic seizure，FBDS）是由 Irani 提出的一种癫痫样发作，是 LGI1 抗体脑炎有别于其他自身免疫性脑炎的特征性表现，常早于其他临床症状出现，除此之外可出现其他类型癫痫发作，如全身强直-阵挛发作、复杂部分性发作、猝倒发作、伴有立毛肌收缩的单纯部分发作、反复胸部不适感的部分性发作、非惊厥性癫痫持续状态等。FBDS发作间期脑电图不具有特征性，可表现为双侧额颞叶慢波或轻度弥漫性，也有部分患者脑电图完全正常。认知功能障碍主要表现为定向力障碍、记忆力下降以及性格改变等。60%～80%的 LGI1 抗体脑炎患者有顽固性低钠血症，大多数为抗利尿激素分泌不当综合征，并且合并低钠血症比例远高于其他神经元表面抗体相关脑炎，LGI1 这一作用靶点可能与低钠血症有关。典型的 MRI 特点是颞叶内侧包括海马区域 T_2-FLAIR 高信号以及海马进行性萎缩改变，但是部分患者 MRI 未见明显异常，可见基底核代谢改变，增强扫描常可见不强化或轻度强化。LGI1 抗体脑炎很少有系统性肿瘤，且病程早期启动免疫治疗预后较好。

【病例分析四】

女性，92 岁；面、臂肌张力障碍发作，予以静脉丙种球蛋白治疗后症状缓解（图 12-2-4）。

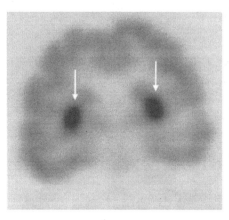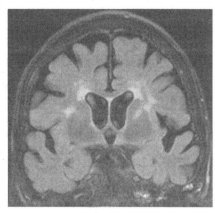

A B

图 12-2-4 LGI1 抗体脑炎

A. FDG PET 显像显示双侧纹状体高代谢；B. FLAIR 像显示中度脑萎缩、白质脱髓鞘改变，基底核区未见明显异常

六、谷氨酸脱羧酶抗体脑炎

谷氨酸脱羧酶抗体多作为 1 型糖尿病诊断生物标志物，也存在于自身免疫性疾病如甲状腺疾病、类风湿关节炎。在中枢神经系统谷氨酸受体（mGluR）1 主要表达于小脑，mGluR5 主要表达于海马，由于分布不同，抗 mGluR5 抗体阳性患者可表现为类似边缘系统脑炎临床症状，多见于霍奇金淋巴瘤患者。高滴度谷氨酸脱羧酶抗体常伴随不同神经系统综合征，如僵人综合征、小脑性共济失调和边缘系统脑炎，MRI 表现为典型颞叶内侧 T_2-FLAIR 高信号，伴随顺行记忆丧失和语言受累，相比其他定向力障碍似乎不多见。

【病例分析五】

女性，53 岁；胆囊癌患者，癫痫、共济失调伴认知力减退，GAD 抗体（＋）（图 12-2-5）。

七、多巴胺-D2 受体抗体脑炎

多巴胺-D2 受体抗体多见于基底核脑炎儿童，表现为帕金森症状、意识障碍及精神症状。Dale 等报道 50% 患者 MRI 表现异常，显示丘脑、苍白球、尾状核 T_2-FLAIR 高信号，尽管在一些病例中免疫治疗效果好，但是仍然存在运动、认知及精神损害；随访复查，2 名患者出现基底核萎缩和胶质增生及相关的持续性认知和心理损害。

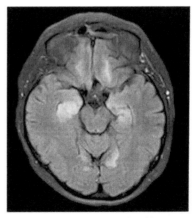

图 12-2-5 谷氨酸受体抗体脑炎
FLAIR 像显示双侧颞叶内侧高信号，延伸至岛叶及额叶皮质

八、甘氨酸受体抗体脑炎

甘氨酸受体常分布于丘脑、脑桥尾侧和脊髓。抗 GlyR 抗体脑炎最典型表现是伴有肌强直和肌阵挛的进展性脑脊髓炎（progressive encephalomyelitis with rigidity and myoclonus，PERM），其他表现包括僵人综合征、过度惊吓症、脑干脑炎、边缘系统脑炎及脱髓鞘性视神经病等。PERM 患者比僵人综合征患者易发生眼球运动障碍、脑神经麻痹、脑干功能障碍及自主神经失调，不典型症状包括行为睡眠改变、癫痫、牙关紧闭症和神经性瘙痒，经血浆置换和激素治疗患者症状可改善，个别患者可同时存在抗 GlyR、GABAB 受体、GAD65、TPO 和甲状腺球蛋白抗体。Carvajal-Gonzalez 等对 36 例甘氨酸受体抗体脑炎患者研究发现，仅 2 例患者有颞叶信号改变，2 例存在非特异性白质病变和小血管病变，4 例患者显示脊髓病灶，1 例患者存在长节段脊髓病灶。McKeon 等报道甘氨酸受体抗体脑炎患者存在广泛脑萎缩以及双侧丘脑、枕叶白质、小脑上脚、左桥臂 T_2WI 信号异常，但绝大多数患者影像学正常。

九、GABA$_A$ 受体抗体相关脑炎

GABA$_A$ 受体抗体相关脑炎患者男性多见，最突出症状是认知障碍和癫痫，癫痫发作之前往往伴有认知障碍或精神症状，如抑郁症、缄默等，可能伴眼阵挛、共济失调、舞蹈病、偏瘫等症状。血清或脑脊液中抗体滴度水平与癫痫程度相关，高滴度患者往往会进展为难治性癫痫或癫痫持续状态。几乎所有患者 MRI 均存在异常，表现为皮质和皮质下多灶性或弥漫性 T_2-FLAIR 像高信号。

十、GABA$_B$ 受体抗体脑炎

GABA$_B$ 受体在大脑中表达，特别是在海马、丘脑和小脑浓度较高。动物实验表明该受体缺失或抑制会导致癫痫、记忆力障碍以及行为障碍。患者多数以癫痫起病，伴记忆力障碍、意识障碍等边缘性脑炎症状，部分患者可能出现小脑性共济失调、肢体阵挛及自主

神经功能障碍和通气障碍等，甚至出现精神障碍。$GABA_B$ 受体脑炎患者通常合并肿瘤，多表现为小细胞肺癌，除此之外可能合并神经内分泌肿瘤、胸腺癌、黑色素瘤等。大多数患者 MRI 表现为单侧或双侧颞叶内侧、海马区域、杏仁核等部位 T_2-FLAIR 高信号，部分患者会出现脑叶异常信号，额叶、颞叶和扣带回皮质 T_2-FLAIR 高信号。文献报道这部分患者的病灶进行性萎缩。FDG PET 显示患者颞叶内侧高代谢、皮质区域低代谢改变。

【病例分析六】

女性，46 岁；部分阵挛发作，$GABA_B$ 受体抗体（＋）（图 12-2-6）。

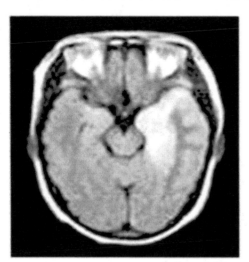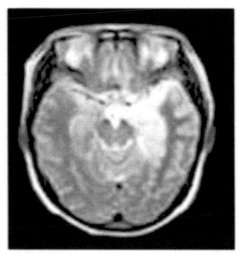

图 12-2-6　$GABA_B$ 受体抗体脑炎

头颅 MRI T_2-FLAIR 示左侧颞叶内侧及岛叶肿胀，见大片状高信号，占位效应不明显

十一、二肽基肽酶样蛋白-6 抗体脑炎

二肽基肽酶样蛋白-6 抗体脑炎是 Kv4.2 钾通道家族细胞表面辅助亚单位，可以增强其功能。抗 DPPX 抗体可引起中枢神经系统过度兴奋，包括躁动、肌阵挛、震颤、癫痫和多器官（包括胃肠道、膀胱、心脏等）自主神经功能失调。Boronat 等 2013 年报道了 4 例躁动、意识模糊、肌阵挛、震颤和癫痫患者，检测到二肽基肽酶样蛋白-6 自身抗体，MRI 仅出现非特异性脑室旁及皮质下白质 T_2-FLAIR 信号增加。近期 Tobin 等一项研究报道了 20 名二肽基肽酶样蛋白-6 抗体患者不同的神经症状，包括健忘、精神病、癫痫发作、眼球运动障碍、共济失调、吞咽困难以及中枢神经兴奋过度症状，包括肌阵挛、惊恐、肌强直及反射亢进，此外，患者出现自主神经功能障碍如腹泻、胃轻瘫及膀胱功能障碍，腹泻作为抗 DPPX 抗体脑炎前驱症状较常见，可能与其在肌间神经丛表达有关。尽管存在严重神经系统损害，13 名患者中 9 名 MRI 表现正常，另外 4 名仅显示非特异性异常。

（李　鑫　张　刚　宫　利　高　波）

参 考 文 献

王得新，刘磊，2012. 自身免疫性脑炎现代概念与分类. 中国实用内科杂志，32（11）：824-825.

邹翎，吕曦，唐鹤菡，等，2010. 急性边缘性脑炎的磁共振影像学表现.华西医学，25（6）：1105-1107.

Christian M，Korff MD，Paloma P，et al，2011. Encephalitis associated with glutamic acid decarboxylase autoantibodies in a child：a treatable condition . Arch Neurol，68（8）：1065-1068.

Clerinx K，Breban T，Schrooten M，et al，2011. Progressive encephalomyelitis with rigidity and myoclonus：resolution after thymectomy. Neurol，76（3）：303-304.

Dale RC，Merheb V，Pillai S，et al，2012. Antibodies to surface dopamine-2 receptor in autoimmune movement and psychiatric disorders. Brain，135（Pt 11）：3453-3468.

Dalman J，Lancaster E，Martinez-Hemandez E，et al，2011. Clinical experience and laboratory investigations in patients with anti-NMDAR encephalitis.Lancet Neurol，10（1）：63-74.

Dalmau J，Gleichman AJ，Hughes EG，et al，2008. Anti-NMDA-receptor encephalitis：case series and analysis of the effects of antibodies. Lancet Neurol，7（12）：1091-1098.

Geichman AJ，Panzer JA，Baumann BH，et al，2014. Antigenic and mechanistic characterization of anti-AMPA receptor encephalitis. Ann Clin Transl Neurol，1（3）：180-189.

Graus F，Saiz A，Dalmau J，2010. Antibodies and neuronal autoimmune disorders of the CNS. J Neurol，257（4）：509-517.

Honnorat J，2010. Is autoimmune limbic encephalitis a channelopathy. Lancet Neurol，9（8）：753-755.

Lancaster E，Huijbers MG M，Bar V，et al，2011.Investigations of caspr2，an autoantigen of encephalitis and neuromyotonia.Ann Neurol，69（2）：303-311.

Lancaster E，Lai M，Peng X，et al，2010. Antibodies to the GABA$_B$ receptor in limbic encephalitis with seizures：case series and characterisation of the antigen. Lancet Neurol，9（1）：67-76.

Lancaster E，Martinez- Hernandez E，Titulaer MJ，et al，2011. Antibodies to metabotropic glutamate receptor 5 in the Ophelia syndrome. Neurol，77（18）：1698-1701.

Lancaster E，Martinez-Hernandez E，Dalmau J，2011. Encephalitis and antibodies to synaptic and neuronal cell surface proteins. Neurol，77（2）：179-189.

Ney DE，Messersmith W，Behbakht K，2014. Anti-ma2 paraneoplastic encephalitis in association with recurrent cervical cancer. J Clin Neurol，10（3）：262-266.

Olsen AL，Lai Y，Dalmau J，et al，2015.Caspr2 autoantibodies target multiple epitopes.Neurol Neuroimmunol Neuroinflamm,2(4)：e127.

Petit-Pedrol M，Armangue T，Peng X，et al，2014. Encephalitis with refractory seizures，status epilepticus，and antibodies to the GABAA receptor：a case series，characterisation of the antigen，and analysis of the effects of antibodies.Lancet Neurol，13（3）：276-286.

Ramanathan S，Mohammad SS，Brilot F，et al，2014. Autoimmune encephalitis：Recent updates and emerging challenges.J Clin Neurosci，21（5）：722-730.

Siraishi W，Iwanaga Y，Yamamoto A，2015. A case of an anti-ma2 antibody-positive patient presenting with variable CNS symptoms mimicking multiple system atrophy with a partial response to immunotherapy.Rinsho Shinkeigaku，55（2）：96-100.

Szots M，Marton A，Kover F，et al，2014.Natural course of LGI1 encephalitis：3-5 years of follow-up without immunotherapy.J Neurol Sci，343（1-2）：198-202.

Tanriverdi O，Meydan N，Barotca S，et al，2013.Anti-Yo antibody mediated paraneoplastic cerebellar degeneration in a female patient with pleural malignant mesotbelioma. Jpn J Clin Oncol，43（5）：563-568.

Totland C，Aarskog NK，Eichler TW，et al，2011.CDR2 antigen and Yo antibodies. Cancer Immunol Immunother，60（2）：283-289.

Valpione S，Zoccarato M，Parrozzani R，et al，2013. Paraneoplastic cerebellar degeneration with anti-Yo antibodies associated with metastatic uveal melanoma.J Neurol Sci，335（2）：210-212.

Wei YC，Liu CH，Lin JJ，et al，2013.Rapid progression and brain atrophy in anti-AMPA receptor encephalitis. J Neuroimmunol，261（1-2）：129-133.

第十三章 脑 膜 炎

脑膜炎（meningitis）系指脑膜弥漫性炎症性改变，可由细菌、病毒、真菌、螺旋体、原虫、立克次体、肿瘤及白血病等各种生物性致病因子侵犯脑膜和脊髓膜引起。其中细菌性脑膜炎症状严重，若治疗不及时，可能会在数小时内死亡或造成永久性脑损伤；病毒性脑膜炎大多数患者能完全恢复，少数遗留后遗症。脑膜炎可累及硬脑膜、蛛网膜和软脑膜。硬脑膜炎多继发于颅骨感染，自从抗生素广泛应用以来，其发病率已大为减少。软脑膜炎则颇为常见，包括蛛网膜和软脑膜炎症。脑膜炎绝大部分由病原体引起，包括细菌、真菌、病毒、寄生虫；少数由刺激性化学药品（如普鲁卡因、甲氨蝶呤）引起。近年来流行性脑膜炎发病率有所下降，而结核性、病毒性、霉菌性、寄生虫病及性病等所引起脑膜炎、脑炎却有所增加。

【脑膜炎分类】

一般临床上分为化脓性（细菌性）脑膜炎、非化脓性脑膜炎两大类。其他少见的有癌性脑膜炎、Mollaret 脑膜炎、药物性脑膜炎等。

细菌性脑膜炎分为：①双球菌脑膜炎（流脑）；②肺炎链球菌脑膜炎；③流感杆菌脑膜炎；④葡萄球菌脑膜炎；⑤其他少见的有大肠杆菌、肺炎杆菌、铜绿假单胞菌等引起的脑膜炎。非典型性化脓性脑膜炎（结核性脑膜炎）由结核分枝杆菌引起。

非化脓性脑膜炎由病毒、真菌、螺旋体、寄生虫引起，少数由性病引起。①病毒性脑膜炎包括：单纯疱疹病毒性脑膜炎、带状疱疹病毒性脑膜炎（水痘、带状疱疹）、巨细胞性病毒性脑膜炎，其他少见病毒有腮腺病毒、肠道病毒、柯萨奇病毒、脊髓灰质炎性病毒等；②变态反应性脑膜炎：预防接种后（如百日咳、牛痘疫苗、狂犬疫苗接种后）发生的脑脊髓膜炎；③真菌性脑膜炎：包括新型隐球菌、念珠菌、曲霉菌、毛霉菌等引起的脑膜炎；④螺旋体性脑膜炎：有钩端螺旋体、梅毒螺旋体等引起的脑膜炎；⑤寄生虫病性脑膜炎：包括脑囊虫、弓形虫、旋毛虫、广州管圆线虫、血吸虫等引起的脑膜炎。

【临床表现】

最常见症状是严重头痛，约90%细菌性脑膜炎均可出现，其次是颈强直、精神障碍，少数有视盘水肿、畏光、恐响症，但小儿常不出现上述症状，可能仅表现焦躁，新生儿至6个月大婴儿可出现囟门膨出。脑膜炎典型三联征：高热、颈强直、精神障碍，但只有45%细菌性脑膜炎会表现出典型三联征；如果这三项症状都未出现，发生急性脑膜炎的概率小；95%患者表现头痛、发热、颈强直和神志改变4项症状中的2项。如炎症侵犯脑实质，可出现神经系统体征，如昏迷、抽搐、精神障碍、人格改变、肢体瘫痪及病理征等。几种常见类型脑膜炎如下。

1. 细菌性脑膜炎 其中以脑膜炎球菌引起最多，其次是肺炎链球菌、流感杆菌、大肠杆菌。细菌性脑膜炎通过外伤、耳、鼻及皮肤感染或手术时通过血液循环产生菌血症、败血症而发展为脑膜炎或脑实质损害。任何年龄均可发病，外周血象很高，以中性粒细胞为主，常合并其他脏器炎症。实验室检查：脑脊液（CSF）外观浑浊，压力很高，以中性粒细胞为主，糖、氯化物含量降低。但少数早期细胞数不高，数小时后成为化脓性，必要时应重复行腰穿检查。CSF 涂片、细菌培养（血液、CSF）可找到致病菌。流脑有一定季节性，冬春季多见，暴发性流脑因内毒素作用，导致血液循环障碍，产生弥散性血管内凝血，很快出现休克、抽搐、昏迷甚至呼吸、循环衰竭死亡。

2. 结核性脑膜炎 发展慢，容易复发，以中、青年多见，早期出现结核中毒症状，如低热、精神欠佳、易疲劳、头晕、头痛、食欲下降、夜间盗汗、体重减轻，严重者头痛、呕吐或有癫痫发作、精神症状、意识改变、偏瘫；除颈强直外，伴有脑神经、动眼神经、展神经、面神经等损害；有脑外结核病史，如肺、肾、肠道、盆腔等可协助诊断；实验室检查周围血象正常，也可偏高。腰穿示 CSF 压力升高，外观稍混，或毛玻璃样改变，久置后表面有薄膜形成，脑脊液白细胞计数一般在 $100\sim500\times10^6/L$，蛋白升高在 $300\sim500mg/L$ 以上，以淋巴细胞为主，糖、氯化物含量降低；CSF 涂片可查及结核分枝杆菌，培养以及动物接种阳性率一般较低，聚合酶链反应（PCR）检查在早期较敏感，但有假阳性，同时检测血清及 CSF 抗结核抗体有助诊断，OT 试验 1∶2000 以上强阳性可协助诊断。

3. 病毒性脑膜炎 包括单纯疱疹病毒、带状疱疹病毒、腮腺、肠道病毒、柯萨奇病毒、水痘及流感病毒等，其中以单纯疱疹病毒性脑膜炎最严重。尽管病毒性脑膜炎种类较多，但临床表现大多相似，表现为发热、头痛、精神症状、癫痫发作、偏瘫，严重者出现恶心、呕吐、行为异常、语言错乱、昏迷、频繁抽搐。单纯疱疹病毒性脑膜炎潜伏期短，一般在 2～12 天，昏迷、抽搐、颈强直明显，死亡率高。实验室检查周围血象大多正常或稍偏高，腰穿示 CSF 正常、无色透明者占 20%，80%的脑脊液检查见细胞数、蛋白轻度升高，糖、氯化物含量正常。

4. 真菌性脑膜炎 多由新型隐球菌引起，人类是隐球菌的主要传染源，特别是接触动物、鸟类粪便及长期使用抗生素、激素患者，血液病、晚期癌症患者化疗后也易患该病。新隐球菌在机体免疫功能下降情况下，中枢神经系统最容易受到感染。CSF 及脑膜、脑实质内存在大量隐球菌。首发症状常有头痛、呕吐、不规则发热，随着病情进展伴脑实质损害，可出现失语、偏瘫、抽搐、精神症状及意识障碍。实验室检查：周围血象正常或升高；腰穿示 CSF 压力升高明显，但细胞数与蛋白改变与结膜性脑膜炎相类似，以淋巴细胞为主，CSF 培养阳性率低，但墨汁染色涂片找隐球菌，阳性率高，多次（4～5次及以上）反复检查 CSF 墨汁染色，通常可找到隐球菌。少数病例在分泌物中及皮肤黏膜查找霉菌有助于提高诊断。CT 或 MRI 检查可发现脑肉芽肿占位表现，也可有小灶性梗死或有脑积水改变，但阳性率不高。

5. 结节病性脑膜炎 该病病因不清，但可累及神经系统任何部位，有研究认为可使100%脑膜受累，所以又称为神经结节病。结节性肉芽肿类似结核病，但无干酪样坏死，找不到结核分枝杆菌。该病可发生于任何年龄，以青少年为主。首发症状有不明原因发热、咳嗽、疲劳、体重下降，类似结核病表现。当脑膜受累时，由于蛛网膜粘连，CSF 循环不畅出现颅内压升高表现，也可出现多数脑神经损害，以舌咽、迷走、面神经损害多见。X线检查：双肺门淋巴结增大，尚有皮肤、肝、肾、脑损害存在。实验室检查：周围血象正常；CSF 压力升高，细胞数、蛋白也可增加，以单核细胞为主，淋巴细胞减少、糖、氯化物含量正常。头颅 CT 及 MRI 可见病变区周围水肿，大脑表面可见多发性小肉芽肿，病理检查为非干酪样肉芽肿可以确诊。

6. 癌性脑膜炎（脑膜癌）　是癌细胞在脑膜转移引起的一种独立性疾病。该病以中老年人常见，有原发病灶存在，如肺、胃、肝、结肠及盆腔肿瘤等。发病缓慢，可见反复头痛、呕吐、颅内压升高表现，也可累及脑神经，如Ⅲ～Ⅶ对脑神经损害表现。脑膜刺激症状明显，少数出现精神症状、癫痫发作甚至昏迷。实验室检查：周围血象正常；CSF 压力可升高，细胞数正常或偏高，但蛋白增高显著，糖、氯化物含量正常，CSF 中找到大小不等成簇的癌细胞，测定血清及 CSF 肿瘤坏死因子含量有助诊断。CT 或 MRI 检查显示：脑组织肿胀、脑沟、脑裂可见线状强化影，同时伴有脑积水等。

7. 螺旋体性脑膜炎　常为钩端螺旋体引起，患者主要来自农村，夏秋季、大雨、洪水季节，有疫水接触史。由于目前性病逐年增多，梅毒螺旋体感染也逐渐增多。表现为发热、头痛、全身肌肉酸痛、眼结膜充血、浅表淋巴结肿大，严重者呕吐、精神症状、抽搐、脑膜刺激症状明显，甚至出现偏瘫、昏迷。实验室检查：外周血象升高，血小板降低。CSF 压力升高，细胞数及蛋白轻中度升高，早期以多形核细胞为主，晚期（2 周后）以淋巴细胞为主，糖、氯化物含量正常。凝溶试验＞1：400 阳性，补体结合试验阳性，早期从尿及 CSF 中可分离出螺旋体。

【影像学表现】

脑膜炎直接影像征象为脑膜增厚强化及炎性渗出导致的脑沟密度或信号异常，间接征象为炎性渗出影响脑脊液循环导致脑室扩大。根据脑膜强化累及部位，其征象可分为 3 种类型：

1. 硬脑膜-蛛网膜强化　由于硬脑膜内层含有丰富的毛细血管网，其微血管缺乏紧密连接，所以正常硬脑膜增强扫描可出现强化，但通常表现为纤细光滑不连续线样影。异常硬脑膜-蛛网膜强化表现为连续较长增粗曲线样或结节状，位于大脑表面，紧贴颅骨内板或沿大脑镰和小脑幕走行。低颅压、感染、炎症、转移瘤、分流术、蛛网膜下腔出血均可出现硬脑膜强化。

2. 蛛网膜-软脑膜强化　为紧贴大脑表面及伸入脑沟内的曲线样强化，常勾画出脑沟轮廓。蛛网膜缺乏血管，而软脑膜含有丰富的小血管和毛细血管，这些小血管和毛细血管伸入脑组织内，由于这些小血管和毛细血管基底膜连接紧密且完整连续，正常情况下蛛网膜-软脑膜不强化，当脑表面、脑沟、脑裂和脑池等部位出现强化时即为异常。急性脑卒中、感染、炎性疾病、转移瘤均可导致蛛网膜-软脑膜强化，其中病毒性脑膜炎表现为菲薄线状强化，而真菌性脑膜炎表现为较厚块状或结节状强化，与蛛网膜下腔肿瘤性病变类似，细菌性脑膜炎改变介于病毒及真菌之间，病毒性脑膜炎除有软脑膜强化外，还可有脑神经强化，正常蛛网膜下腔内的脑神经不强化，出现强化即代表异常。

3. 全脑膜强化即硬脑膜、蛛网膜和软脑膜均强化　多见于富血供脑外肿瘤（如转移瘤、淋巴瘤）和局灶性结核性脑膜炎及肉瘤样病。

不同类型脑膜炎，脑膜强化形态、分布不同。MRI 对于脑膜炎的诊断价值明显优于 CT，不同 MRI 技术对于脑膜强化显示能力亦不同。

第一节 细菌性脑膜炎

【概述】

细菌性脑膜炎（bacterial meningitis，BM）是常见的中枢神经系统感染，其发病率随时间、地理、年龄有差异，发达国家成人中发病率为（4～6）/10 万。常见感染多见于婴幼儿，可局部流行或继发于中耳炎、肺炎、外伤、腰椎穿刺、脑脊液引流、神经外科手术。流感嗜血杆菌、肺炎链球菌、脑膜炎奈瑟菌是细菌性脑膜炎最常见的三种病原体。细菌性脑膜炎可分为社区获得性脑膜炎和医院获得性细菌性脑膜炎，其中医院获得性细菌性脑膜炎（NBM）是严重医院感染，病死率高达 35%，与社区获得性脑膜炎相比，其起病更隐匿、病程更长、病原体更有可能由耐药病原体引起。

【临床表现】

随着抗生素和疫苗广泛使用，细菌性脑膜炎临床表现越来越不典型。脑膜炎症状和体征包括发热、头痛、颈强直、谵妄或精神症状、嗜睡、乏力、癫痫和呕吐。但仅 25%成人有典型临床表现，多数患者临床表现不典型，特别是儿童、老年人和其他免疫功能低下者。部分用过抗生素患者、年龄极大或极小患者及其他免疫功能低下患者可能没有发热。脑膜刺激征是临床诊断脑膜炎的一个客观体征，包括颈强直、克氏征和布氏征。30%细菌性脑膜炎患者有颈强直，一半左右患者克氏征和（或）布氏征阳性，5%～28%成人脑膜炎有癫痫发作，1/3 儿童细菌性脑膜炎有癫痫发作。婴儿脑膜炎表现多无特异性，主要表现为易激惹、嗜睡、拒食、发热、癫痫、呼吸暂停、皮疹或囟门隆起。老年患者临床症状轻微，很少有颈强直和脑膜刺激征，多表现为意识状态改变、癫痫、神经功能缺损。

【实验室检查】

BM 诊断的确认需要脑脊液培养阳性结果支持，需氧和厌氧培养均需要进行。脑脊液培养的缺点主要有需时较长、抗生素使用条件下假阴性结果。脑脊液革兰氏染色具有阳性率低而特异性高的特点。BM 患者经常表现出脑脊液内白细胞增多、白细胞计数 >10/μL、多形核细胞比例>50%、蛋白浓度升高和葡萄糖浓度降低（<1.9mmol/L）特征，但是这些检查对 BM 诊断阳性率和特异性均有限。脑脊液和血液中 C 反应蛋白和血液中降钙素原浓度升高也提示 NBM 可能性，PCR 也被用于诊断细菌性脑膜炎。

【影像学表现】

早期阶段，CT、MRI 影像常表现为正常。一旦感染进展，蛛网膜下腔炎性渗出物增多，脑室系统和蛛网膜下腔轻度扩张，CT 主要表现为脑沟、脑池模糊，脑室扩大，伴有弥漫性脑肿胀；MRI 主要表现在脑沟内高信号改变，如压水序列脑沟及脑池内条片状高信号，增强后呈条片状明显强化，细菌性脑膜炎的强化可沿小脑幕、大脑镰及大脑凸面分布。MRI 优于 CT，不仅用于评价可疑脑膜炎，而且可以发现其他并发症，如硬膜下和（或）硬膜外积脓或积液、血管炎并发症等（在 FLAIR 上更明显）。FLAIR 成像可显示软脑膜和 CSF 的信号增高，由病变导致蛛网膜血管充血扩张、蛋白质含量增高引起。其中增强 FLAIR

扫描对于细菌性脑膜炎具有较好的敏感度和准确性，有助于疾病的早期诊断。

慢性脑膜炎患者中，在初次感染数年后仍可见到异常强化，某些病例可出现基底池周围硬膜增厚，甚至爆米花样硬膜钙化。

【诊断依据】

符合下述三条之一即可诊断：

（1）发热，颅高压症状（头痛、呕吐、婴儿前囟张力高、意识障碍）之一，脑膜刺激征（颈抵抗、布氏/克氏征阳性、角弓反张）之一，脑脊液炎性改变。

（2）发热、颅高压、脑膜刺激征及脑脊液白细胞轻至中度升高，或经抗菌药物治疗后症状/体征消失，脑脊液恢复正常。

（3）在应用抗生素过程中，出现发热、不典型颅高压症状/体征、脑脊液白细胞计数轻度增多，并具有下列情况之一：①脑脊液中抗特异性病原体 IgM 达诊断标准，或 IgG 呈 4 倍升高，或脑脊液涂片找到细菌；②有颅脑侵袭性操作（如颅脑手术、颅内穿刺、颅内植入物）史，或颅脑外伤或腰椎穿刺史；③脑膜附近有感染灶（如头皮切口感染、颅骨骨髓炎等）或有脑脊液漏者；④新生儿血培养阳性。

【鉴别诊断】

细菌性脑膜炎常需要与病毒性脑膜炎、癌性脑膜炎、神经结节病鉴别。

1. 病毒性脑膜炎　病毒性脑膜炎与细菌性脑膜炎在临床症状上常不易区别，实验室检查对鉴别二者有重要意义。脑脊液中糖与血糖比值<0.35、中性粒细胞计数>$1000.0×10^6$/L、蛋白质含量>2.0g/L 时，应高度怀疑细菌性脑膜炎。

2. 癌性脑膜炎　通常有已知的原发肿瘤（淋巴瘤除外），乳腺、肺为最常见颅外原发部位。

3. 神经结节病　表现为软脑膜条带状增强，可有脑室或以硬膜为基底增强表现。

【病例分析一】

女，56 岁；因发热、头痛 20 天入院。呕吐为非喷射性。查体：神志清楚，大内科查体及专科查体均未见异常。血常规：白细胞计数 $6.63×10^9$/L，红细胞计数 $3.48×10^{12}$/L，血红蛋白108g/L；尿常规：尿细菌定量 5.60μl；电解质：钾 3.01mmol/L，钠 130.4mmol/L，氯 92.8mmol/L。脑脊液：白细胞计数 $1560×10^6$/L，红细胞计数 $420×10^6$/L；脑脊液生化检查大致正常；脑脊液细菌培养：肺炎链球菌。肺部 CT 未见明显异常，头颅 MRI 检查示颅内广泛软脑膜强化（图 13-1-1）。

定位诊断　患者有感染中毒症状，结合影像表现，提示位于左侧大脑半球及广泛软脑膜侵犯。

定性诊断　中年患者，急性起病，除低热外无明显阳性症状，多考虑感染性病变；影像见软脑膜强化，脑脊液检查示白细胞计数、红细胞计数升高，提示感染性病变。

行脑脊液细菌培养，为肺炎链球菌，确诊为细菌性脑膜炎。

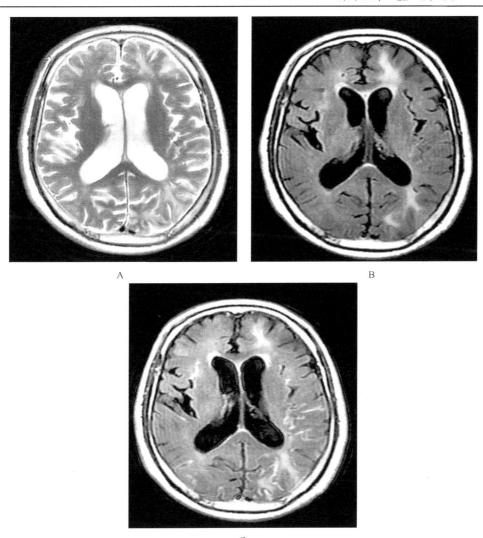

图 13-1-1 细菌性脑膜炎（一）

A、B. 轴位 T_2-FLAIR 示左侧额叶、枕叶少许软化灶，伴胶质增生；C. FLAIR 增强示颅内广泛软脑膜强化

【病例分析二】

男，49 岁；主因耳鸣、听力下降半年，头痛 5 个月，加重伴发热 1 个月就诊。4 个月前曾出现口角向右侧歪斜，左侧眼睑不能完全闭合；发热最高温度达 39.0℃，并出现反应迟钝、烦躁不安，既往中耳炎病史。专科查体：声音嘶哑、左侧眼球向外活动受限，左侧眼睑闭合不紧，左鼻唇沟变浅，其余查体未见异常。脑脊液检查：钾 3.3mmol/L，总蛋白57.8g/L，白蛋白 30.9g/L；血常规：血红蛋白 98g/L，红细胞计数 3.33×10^{12}/L，中性粒细胞百分率为 0.883，白细胞计数 15.71×10^9/L。影像学检查：MRI 提示左侧脑膜（硬脑膜-蛛网膜）明显增厚强化（图 13-1-2）。

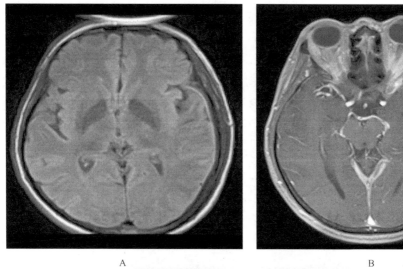

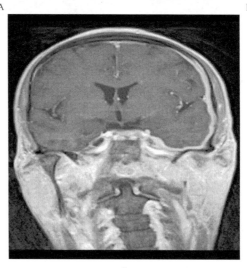

C

图 13-1-2　细菌性脑膜炎（二）

A. 轴位 FLAIR 示左侧脑膜增厚，为颅内板下弧形的高信号；B、C. 增强 T_1WI 示左侧脑膜（硬脑膜-蛛网膜）均匀增厚、强化，边缘光滑

定位诊断　结合影像学表现定位于脑膜。

定性诊断　中年男性，缓慢起病，进行性加重，有感染中毒症状，脑脊液检查示蛋白质含量升高，血常规示白细胞计数升高伴中性粒细胞比例上升，结合影像学表现，考虑脑膜感染导致。

脑脊液细菌培养提示　屎肠球菌，确诊为细菌性脑膜炎。

【治疗及预后】

细菌性脑膜炎是神经科急症，一旦诊断，应尽早给予适当治疗。

第二节 结核性脑膜炎

【概述】

结核性脑膜炎（tuberculous meningitis，TBM）1836 年首次被作为一个独立疾病提出，之后 Robert Koch 在 1882 年证实该病是由结核分枝杆菌引起、以脑膜为主的非化脓性炎症，是常见的、严重的肺外结核病，约占全身结核 6%。结核性脑膜炎一般是在机体抵抗力下降情况下，结核分枝杆菌血行播撒引起，可为全身粟粒型结核病的部分表现，少数为颅内结核瘤、脊椎结核等直接蔓延而致。3～7 岁儿童发病率高，可能与该年龄卡介苗接种 3～5 年后免疫作用大多消失有关。近年来，由于耐药结核病例增加，加之人口流动及 AIDS 流行等因素，全球结核病发病率明显上升，结核性脑膜炎患者也随之增多。

【临床表现】

一般表现：发病年龄过去多为儿童及少年，但近年来成人较多见，起病多缓慢或呈亚急性，大多低热，也可高热，常伴畏寒、畏光、周身酸痛、食欲减退、盗汗、乏力等。婴儿常见症状：情感淡漠、易激惹、呕吐、癫痫发作。临床表现较隐匿，缺少特征性。

神经系统表现：

（1）脑膜刺激征：多数患者早期即出现，一般在患病 1 周左右出现颈强直（75%）、克氏征和布氏征阳性，儿童及老年人此征可不典型。

（2）脑神经损害征象：颅底粘连导致脑神经受损，多见于面神经、动眼神经、展神经及视神经，可以是部分或完全受累，也可单侧或双侧受损，有时为结核性脑膜炎首发表现。

（3）颅内压增高：剧烈头痛、喷射性呕吐、视盘水肿、意识障碍、脑疝，枕骨大孔疝可迅速导致呼吸停止。

（4）脑实质受损：偏瘫、精神症状、抽搐、震颤、舞蹈、共济失调等，均取决于病变损害部位。

（5）脊髓受损：可为完全性或不全性横贯损害，如截瘫、尿便障碍、传导束型感觉障碍、神经根痛、性功能障碍。

（6）自主神经受损：呼吸系统、循环系统、胃肠功能和体温调节紊乱等，可出现肥胖、尿崩症或抗利尿激素增高综合征。

【实验室检查】

血常规检查无特异性，部分患者常规生化表现为低钠血症、低氯血症。结核性脑膜炎患者典型 CSF 表现为蛋白质含量增高（75%患者＞1.0g/L），葡萄糖含量下降（80%患者＜400mg/L），氯化物含量下降（80%患者＜120mg/L）和 CSF 压力增高。

CSF 白细胞计数一般在（100～500）×10^6/L，部分患者高于 500×10^6/L；15%～20%患者在发病初期以中性粒细胞增高为主，随着疾病发展逐渐转为以淋巴细胞为主的混合性细胞反应。

CSF 中腺苷脱氨酶（ADA）水平＞15U/L 时，强烈支持结核性脑膜炎诊断。结核性脑膜炎患者乳酸脱氢酶（LDH4）活性升高，化脓性脑膜炎 LDH3 升高，病毒性脑膜炎 LDH2、LDH1 增高。因此，LDH 同工酶活性检测可作为各型脑膜炎鉴别诊断的重要手段之一。

CSF 涂片检出抗酸杆菌是结核性脑膜炎诊断"金标准",该方法方便、经济,但阳性率仅有 4% 左右。

【影像学表现】

结核性脑膜炎炎性渗出和脑膜增厚容易发生在基底池、外侧裂池,表现为基底池、脑裂和脑沟内脑脊液信号被增厚脑膜部分或者全部替代,T_1WI 表现为高于脑脊液且与脑实质相仿信号,T_2WI 表现为低于脑脊液但等于或者略高于脑实质信号,增强扫描后异常脑膜明显强化,增厚脑膜可以是线样,也可以是不均匀增厚。脑膜增厚的邻近脑实质可出现炎性水肿,表现为不强化,长 T_1 长 T_2 信号。外侧裂脑膜炎常包绕大脑中动脉水平段,引起供血区继发性缺血、梗死表现。基底池病灶可造成脑脊液流动障碍,导致继发性脑积水。

CT 表现:脑裂和脑沟的脑膜增厚表现为脑脊液腔隙内被高于脑脊液密度充填(部分或者全部);发生在基底池时表现为基底池脑膜增厚,可以有点状钙化,增强扫描明显强化,延迟 5min 扫描强化效果最佳。对于软脑膜增厚,延迟 5min 扫描时,增厚脑膜强化程度增加,而脑沟内血管密度减低,可更好地确认软脑膜增厚。

结核室管膜炎影像表现为室管膜增厚,脑部 MRI 平扫显示 T_1WI 高于脑脊液,T_2WI 等于或略高于脑脊液,与正常脑实质相仿;增强扫描明显强化。室管膜粘连时可见不同程度脑室扩张及扭曲变形。

【诊断依据】

(1)有肺结核接触史。

(2)可出现肺部+脑部症状,全身症状如低热、消瘦、盗汗、咳嗽、咯血等症状。

(3)CSF 检查发现蛋白质含量增高,葡萄糖、氯化钠含量下降。

(4)CSF 涂片检出抗酸杆菌是结核性脑膜炎诊断"金标准"。

(5)TBM 影像学主要是脑池狭窄、闭塞及脑膜强化,脑积水为中至重度。

【鉴别诊断】

结核性脑膜炎需要与化脓性脑膜炎、新型隐球菌脑膜炎、流行性乙型脑炎、颅内占位性病变鉴别。

1. 化脓性脑膜炎　临床表现相似,影像学检查早期可发现脑积水,而化脓性脑膜炎除约 50% 婴儿有硬膜下积液外,个别病例晚期才出现脑积水。

2. 新型隐球菌脑膜炎　临床表现和脑脊液酷似结核性脑膜炎,诊断有赖于脑脊液的墨汁染色和培养。

3. 流行性乙型脑炎　有明显季节性,脑脊液中蛋白质含量＜100mg 亦有助于鉴别。

4. 颅内占位性病变　如脑脓肿、听神经瘤等,以头痛、呕吐、视盘水肿为主要表现,为定位体征出现,MRI 可以明确诊断。

【病例分析一】

男,20 岁;因渐起发热、头痛、呕吐 3 天就诊于外院。最高体温 39.3℃,给予抗生素治疗未见好转,逐渐出现浅昏迷。查体:浅昏迷,双侧瞳孔不等大,对光反射稍迟钝,双侧肱二头肌反射、桡骨膜反射、膝腱反射减弱，右侧巴氏征（＋）、Chaddock 征（＋），颈强直。行多次实验室检查，血常规：白细胞计数 $8.5×10^9$/L，中性粒细胞百分率 0.59；血钠：117mmol/L；脑脊液：压力 400mmH$_2$O，白细胞计数 $210×10^6$/L，中性粒细胞百分率 0.15，淋巴细胞计数 0.85，蛋白质 2.4g/L，糖 0.97mmol/L，氯 91.7mmol/L，抗酸染色阴性。T-SPOT 阳性。肺部 CT 示右肺下叶、左肺上叶多发炎症，左肺下叶膨胀不全。头颅 MRI 增强示颅内软脑膜、硬脑膜有不同程度的不规则强化，考虑结核；后行胸腰段脊髓 MRI 平扫：胸椎管内髓外硬膜下广泛不规则异常信号影及软脊膜强化（图 13-2-1）。

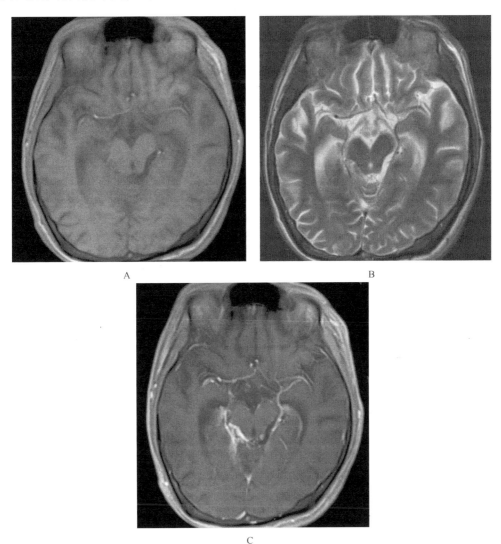

图 13-2-1 结核性脑膜炎（一）

A、B. 轴位 T$_1$WI、T$_2$WI 示环池右侧结构模糊，其内似见等信号充填；C. 增强 T$_1$WI 轴位示环池处脑膜不规则明显强化

定位诊断 结合影像学表现，考虑炎性改变并累及全脑脑膜及部分脑实质以及胸腰段脊髓脊膜。

定性诊断 青年男性，急性起病，有发热、头痛等感染中毒症状，并合并肺部感染、脓毒症以及呼吸衰竭，抗结核治疗后肺部症状明显减轻，但颅高压以及脑脊液感染指标持续恶化并且未查及结核感染证据；T-SPOT 阳性；脑脊液检查示淋巴细胞、蛋白增多明显，多倾向于结核性感染；影像学检查提示广泛脑膜、脊膜受累，考虑结核。

42 天结核分枝杆菌培养未见阳性证据，后行椎管内占位病变活检，病理提示为肉芽肿性炎，诊断结核感染。

【病例分析二】

男，22 岁；因渐起发热、头痛 25 天，加重伴意识不清 1 天入院。既往强直性脊柱炎史。查体：昏睡，眼肌麻痹，脑膜刺激征阳性，双侧角膜反射迟钝，四肢肌张力稍高，右下肢腱反射（+++），余肢体腱反射（++），双侧 Chaddock 征（−）。颈强直，克氏征（+）。血常规：白细胞计数 $18.97 \times 10^9/L$，中性粒细胞百分率 0.928。T-SPOT：结核感染 T 细胞斑点试验抗原 A 39，结核感染 T 细胞斑点试验抗原 B 56。脑脊液：白细胞计数 $416 \times 10^6/L$，淋巴细胞百分率 0.95，蛋白质含量 1.4g/L，葡萄糖含量 1.96mmol/L（同步血糖：4.2mmol/L）。头颅 CT、MRI 增强检查显示右侧基底核区、左侧丘脑区及岛叶异常信号及脑膜（颅底）广泛增厚强化（图 13-2-2）。

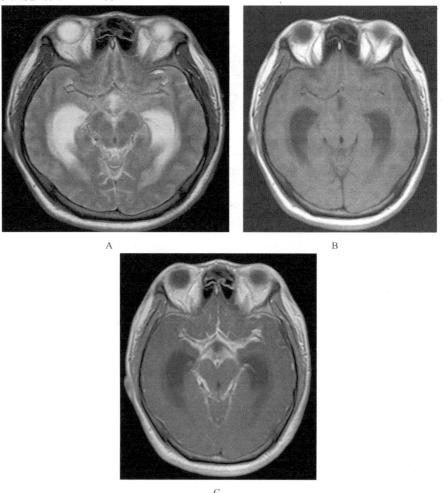

图 13-2-2　结核性脑膜炎（二）

A、B. MRI 平扫示基底池、环池内软组织信号充填；C. 增强 T_1WI 轴位示颅内弥漫软脑膜不规则增厚强化，以基底池、环池处明显

定位诊断 结合影像学表现，考虑病变位于脑膜、展神经以及脑实质。

定性诊断 患者发热时间较长，出现脑神经麻痹以及意识障碍，结合脑脊液检查结果，多考虑为结核性脑膜炎；结合影像学表现，提示脑膜广泛增厚强化，并出现脑实质累及，多考虑结核性脑膜炎。

行脑脊液抗酸染色查见抗酸杆菌、抗结核治疗有效，诊断结核性脑膜炎。

【治疗及预后】

采用三联或四联抗结核药物治疗。早期应用肾上腺皮质激素甚为重要。

第三节 病毒性脑膜炎

【概述】

病毒性脑膜炎由多种病毒感染中枢神经系统并累及脑膜所致，大部分为良性自限性疾病，肠道病毒最常见，占50%~80%，其他包括单纯疱疹病毒、埃可病毒、柯萨奇B组病毒、腺病毒、EB病毒和流感病毒等，常见于儿童、婴儿发病，表现为软脑膜、蛛网膜和脑脊液的急性或慢性炎症渗出。临床上与隐球菌脑膜炎、结核性脑膜炎和化脓性脑膜炎等相比，病毒性脑膜炎发病年龄一般较低，临床症状较轻，但单纯疱疹病毒性脑膜炎引起的症状较为严重，其又称为出血坏死性脑膜炎，死亡率较高。主要表现包括急性起病、精神萎靡、发热头痛、呼吸道症状、精神行为异常、惊厥以及脑膜刺激征等症状，不同患者症状轻重不同，轻者可自行缓解，重者则可以引起严重后遗症，甚至死亡。临床诊断主要依靠症状、流行病学资料、脑脊液检查以及病毒学检查。

【临床表现】

不同类型病毒引起的脑膜炎临床症状不同，大多为急性起病，也有慢性起病者。成人常见的表现主要为头痛、发热、呼吸道症状、颈强直以及精神症状等，体征常见布氏征、克氏征。儿童常见症状为发热、精神萎靡、惊厥、激惹、脑膜刺激征及颈强直。部分患者可出现癫痫表现以及局部神经受损的表现。病毒性脑膜炎较重者可累及脑室和脉络丛，并发脑室外梗阻性脑积水，并发脑炎以及硬膜下积液，也可引起脑血管并发症。病毒性脑膜炎可以引起较严重的头痛，但通常为自限性，但对于毒性较强的单纯疱疹病毒、水痘-带状疱疹病毒引起的病毒性脑膜炎，症状一般较重，可伴随Horner综合征以及展神经麻痹等症状。

【实验室检查】

1. 血常规 可见白细胞升高，主要是淋巴细胞。

2. 腰穿脑脊液检查 可见白细胞升高，其中单纯疱疹病毒性脑膜炎早期主要表现为中性粒细胞升高，随后出现淋巴细胞的升高，轻度蛋白增高，葡萄糖大多数正常，氯化物多正常，也可表现为降低。

3. 血清学检测 PCT和CRP水平病毒性脑膜炎一般较低；急性期和恢复期双份血清标本的中和抗体滴度升高4倍或4倍以上有诊断意义。

4. 病毒学检测 脑脊液 RT-PCR 有一定临床指导意义。

【影像学表现】

病毒性脑膜炎影像表现多无特异性，早期病变常不能发现异常，但影像学手段能够帮助发现病变并准确定位，很多时候也可以对病变性质进行判定。病毒性脑膜炎 CT 平扫大多正常，少部分可见脑室轻度扩大以及脑沟和基底池消失，可有硬膜下积液。

对比增强 MRI 对于诊断病毒性脑膜炎较平扫更有意义，显示蛛网膜-软脑膜非对称性细线状强化，常深入脑沟底部，强化的脑膜整体来说是所有脑膜炎中最细的类型。同时需要注意的是，病毒性脑膜炎细线状有时在普通 T_1WI 增强序列上不容易分辨，延迟增强 FLAIR 序列可更清楚显示异常脑膜，提高检出率，但对于整个病毒性脑膜炎而言检出率仍较低。疱疹病毒引起的严重病毒性脑膜炎可引起脑实质的出血坏死，一般可见额叶、颞叶、放射冠、胼胝体内散在点状或片状低密度灶，还可见点片状出血灶。

【诊断依据】

病毒性脑膜炎主要依靠临床症状和实验室检查诊断，虽然影像学表现无特异性且有时可以表现为正常，但有利于并发症的诊断；延迟增强 FLAIR 有助于发现细微病变，DWI 对于诊断没有帮助。腰穿脑脊液阳性为最佳诊断要点。外周血、脑脊液 PCR 以及血清学检查、流行病学等有助于本病的鉴别诊断。

【鉴别诊断】

病毒性脑膜炎与癌性脑膜炎、结核性脑膜炎以及细菌性脑膜炎等疾病相鉴别。

1. 癌性脑膜炎 通常有已知的原发肿瘤，乳腺和肺的原发肿瘤多见，也有原发于中枢神经系统的肿瘤如胶质母细胞瘤、髓母细胞瘤等。

2. 结核性脑膜炎 小儿结核性脑膜炎起病急、发展快，早期易与病毒性脑膜炎混淆。结核性脑膜炎一般症状较重，影像学更容易出现脑积水以及基底池强化明显等表现，而病毒性脑膜炎更易累及脑实质，出现脑白质受累水肿。结核性脑膜炎脑脊液检查可见白细胞数升高或降低，葡萄糖和氯化物含量降低明显。症状较重的病毒性脑膜炎常误诊为结核性脑膜炎。

3. 细菌性脑膜炎 早期从临床症状和外周血象难以鉴别两者，脑脊液检查发现白细胞总数升高且以中性粒细胞升高为主，葡萄糖含量降低、蛋白质含量升高，符合细菌性脑膜炎诊断。

【病例分析】

男，26 岁；主因发热后精神行为异常 20 余天就诊，伴头痛、呕吐，后出现精神行为异常。查体：言清，语利，应答不切题，查体欠合作，高级认知行为功能减低，双侧肱二头肌反射、肱三头肌反射、桡骨膜反射、膝腱反射以及跟腱反射略活跃，躯干和四肢浅感觉过敏。脑脊液生化：蛋白质 0.1g/L，葡萄糖 3.7mg/L，氯 121.1mg/L；脑脊液细胞学：白细胞计数 $27 \times 10^6/L$，淋巴细胞百分率 0.925，单核细胞百分率 0.075。MRI 平扫显示双侧颞叶、海马区、额叶、枕叶、扣带回、岛叶区皮质下多发异常信号，增强扫描软脑膜及脑实质散在强化，考虑病毒性脑膜炎（图 13-3-1）。

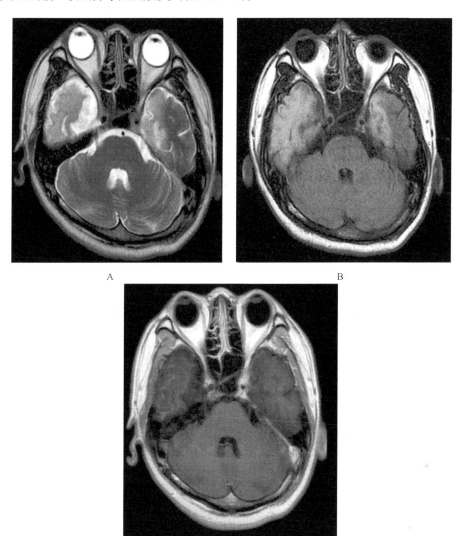

图 13-3-1　病毒性脑膜炎

A、B. T_2-FLAIR 示双侧颞叶局部肿胀并片状信号异常，呈长 T_1 长 T_2 信号，边界模糊；C. 增强 T_1WI 示右侧颞叶软脑膜细线状强化

定位诊断　患者临床表现为发热后精神行为异常，影像学提示病变广泛分布于全脑及脑膜。

定性诊断　慢性临床症状以及查体表现，脑脊液生化及细胞学检查提示白细胞数升高，淋巴细胞所占比例升高，糖及氯化物含量变化不大，考虑感染性病变；影像学检查显示全脑多部位信号异常，考虑病毒性脑炎。

脑脊液 PCR 扩增病毒 DNA　提示为单纯疱疹病毒。

【治疗及预后】

主要是对症治疗。

第四节　真菌性脑膜炎

【概述】

真菌性脑膜炎近年来在临床上发病率逐渐升高，常见菌种包括念珠菌、曲霉菌、毛霉菌、新型隐球菌、放线菌、球孢子菌、组织胞浆菌等，目前临床上常见新型隐球菌，多由接触动物、鸟类的粪便所致。本病多见于 HIV 阳性或其他免疫抑制的患者，以及长期使用抗生素、激素患者或血液病，晚期癌症患者化疗后，由血行播散，呈急性、亚急性或慢性进展，常有发热，伴有恶心、呕吐以及脑膜刺激征，部分患者可出现精神或意识障碍、颅内压增高以及癫痫发作。该病与结核性脑膜炎临床表现相类似，但比结核性脑膜炎更隐匿、病程更长，在早期易误诊为结核性脑膜炎，如抗结核治疗 15～30d 内效果不明显，病情反而加重，头痛更明显，颅内压力增高，视物模糊或下降，同时出现偏瘫，脑膜刺激征加重或有癫痫发作者应考虑真菌性脑膜炎可能。主要病理改变为脑表面、脑底大量浆液性渗出，脑膜和脉络膜明显增厚，同时伴有皮质小结节。部分真菌性脑膜炎如不积极治疗，常可危及生命。

【临床表现】

真菌性脑膜炎可发生在正常人群，但易伴发于长期免疫抑制剂或抗生素治疗、放化疗、艾滋病、严重营养不良和结核患者。常见症状包括发热、头痛、呕吐、恶心、视盘水肿等颅内压增高症状，病程晚期可出现高热、剧烈头痛甚至抽搐等表现，可出现明显脑膜刺激征、脑神经受损表现。当脑膜炎累及脑实质时，可出现嗜睡、烦躁不安、谵妄等精神症状，肢体瘫痪、感觉减退等局灶定位体征。组织胞浆菌脑膜炎感染则可见全身症状，如全身酸痛不适、肝脾大、贫血等。毛霉菌感染则可见面部病灶、鼻窦受累。

【实验室检查】

1. 脑脊液检查　真菌性脑膜炎表现为腰穿压力显著升高，糖含量显著降低。多见蛋白质含量升高，氯化物含量轻至中度减低，乳酸含量大部分正常。脑脊液大多无色、透明，有时可呈轻度浑浊或云雾状。白细胞轻至中度升高，其中淋巴细胞较多。脑脊液改变与结核性脑膜炎类似。

2. 脑脊液涂片及培养　脑脊液的微生物培养仍为诊断本病的金标准，但阳性率较低；脑脊液墨汁染色可发现隐球菌；白念珠菌感染者约半数脑脊液沉渣检查可见致病菌。

3. 乳胶凝集试验　疾病早期感染菌量较大，涂片阳性率较高。

【影像学表现】

脑膜可表现为弥漫性受累，CT 平扫常无特异性表现，可见脑池、脑沟等或高密度影，增强后呈铸型强化，常以基底池出现异常信号为特点。MRI 平扫显示脑池、脑沟内见 T_1WI、

T_2WI 等信号影，增强后明显强化，脑膜可出现小结节状强化，累及脑实质时基底核区可有梗死，累及脑实质可见脑肉芽肿占位表现，可有小灶性梗死或脑积水改变，但不多见。常见的强化部位为软脑膜，可累及视交叉。真菌性脑膜炎可因脑膜粘连而引起脑积水等并发症，幕上脑室系统扩大。当真菌性脑膜炎伴鼻窦肉芽肿，颅底骨质破坏，累及脑实质者，病灶有钙化时，较容易诊断。

隐球菌脑膜炎可有软脑膜强化、脑积水，当累及脑实质时，基底核可有胶状假囊肿形成，无增强。曲霉菌性脑膜炎约 20%可见局限性硬脑膜和蛛网膜增厚。

【诊断依据】

以急性、亚急性起病，表现为发热、颅内压升高、脑膜刺激征等症状，可出现意识混乱、神志模糊、谵妄等精神症状。隐球菌脑膜炎可表现为长期头痛。既往有真菌性脑膜炎的易患因素，如艾滋病等基础疾病，可能有相应真菌接触史。

脑脊液检查：可见脑脊液压力升高，蛋白质含量升高，糖含量降低，氯化物含量轻至中度降低，细胞含量异常。涂片及培养见致病真菌是诊断本病的有力证据。

影像学检查：常无特异性，可表现正常。增强扫描可见脑膜弥漫性或结节状强化，可累及脑实质，出现脑桥、基底核、小脑出血，以及脑积水、脑水肿等并发症。

【鉴别诊断】

真菌性脑膜炎应与结核性脑膜炎以及病毒性脑膜炎等疾病相鉴别。

1. 结核性脑膜炎 两者的影像表现十分相似，难以鉴别。且真菌性脑膜炎早期和结核性脑膜炎临床症状十分相似，但更加隐匿迁延，早期十分容易误诊。当脑膜重度粘连时，脑脊液蛋白质含量可显著升高，其氯化物降低较明显，抗酸染色有可能查见抗酸杆菌。在鞍区、鞍上发现小点状钙化有助于鉴别。

2. 病毒性脑膜炎 有时与病毒性脑膜炎难以区分，两者影像表现均不特异。病毒性脑膜炎增强扫描常表现为均匀线性强化，而真菌性脑膜炎可表现为结节状强化。脑脊液检测出真菌或病毒有确诊意义。

【病例分析一】

男，71 岁；主因受凉后持续性头昏 20 余天，伴间断意识模糊 4 天就诊。查体：意识嗜睡、高级认知功能正常，躯干及四肢肌力均为Ⅳ级，双侧肱二头肌反射、肱三头肌反射、桡骨膜反射、膝腱反射及跟腱反射均减低，颈强直抵抗，余查体未见异常。血象提示白细胞计数 $12.39 \times 10^9/L$，中性粒细胞百分率 0.877。脑脊液细胞学及生化检查：红细胞计数 $8 \times 10^6/L$，白细胞计数 $288 \times 10^6/L$，蛋白质 0.5g/L，葡萄糖 1.3mmol/L，氯 101.1mmol/L。影像学检查显示颅内散在的不规则的软脑膜强化并累及邻近脑实质（图 13-4-1）。

定位诊断 患者临床症状提示局灶性神经功能缺失，定位于大脑实质。

定性诊断 患者受凉后持续性头昏 20 余天，伴间断意识模糊，肌力下降，结合血象以及脑脊液细胞学、生化检查提示感染可能；影像学检查发现多发软脑膜强化累及脑实质，考虑脑膜炎。

脑脊液墨汁染色涂片发现大量隐球菌，确诊为真菌性脑膜炎。

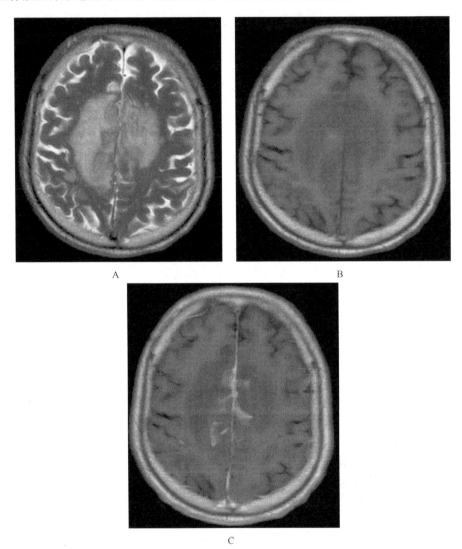

A   B

C

图 13-4-1 真菌性脑膜炎（一）

A、B.T$_1$WI、T$_2$WI 示双侧额顶叶大片异常信号，脑沟显示欠清；C.增强示散在不规则软脑膜强化并累及邻近脑实质

【病例分析二】

女，48 岁；主因间断发热、头痛、视物模糊 1 个月就诊。伴头晕、耳鸣及听力下降，既往患鼻窦炎、泌尿系感染以及白细胞减少症。查体：双侧肱二头肌反射、肱三头肌反射、桡骨膜反射、膝腱反射及跟腱反射均减低。脑脊液检查：糖 8.44 mmol/L，蛋白质 924.08mg/L，细胞学检查见白细胞计数 23×10^6/L，淋巴细胞百分率 0.37，单核细胞百分率 0.55，中性粒细胞百分率 0.07。影像学显示右侧额顶枕叶多发脑出血，周围水肿，左侧颞叶低密度病灶，增强扫描可见左侧额叶及相应脑膜强化，右侧顶叶斑片状强化灶，符合脑膜炎改变（图 13-4-2）。

定位诊断 结合影像学检查提示病灶位于左侧额叶及右侧顶叶。

定性诊断 患者出现亚急性间断发热、头痛、意识模糊，并逐渐加重，提示感染性病变；脑脊液生化及细胞学检查提示蛋白质含量显著升高，白细胞含量升高，其中单核细胞比例上升，考虑感染性病变；影像学表现符合脑膜炎。

脑脊液墨汁染色查见大量隐球菌，确诊为真菌性脑膜炎。

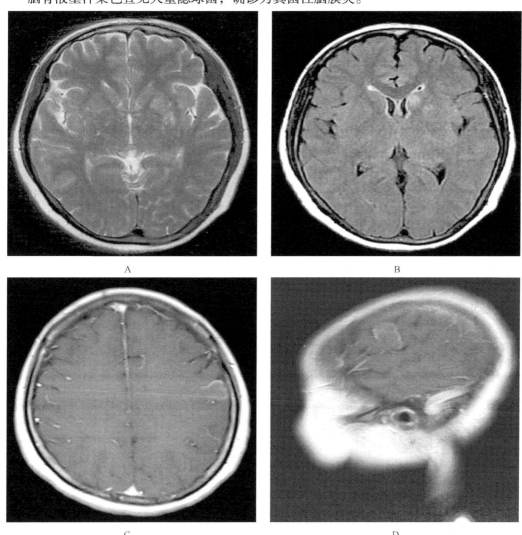

图 13-4-2　真菌性脑膜炎（二）

A. T$_2$WI 示双侧基底核区多发血管周围间隙扩大（部分为胶样囊肿）；B. FLAIR 示左侧尾状核头部见小片状高信号；C、D.增强 T$_1$WI 示左侧额叶局部软脑膜增厚强化

【治疗及预后】

真菌性脑膜炎是系统性感染的一部分，在治疗时需要整体治疗。

第五节　癌性脑膜炎

【概述】

癌性脑膜炎（meningeal carcinomatosis，MC）又称为脑膜癌病，是指恶性肿瘤在脑和蛛网膜下腔和软脑膜内弥漫性转移，并随血管周围间隙累及脑实质的疾病，在肿瘤中的发生率约占 5%。原发恶性肿瘤可位于颅内或颅外，颅内原发病灶多为成髓细胞瘤、室管膜瘤、松果体肿瘤等；颅外转移肿瘤多为肺癌、乳腺癌、黑色素瘤和血液系统的肿瘤。脑膜癌病临床症状不具有特征性，通常以脑膜刺激征和颅内压增高多见，少数出现精神症状，癫痫发作甚至昏迷以及侵犯脊髓出现瘫痪，也可累及脑神经，如出现第Ⅲ～Ⅶ对脑神经损害表现，神经系统症状常可出现在原发病灶症状之前，故有可能漏诊原发肿瘤。影像学检查有时难以发现脑膜病变，临床诊断较难。脑脊液细胞学检查在临床应用较多。脑膜癌病属于恶性肿瘤晚期，预后较差。

【临床表现】

脑膜癌病以急性或亚急性起病，以中老年人多见，多以头痛、恶心、呕吐等症状和视盘水肿等颅内压升高和脑膜刺激征为首发体征，临床症状常较复杂，随病情进展，可引起脑、脊髓神经损害，产生眼肌麻痹、复视、前庭功能障碍、面瘫、腰骶部疼痛向下放射以及肢体感觉运动障碍，还可以产生精神异常、智力减退以及 Fisher 综合征。由于后颅窝脑膜和高颈段脊神经根浸润，导致患者出现颈强直、后枕部痛，甚至慢性枕骨大孔疝、克氏征等。总体来说，脑膜癌病的临床症状缺乏特异性。

【实验室检查】

1. 脑脊液常规检查　对诊断该病意义较大，脑脊液压力升高且脱水降颅压效果不佳，蛋白质含量升高，可出现蛋白-细胞分离现象，糖含量降低，氯化物可正常或降低。

2. 脑脊液细胞学检查　目前认为是诊断脑膜癌病的金标准，可出现脑脊液刺激现象，癌细胞多增生活跃，单核细胞、激活型单核细胞明显增多，出现吞噬细胞、淋巴细胞、中性粒细胞、浆细胞等。脑脊液查见癌细胞特异性较高，但敏感度较低。

3. 脑脊液免疫细胞化学检查　通过不同的抗体标记细胞，进而确定细胞的组织起源，常用的指标包括癌胚抗原以及上皮膜抗原等。

【影像学表现】

1. CT　由于大部分脑膜癌病常不累及脑实质，无占位效应，故检出率较低。

2. MRI 平扫　常难以发现病灶，可显示邻近软脑膜增厚、信号异常，可表现为脑沟消失、侧脑室增大、交通性脑积水等间接征象；FLAIR 较平扫常能提供更有价值的信息。增强 MRI：是诊断脑膜癌病的首选影像学检查，可表现为软脑膜-蛛网膜下腔、蛛网膜-硬脑膜、全脑膜、室管膜的弥漫线状或结节性强化，沿颅骨内侧面走行，可累及大脑镰和小脑幕，但不深入脑沟及基底池，可导致交通性脑积水；弥漫线状强化和结节状强化并存称为混合型强化，且异常强化的脑膜局部与脑组织分界不清，可能是脑膜癌病患者最具特征性影像表现。

【诊断依据】

1. 临床症状　好发于老年人，可出现颅内压升高和脑膜刺激征等症状，同时可能后期伴有原发肿瘤症状。

2. 实验室检查　脑脊液细胞学检出癌细胞有助于本病的诊断。常规脑脊液检查可为本病的诊断提供线索。

3. 影像学诊断　增强 MRI 是最常用的扫描方法，可表现为线状、结节状及混合性强化。

脑膜癌病的脑脊液检查和 MRI 增强均可能为假阴性，故在临床工作中要共同使用，相互印证。

【鉴别诊断】

癌性脑膜炎应与结核性脑膜炎、病毒性脑膜炎以及非感染性脑膜炎等疾病相鉴别。

1. 结核性脑膜炎　多有发热、头痛以及结核中毒症状，增强 MRI 常显示脑池、脑沟以及脑血管周围的弥漫性不均匀线状强化影，易粘连，尤其是基底池、环池周围的异常强化。

2. 病毒性脑炎　部分脑膜癌病的脑脊液检查可与病毒性脑炎类似，早期症状不典型时容易误诊。脑膜癌病患者一般脑脊液压力更高，颅内压升高症状较重。MRI 常规检查常为阴性，增强扫描可见脑膜强化，强化的脑膜多为不连续的细线样改变，表面光滑，一般无结节状强化。

3. 非感染性脑膜炎　如结节病、Wegner 肉芽肿等疾病，在增强 MRI 扫描中可出现脑膜强化，与癌性脑膜炎表现可类似，但前者通常没有脑脊液炎性改变，脑脊液检查有助于鉴别。

【病例分析一】

女，48 岁；主因头痛、头昏 1 个月就诊。伴恶心、呕吐、全身无力、走路不稳以及视物模糊，随后出现幻觉及认知障碍；患者有乳腺癌手术及多发骨转移病史 4 年余，行放射治疗，颈 3～4、4～5、5～6 椎间盘突出。查体：患者理解力及计算力下降，左右凝视可见水平眼震，指鼻试验、指指试验、轮替试验、跟膝胫试验均欠准确，双侧肱二头肌反射、肱三头肌反射、桡骨膜反射、膝腱反射及跟腱反射均减低，颈强直抵抗。肿瘤标志物检测见 CEA 5.98ng/ml，AFP、CA125、CA153、CA-199 均正常，脑脊液检查提示压力明显升高，蛋白质及免疫球蛋白含量升高，涂片可见恶性细胞，可见少量淋巴细胞。影像学检查：头颅 CT 未见异常，MRI 提示弥漫的软脑膜强化，多考虑脑膜转移（图 13-5-1）。

定位诊断　结合患者病史，多考虑为乳腺癌全脑广泛转移。

定性诊断　中年女性亚急性起病，既往有双侧乳腺癌，多发骨转移病史，结合临床症状及体征，以及增强 MRI 示全脑软脑膜广泛增强，提示为脑膜癌。

腰穿脑脊液细胞学检查提示　新鲜出血，少量肿瘤细胞。

结合病史确诊为癌性脑膜炎。

【病例分析二】

女，59 岁；主因间断头痛，伴恶心、呕吐 2 月余就诊。头痛局限于头顶部，晨起较轻，伴视物模糊、走路不稳以及记忆力下降，3 个月来体重减轻约 4kg。查体示：于右锁骨上可触及多个肿大淋巴结，大小约为 2.0cm×1.3cm，质软可活动，与周围组织粘连，高级

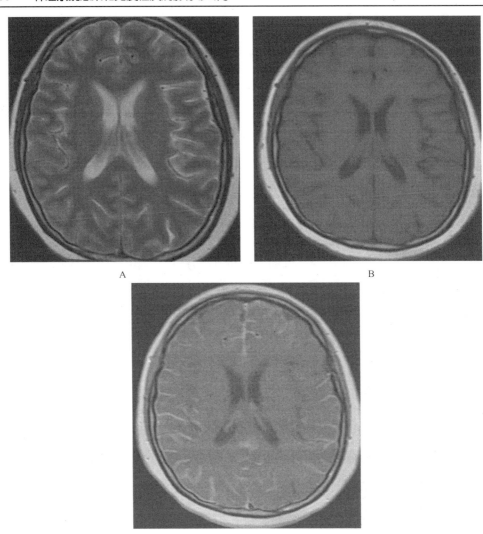

图 13-5-1　癌性脑膜炎（一）

A、B. 颅脑 MRI 平扫脑内未见明确病灶；C.增强 T_1WI 示颅内弥漫的蛛网膜-软脑膜强化，局部异常的脑膜边缘模糊

认知及脑神经检查未见明显异常，双眼球向左凝视可见水平不持续眼震，共济运动欠协调，颈强直。血常规大致正常，脑脊液细胞学示红细胞计数 $1×10^6/L$，白细胞计数 $10×10^6/L$，淋巴细胞百分率 0.165，单核细胞百分率 0.81。脑脊液抗酸、墨汁以及革兰氏染色均为阴性。影像学检查提示双侧大脑及小脑皮质略肿胀，增强扫描可见脑表面及脑沟内弥漫性线样强化，颞叶及左侧额叶可见斑片状异常强化影，提示脑膜炎可能（图 13-5-2）。

定位诊断　结合影像表现定位于全脑脑膜，累及脑实质。

定性诊断　患者出现亚急性头痛，查体发现淋巴结肿大，怀疑肿瘤可能；结合脑脊液、影像学检查，考虑癌性脑膜炎可能；患者临床症状以及查体表现，脑脊液涂片见少量恶性细胞，以及右锁骨上淋巴结活检提示纤维组织内腺癌浸润。

最终确诊为肺部原发肿瘤所致癌性脑膜炎。

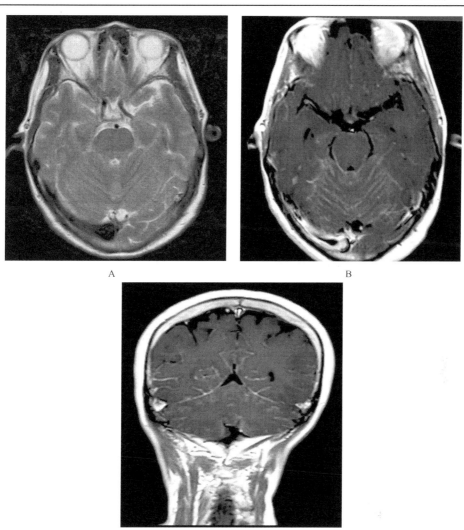

图 13-5-2 癌性脑膜炎（二）

A. T_2WI 颅内未见明确病灶；B、C. 增强 T_1WI 示颅内脑膜广泛增厚强化，部分与脑实质分界欠清，可见线状与小结节状强化并存

【治疗及预后】

治疗方式为化疗，可全身化疗或鞘内化疗，其中鞘内化疗被认为是治疗本病的可靠方法。

（席一斌 吕 翠 张 刚 高 波）

参 考 文 献

Andica C，Hagiwara A，Nakazawa M，et al，2017. Synthetic MR imaging in the diagnosis of bacterial meningitis. Magn Reson Med Sci，16（2）：91-92.

Hlp O，Mcwilliams S，Mellnick V M，et al，2017. Imaging spectrum of invasive fungal and fungal-like infections. Radiographics，37（4）：1119-1134.

Hughes D C，Raghavan A，Mordekar S R，et al，2010. Role of imaging in the diagnosis of acute bacterial meningitis and its complications. Postgrad Med J，86（1018）：478-485.

Kim H J，Shim K W，Lee M K，et al，2011. Tuberculous encephalopathy without meningitis：pathology and brain MRI findings. Eur Neurol，65（3）：156-159.

Lummel N，Koch M，Klein M，et al，2016. Spectrum and prevalence of pathological intracranial magnetic resonance imaging findings in acute bacterial meningitis. Clin Neuroradiol，26（2）：159-167.

M Glimåker，J Sjölin，S Åkesson，et al，2018. Lumbar puncture performed promptly or after neuroimaging in adult bacterial meningitis：A prospective national cohort study evaluating different guidelines. Clin Infect Dis，66（3）：321-328.

Mohan S，Jain KK，Arabi M，et al，2012. Imaging of meningitis and ventriculitis. Neuroimaging Clin N Am，22（4）：557-583.

Rigakos G，Liakou C I，Felipe N，et al，2017. Clinical presentation，diagnosis，and radiological findings of neoplastic meningitis. Cancer Control，24（1）：9-21.

Rohlwink UK，Kilborn T，Wieselthaler N，et al，2016. Imaging features of the brain，cerebral vessels and spine in pediatric tuberculous meningitis with associated hydrocephalus. Pediatr Infect Dis J，35（10）：e301.

Zheng H，Li M，Luo Y，et al，2015. A retrospective study of contributing factors for prognosis and survival length of cryptococcal meningoencephalitis in Southern part of China（1998-2013）. BMC Infect Dis，15：77.

第十四章 脊髓病变

第一节 脊髓脓肿

【概述】

脊髓内脓肿罕见。可因血源性感染、外伤、直接感染等继发性原因导致本病，少数原发性脊髓内脓肿，部分患者有脊背中线皮肤异常或皮毛窦史。脊髓内脓肿致病菌多为金黄色葡萄球菌，亦可为链球菌、肺炎球菌、大肠杆菌等。

【临床表现】

多有发热等急性化脓性炎症表现，常表现为颈、背、腰部疼痛，继之出现运动、感觉、括约肌功能障碍，呈现部分或完全性横贯性脊髓受损症状。亚急性及慢性脊髓内脓肿的临床症状酷似髓内肿瘤。

【实验室检查】

周围血象多数有白细胞增多及核左移，部分也可正常。脑脊液白细胞计数可轻度增多，蛋白质含量明显升高（亦可正常），脑脊液动力学试验部分性或完全性梗阻，多数脑脊液培养阴性。

【影像学表现】

脊髓内脓肿 MRI 表现无特异性，类似脑脓肿。MRI 平扫可见脊髓病变部位局部或弥漫性增粗，相应部位蛛网膜下腔变窄，脓肿 T_1WI 呈低信号，T_2WI 呈高信号，水肿亦呈高信号改变，但其信号稍低于病灶；成熟脓肿有脓肿壁形成，后者因富含血管在增强 MRI 呈环形强化（无附壁结节）；若为多房脓肿，则增强脓肿壁可有附壁结节假象。另外，由于病原体的不同，脓肿增强后形态多样，可呈花环样或出现附壁结节，或其脓肿壁厚度不一，内外缘不规则。

【诊断依据】

1. 有感染、手术、外伤史等诱因，或脊背中线皮肤异常或有皮毛窦。

2. 有运动、感觉及括约肌功能障碍，伴颈、腰、背痛者，部分或完全性横贯性脊髓炎表现。

3. 多数起病急、病程短、进展快。

4. 实验室检查示脑脊液白细胞计数轻度增多，蛋白质含量明显升高，脑脊液动力学试验部分性或完全性梗阻。

5. 脊髓影像学异常表现示脊髓病变处增粗，病灶 T_1WI 呈低信号、T_2WI 呈高信号，周围有水肿带，增强 MRI 见环形强化脓肿壁。

【鉴别诊断】

本病需要与横贯性脊髓炎、脊髓蛛网膜炎、脊髓内肿瘤等疾病鉴别。

1. 横贯性脊髓炎　多见于青壮年，多在受凉等诱因之后急性起病，表现为迅速发展的脊髓横贯性损害。脑脊液一般压力正常，外观无色透明，细胞数及蛋白质含量轻度增高，糖及氯化物含量正常。MRI 提示脊髓肿胀，病灶呈长 T_1 长 T_2 信号。

2. 脊髓蛛网膜炎　病前有感染、发热、椎管内药物注射、脊柱外伤、手术史等。多起病缓慢，临床表现多样性，首发症状为神经根刺激症状，可有感觉障碍、运动障碍、括约肌功能障碍等，但感觉障碍多变或不符合传导束感觉障碍；腰穿提示椎管内完全或不完全梗阻，脑脊液白细胞增多、蛋白质含量升高；MRI 可见马尾神经增粗、向心或偏心集结，甚至蛛网膜下腔闭塞。

3. 脊髓内肿瘤　多为慢性病程，可见双侧节段性肌无力、自上向下发展的分离性感觉障碍，早期出现括约肌功能障碍，脑脊液检查示蛋白质含量升高不明显，晚期可出现椎管梗阻。脊髓 MRI 可见脊髓梭形膨大。

【病例分析一】

男，20 岁；因反复双下肢无力、麻木 3 年，再发 1 个月就诊。查体：骶尾部可见 7cm×6cm 压疮，局部水疱，少量渗出。双下肢肌肉萎缩、肌张力降低，肌力 0 级，第 5 腰椎以下深浅感觉消失，双下肢病理征阴性，脑膜刺激征可疑阳性（图 14-1-1）。

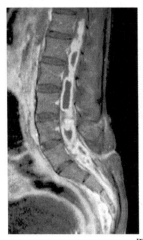
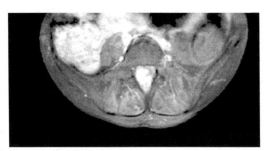

图 14-1-1　脊髓脓肿（一）

MRI 增强 T_1WI 示第 12 胸椎至骶椎管内弥漫性条片状明显强化影，内见多发空洞形成，骶前见多房环形强化

【病例分析二】

男，36 岁；因双肩部及颈部疼痛伴发热 2 个月，加重 20 余天就诊。查体：双上肢肌力 4 级，肌张力未见明显异常，颈强直，左侧巴氏征（＋）。胸部 CT 示右下肺结节。颈椎 MRI 平扫+增强见图（图 14-1-2）。

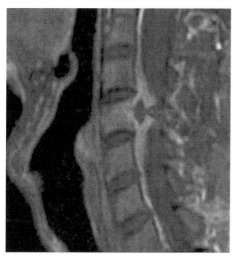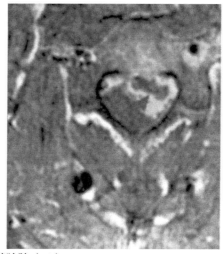

图 14-1-2 脊髓脓肿（二）

颈椎 MRI 增强 T_1WI 示颈椎管内硬脊膜明显广泛强化增厚，第 4 颈椎水平见环状强化结节，边界清楚，相应水平颈髓受压

定位诊断 患者以发热、肩颈部疼痛起病，查体提示双上肢肌力减退、颈强直、左侧病理征阳性，结合影像定位于颈髓、脊膜（纵定位：$C_{3\sim4}$，横定位：左侧锥体束）。

定性诊断 患者急性起病，伴全身感染中毒表现；胸部 CT 显示右肺下叶结节；颈椎 MRI 显示椎管内等 T_1 稍长 T_2 信号结节，边界清楚，相应颈髓受压，增强扫描环状强化，考虑为炎性、肿瘤等；术后病理提示颈髓脓肿，给予抗感染治疗 2 周后复查肺部 CT 及颈髓 MRI 感染病灶消失。

最终诊断：颈髓脓肿。

【治疗及预后】

目前推荐手术联合抗感染治疗，应行手术充分引流脓肿。

第二节 多发性硬化

【概述】

多发性硬化（MS）是一种免疫介导的中枢神经系统（CNS）炎性脱髓鞘性疾病。病因尚不明确，可能与遗传、环境病毒感染等多种因素有关。MS 病变主要累及 CNS 白质，表现为广泛髓鞘脱失，同时伴随少突胶质细胞受损，部分可致神经轴突变性及神经细胞坏死。MS 病变具有时间多发（DIT）和空间多发（DIS）特点。发病年龄多在 20～40 岁，女性多见，男女比约 1∶2，尤其是女性和青少年患者多见。病理学上，MS 斑块表现为水肿性白质病变，慢性病灶常合并囊变、萎缩和坏死，出血和钙化少见。光镜检查可见髓鞘及产生髓鞘的少突神经胶质细胞破坏、分解，但轴突破坏相对较轻。

【临床表现】

以亚急性起病多见，急性和隐匿起病仅见于少数病例。临床表现复杂多变，病程常常是缓解与复发交替，表现为癫痫、感觉或运动障碍、视神经损伤以及精神症状等。

　　绝大多数患者在临床上表现为空间和时间多发性。空间多发性是指病变部位多发，时间多发性是指缓解——复发病程，可见双侧皮质脊髓束或后索受累体征。MS 临床经过及其症状/体征主要特点归纳如下，①肢体无力：最多见，大约 50%的患者首发症状包括一个或多个肢体无力。②运动障碍：一般下肢比上肢明显，可为偏瘫、截瘫或四肢瘫，其中以不对称瘫痪最常见。③腱反射：早期正常，以后可发展为亢进，腹壁反射消失，病理反射阳性。④感觉异常：浅感觉障碍，表现为肢体、躯干或面部针刺麻木感，异常的肢体发冷、蚁走感、瘙痒感以及尖锐、烧灼样疼痛及定位不明确的感觉异常。疼痛感可能与脊髓神经根部的脱髓鞘病灶有关，具有显著特征性，亦可有深感觉障碍。⑤眼部症状，常表现为急性视神经炎或球后视神经炎，多为急性起病的单眼视力下降，有时双眼同时受累。约 30%的病例有眼肌麻痹及复视。

　　MS 尚可伴有周围神经损害和多种其他自身免疫性疾病，如风湿病、类风湿综合征、干燥综合征、重症肌无力等。MS 合并其他自身免疫性疾病是由于机体的免疫调节障碍引起多个靶点受累的结果。此外，男性 MS 患者还可出现原发性或继发性性功能障碍。

【实验室检查】

　　脑脊液检查可为 MS 临床诊断提供重要证据。脑积液免疫球蛋白 G（IgG）增高是病变活动指标。

【影像学表现】

　　MS 典型影像特征为脑室旁多发性卵圆形病变，垂直于侧脑室长轴，这种表现见于 85%的 MS 患者。这类脱髓鞘病变常分布在室管膜下和深部白质髓静脉旁，呈指状，自脑室边缘向外发散，称为 Dawson 指征。MS 斑块另一常见好发部位是胼胝体，多见于胼胝体下表面和胼隔交界表面，矢状位 T_2WI 或 FLAIR 序列最易显示。内囊、脑桥、导水管旁灰质、第四脑室底和脑桥臂也是 MS 斑块好发部位，MS 斑块也可位于脑皮质。儿童和青少年患者多有小脑和脑干受累，成人则少见。

　　CT 平扫 MS 斑块呈等或低密度，增强扫描有多种表现，但早期 CT 平扫常表现为正常。MRI 是 MS 影像学检查的最佳手段。MS 斑块 MRI 平扫 T_1WI 呈等或低信号，T_2WI 和 FLAIR 呈高信号。FLAIR 序列抑制了脑室内脑脊液信号，可突出显示脑室旁病变，因而有利于显示 MS 斑块。许多疾病可引起脑室旁多发高信号病变，而多发性硬化的 MRI 诊断标准包括：3 个或 3 个以上不连续病变，病灶直径≥5mm，散布于脑室旁或胼隔交界面及相应临床病史。典型的脑室旁椭圆形病变即 Dawson 指征也可提示诊断。MS 斑块在 T_1WI 可表现为"病变中有病变"的表现，即所谓"靶征"，这一影像表现是因为病变中心部位为脱髓鞘斑块而斑块外周围为水肿所致，后者产生晕环，这一表现可能由于 MS 斑块内脱髓鞘程度不同所致。严重病例多个脑室旁分散病变可融合，慢性 MS 患者中约 10%可见基底核异常铁沉积。大部分 MS 斑块增强后无强化，如发生强化则多为一过性，认为是病变处于脱髓鞘活动期所致，强化可为实性或环形。大的实性强化 MS 斑块很难与肿瘤或脓肿相区分，较大的 MS 斑块又称为肿瘤型 MS。独特的同心圆环围绕急性 MS 斑块的征象又称为 Balo 同心圆性硬化斑块，该环可能代表在急性脱髓鞘病变边缘的巨噬细胞层内的自由基。典型者为多发环，在 T_1WI 上呈略高信号。

虽然 MRI 对 MS 的检出非常敏感，但常规 MRI 表现与患者临床症状并不完全一致。虽然常规 MRI 增强扫描与活动期病变相对符合，但常规 MRI 不能明确斑块生化特性。MRS 和 MT 技术可以更好地描述 MS 斑块的活动性，监控治疗反应和判断临床预后。

【诊断依据】

（1）MS 是温带国家常见的慢性进行性炎性脱髓鞘性疾病。

（2）临床上可根据局灶性神经功能损伤严重程度不一、累及全身多处和反复发作进行诊断。

（3）病情的复发与缓解相交替。

（4）病变好发于脊髓、视神经及侧脑室周围脑白质。

（5）结合实验室检查，可得出相应诊断（表 14-2-1）。

目前推荐使用 2017 年 McDonald MS 诊断标准，其影像诊断要点：时间多发性（DIT）；与基线 MRI 相比，出现至少 1 个新的 T_2 或钆强化病灶；或在任一时间点同时出现钆强化和不强化病灶。专家组建议 DIT 标准保持不变，无强化黑洞病灶不能作为成人 MS DIT 的潜在替代标准，但可能有助于儿童 MS 患者的诊断。

表 14-2-1　MS 2016 年 MAGNIMS MRI 标准定义的空间多发性

DIS 指下述 5 个 CNS 部位中的至少 2 个部位受累*：

　　至少 3 个脑室周围病灶

　　至少 1 个幕下病灶

　　至少 1 个脊髓病灶

　　至少 1 个视神经病灶

　　至少 1 个皮质/近皮质病灶#

*如患者存在脑干或脊髓综合征或视神经炎，这些症状性病灶不能被此标准排除，同样算病灶数量
#皮质/近皮质病灶指皮质附近的白质受累、皮质受累或两者同时累及，扩大了近皮质病灶的概念

1. 临床孤立综合征（CIS）　首次发病，无时间上多发中枢神经系统炎症脱髓鞘事件。

2. 复发-缓解型 MS（RRMS）　MS 最常见病程类型，80% MS 患者发病初期为本类型，表现为明显复发和缓解过程，每次发作均基本恢复，不留或仅留下轻微后遗症。随病程进展多数在 5～15 年内最终转变为 SPMS。

3. 继发-进展型 MS（SPMS）　RRMS 后的一个病程类型，表现为复发缓解阶段以后，疾病随复发不能完全缓解并留有部分后遗症，疾病逐渐缓慢加重过程。RRMS 患者约 50% 在 10 年内/80% 在 20 年内转变为本型。

4. 原发-进展型 MS（PPMS）　MS 的少见病程类型，10%～15% 的 MS 患者最初即表现为本类型，临床没有缓解复发过程，疾病呈缓慢进行性加重，并且病程大于 1 年。

5. 进展-复发型 MS（PRMS）　MS 的少见病程类型，5%～10% 的 MS 患者表现为本类型，疾病始终呈缓慢进行性加重，病程中有少数缓解复发过程。

影像学诊断要点：①常累及神经系统多个部位，当累及胼胝体、颞叶、脑干、小脑和脊髓时高度提示本病可能；②CT、MRI 显示脑白质多发病变主要沿侧脑室垂直分布，病

变新旧不一，随病程进展形态、位置发生变化；③大多数病灶无占位；④增强扫描急性期可有强化。

【鉴别诊断】

对于早期 MS，应注意与其他临床及影像上同样具有 DIT 和 DIS 特点疾病鉴别（表14-2-2）。

表 14-2-2　MS 鉴别诊断

疾病类别	疾病名称
非特异性炎性脱髓鞘病	NMO 及 NMOSD、ADEM、脊髓炎、脱髓鞘假瘤等
脑血管病	CADASIL、多发腔隙性梗死、烟雾病、血管畸形等
感染性疾病	莱姆病、梅毒等螺旋体感染、脑囊虫、热带痉挛性截瘫、艾滋病、惠普尔病、PML 等
结缔组织病	系统性红斑狼疮、贝赫切特综合征、干燥综合征、系统性血管炎、原发性中枢神经系统血管炎等
肉芽肿性疾病	结节病、Wegener 肉芽肿、淋巴瘤样肉芽肿等
肿瘤类疾病	胶质瘤病、淋巴瘤等
遗传代谢性疾病	肾上腺脑白质营养不良、异染性脑白质营养不良、线粒体脑肌病、维生素 B_{12} 缺乏、叶酸缺乏等
功能性疾病	神经症等

【病例分析一】

女性，47 岁；下肢麻木无力，走路不稳 1 周（图 14-2-1）。

【病例分析二】

女性，38 岁；双下肢麻木无力 3 天（图 14-2-2）。

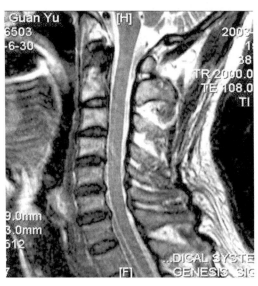
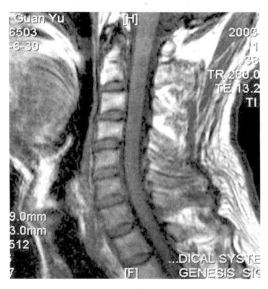

A　　　　　　　　　　　　　　B

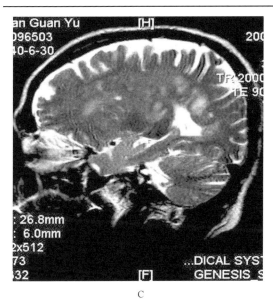
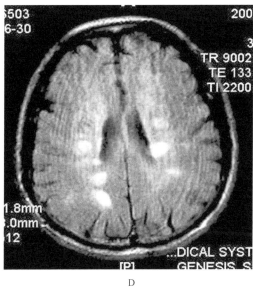

C   D

图 14-2-1　多发性硬化（一）

A、B. 颈椎 MRI 平扫显示颈髓内弥散等 T_1、长 T_2 异常信号影，边界欠清楚；C. 颅脑矢状位 T_2WI 显示侧脑室旁多发病灶，其长轴与侧脑室垂直，呈直角脱髓鞘改变；D.FLAIR 显示病灶呈圆形、椭圆形高信号影，且边界较清楚

【治疗及预后】

多发性硬化治疗的主要目的是抑制炎性脱髓鞘病变进展，防止急性期病变恶化及缓解期复发。晚期采取对症和支持疗法。

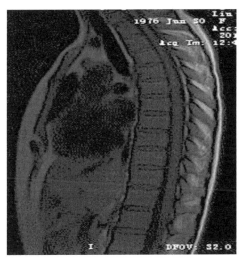
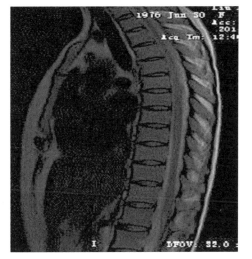

A   B

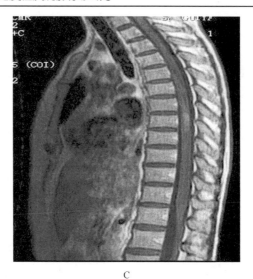

C

图 14-2-2 多发性硬化（二）

A、B. 胸椎 MRI 平扫矢状位显示胸段脊髓内小条片状，等 T_1 稍长 T_2 信号，边界欠清晰；C. 增强矢状位 T_1WI 显示病灶明显强化

第三节 视神经脊髓炎谱系疾病

【概述】

视神经脊髓炎（NMO）逐渐被认为是一种主要侵犯视神经和脊髓、临床和影像学表现具有明显异质性的炎性脱髓鞘疾病。水通道蛋白 4（AQP4）抗体的问世将 NMO 确立为独立于多发性硬化的一种疾病实体。大量研究发现部分 NMO 患者同时并存系统性自身免疫病（SADs）和非器官特异性自身抗体，如系统性红斑狼疮（SLE）、干燥综合征（Sjögren syndrome，SS）以及桥本甲状腺炎（Hashimoto thyroiditis，HT）等。Wingerchuk 等将伴有 SADs 的视神经炎/长节段脊髓炎（LM）与经典 NMO、复发性视神经炎/LM、伴脑部特征性损害的视神经炎/LM 以及亚洲视神经脊髓型 MS 共同归入 NMO 谱系疾病（NMOSD）。

【临床表现】

有流行病学资料显示，NMO 患病率为（0.3～4.4）/100 000，男女均可发病，单时相 NMO 男女患病比率相等，复发型 NMO 女性发病显著高于男性，女性/男性患病比率为（9～12）：1。平均发病年龄 30～40 岁，90%女性表现为严重神经功能缺失，既往曾有脊髓炎或视神经炎病史。

NMO 主要有视神经和脊髓两大组症候。大约一半患者以孤立视神经炎起病，其中 20% 患者为双侧视神经炎，50%以孤立脊髓炎起病，10%为视神经及脊髓同时受累。视神经症状：眼痛、视力下降或失明、视野缺损，可单眼、双眼间隔或同时发病。脊髓症候：以横惯性脊髓损害较为多见，包括有脊髓相应病变平面以下传导束型深浅感觉、运动障碍及膀胱直肠功能障碍、神经根性疼痛、痛性痉挛及 Lhermitte 征，高颈段受累者可出现呼吸肌麻痹症候。

【实验室检查】

1. 脑脊液检查 明显 CSF 细胞增多，偶尔急性期以中性粒细胞或嗜酸性粒细胞为主，无 OCB，IgG 指数通常正常或一过性升高。

2. 血清 NMO-IgG NMO-IgG 是 NMO 免疫标志物，是鉴别 NMO 与 MS 重要参考依据之一，需反复检测。此外，NMO 患者 NMO-IgG 强阳性示其复发可能性较大，滴定度可作为复发与治疗疗效的评价指标。

3. 神经眼科检查 ①视敏度；②视野检查；③视网膜厚度（OCT）。

【影像学表现】

CT 检查对视神经脊髓炎谱系疾病诊断价值不大，MRI 是重要检查手段。视神经脊髓炎主要累及视神经和脊髓，少数患者也可同时累及脑实质。脊髓病灶多表现为长段脊髓受累、累及范围通常 > 3 个椎体节段。急性期脊髓肿胀增粗，病灶 T_1WI 为低信号，T_2WI 为高信号，增强扫描脊髓内病灶显著强化。矢状位显示脊髓长段受累的效果更好，脂肪抑制序列对显示视神经病变、灰白质病变具有重要价值。

【诊断依据】

NMO 是一种急性起病的视神经与脊髓严重脱髓鞘综合征，通常视神经症状和体征并非完全孤立，而是全身疾病一部分。

诊断标准：①临床评估病变主要位于视神经和脊髓。②无小脑及大脑症状。③存在轻微脑干体征。④至少一次复发（≥2 次发作）；同时患者必须满足以下条件：a. 双侧或单侧视觉诱发电位（VEP）P100 潜伏期延长；b. 脊髓 MRI 可见单发或多发平扫或增强病灶，且病变小于 3 个椎体节段；c. 视神经脊髓炎免疫球蛋白 IgG（NMO-IgG）抗体阴性。

【鉴别诊断】

1. 多发性硬化 复发性视神经脊髓炎女性发病率更高、脊髓病灶长度 > 3 个椎体节段、脑内病灶少见以及 NMO-IgG 多为阳性；多发性硬化脑内病灶多，脊髓病灶长度多 < 3 个椎体节段，NMO-IgG 多为阴性。测量胼胝体 FA 值有助于二者鉴别。

2. 视神经炎 多损害单眼，而 NMO 常双眼先后受累，并有脊髓病损或明显缓解—复发。

3. 急性脊髓炎 起病急，瘫痪呈横贯性脊髓损害表现，病程中无缓解复发，也无视神经损害表现。

【病例分析】

男性，16 岁；双侧视神经炎，颈胸段多发脊髓炎（图 14-3-1）。

【治疗及预后】

急性发作/复发期治疗：糖皮质激素是最常用的一线治疗方法。

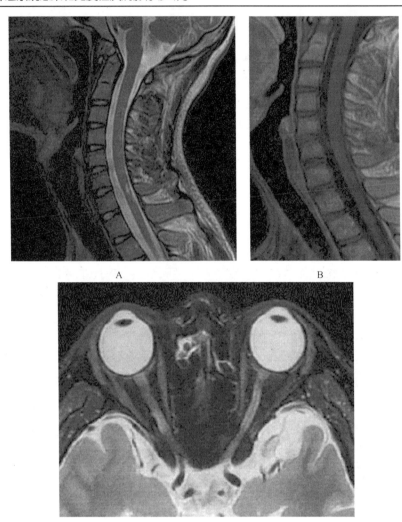

图 14-3-1　视神经脊髓炎

A. 颈椎 MRI 平扫矢状位 T_2WI 显示第 7 颈椎水平脊髓内小斑片状长 T_2 信号，边界较清楚；B. 颈椎增强扫描 T_1WI 显示病灶轻微强化；C. 眼眶横轴位 T_2 压脂序列示双眼视神经 T_2WI 信号增高

第四节　特发性急性横贯性脊髓炎

【概述】

　　急性横贯性脊髓炎（ATM）是指非特异性炎症引起脊髓急性进行性炎性脱髓鞘病变或坏死导致的急性横断性脊髓损害，亦称急性脊髓炎（acute myelitis，AM）或急性非特异性脊髓炎（acute non-specific myelitis）。其确切病因及发病机制尚不清楚，可能与病毒感染后自身免疫反应有关。发病率低，为（1～8）/100 万，18 岁以下患者占 20%。主要病理改变为炎症细胞浸润，灰质内神经细胞肿胀、尼氏体溶解，白质内神经纤维髓鞘脱失、轴突变性。

【临床表现】

本病临床症状取决于受累脊髓节段和病变范围。病变常局限于脊髓数个节段，胸髓最常受累，以病变水平以下肢体瘫痪、传导束感觉障碍和尿便障碍为临床特征。

【实验室检查】

脑脊液外观无色透明，淋巴细胞计数及蛋白质含量可轻度增高，病毒特异性 IgM 抗体、OB 抗体及 IgG 指数检查。常规检查视力、眼底及视觉诱发电位。早期脊髓 MRI 检查有助于了解脊髓病变的性质及范围。

【影像学表现】

MRI 是主要影像学检查方法，表现为：①病变范围长且与临床不完全一致；②脊髓肿胀增粗，均匀一致性；③T_2WI 横断位病变区信号增高超过脊髓横断面 2/3 以上，病变梭形纵向延伸超过 3 个以上脊髓节段为特征性改变；④T_1WI 无强化或轻度小斑片状强化，但可出现偏心结节状强化；⑤MRI 平扫 T_2WI 显示病变脊髓外形无变化，增强无强化者均不能排除 ATM 可能。

【诊断依据】

1. 多见于青壮年，散在发病。

2. 先有感染症状，后急性起病。

3. 迅速发展的典型截瘫，感觉障碍平面及尿潴留。

4. 脑脊液压力正常，外观无色透明，细胞数及蛋白质含量轻度增高，糖及氯化物含量正常。

5. MRI 显示脊髓肿胀，呈长 T_1 长 T_2 信号，梭形纵向延伸数个脊髓节段的连续病灶，灰、白质均有受累，超过脊髓横断面的 2/3，纵向延伸超过脊髓 3 个节段的 T_2WI 高信号病灶。

【鉴别诊断】

临床上疑为急性横贯性脊髓炎时，MRI 的重要性在于区分与此病相类似的疾病，如①多发性硬化；②系统性红斑狼疮、抗磷脂综合征、干燥综合征等全身性疾病；③感染性ATM；④迟发性放射病；⑤脊髓梗死以及导致脊髓压迫性改变的疾病。

【病例分析】

男性，16 岁；突然出现双下肢瘫、感觉障碍 2 天，1 周前有感冒、发热病史（图 14-4-1）。

【治疗及预后】

积极防治各种感染性疾病。

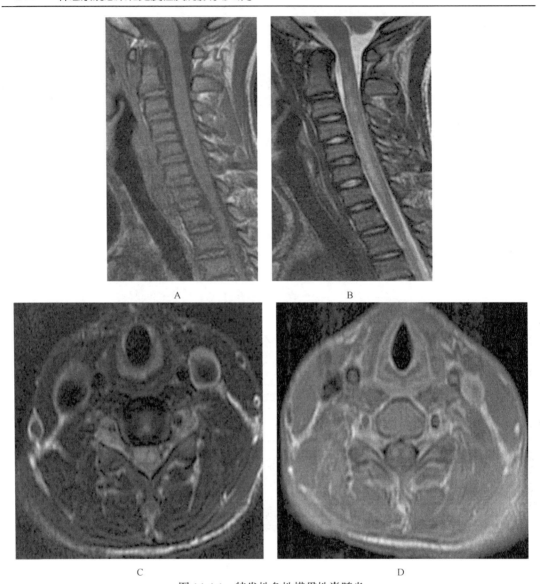

A   B

C   D

图 14-4-1 特发性急性横贯性脊髓炎

A～C.颈椎 MRI 平扫矢状位，显示颈髓内大范围斑片状稍长 T_1 长 T_2 信号，边界较模糊，横断位 T_2WI 显示病变位于脊髓中央；
D. 增强 T_1WI 显示病灶明显强化

第五节　蛛网膜炎

【概述】

　　蛛网膜炎是指脑或脊髓蛛网膜在某些病因作用下发生的一种组织反应，以蛛网膜增厚、粘连和囊肿形成为主要特征。感染性蛛网膜炎以细菌性、结核性、病毒性等较常见，大多为血行感染。视交叉部蛛网膜炎是脑底部蛛网膜炎最常见的类型，炎症主要侵犯视神经颅内段及视交叉周围，形成致密或微细的结缔组织网将其包围，视神经常呈苍白、缺血、萎缩状态，与周围结构难以分离。颅后窝蛛网膜炎：此区蛛网膜粘连很常见。颅后窝蛛网膜炎容易使脑脊液循环障碍，引起颅内压增高症状。

【临床表现】

头痛是主要表现，一般颅内压增高不明显。最早期和主要的症状是慢性头痛和视力障碍。

【实验室检查】

急性期脑脊液细胞数多稍增加（50×10^6/L 以下），以淋巴细胞为主，慢性期可正常，蛋白质定量可稍增高。

【影像学表现】

脑膜异常强化模式可分为 3 种，①线样强化：脑膜表现为弥漫或局限性细线样、粗线样强化，可同时累及硬脑膜、软脑膜或室管膜；②结节样强化：脑膜呈结节状、斑块状强化，常位于脑膜表面、室管膜下或蛛网膜下腔；③混合型强化：同时具有上述两型表现。

CT 平扫未见异常改变。MRI 增强扫描表现为蛛网膜局部或弥漫性增厚，并呈线样或结节样明显强化，经激素或抗生素治疗后复查，病变可变薄，范围变小，强化减轻或完全恢复。

【诊断依据】

1. 患者往往有引起蛛网膜炎原发病因，如颅内和颅外感染、颅脑损伤及手术、蛛网膜下腔出血等。
2. 呈急性、亚急性发病，逐渐转为慢性，或开始即为慢性，病程长，多有反复—缓解现象。
3. 局灶症状轻微或多灶性，也可呈弥漫性。
4. 典型 MRI 强化表现。
5. 治疗后复查好转或完全恢复。

【鉴别诊断】

颅后窝中线型蛛网膜炎须与肿瘤相鉴别，颅后窝中线肿瘤包括小脑蚓部肿瘤、第四脑室肿瘤，儿童多见，且常为髓母细胞瘤，症状发展快，病情严重，可出现脑干受压及双侧锥体束征。桥小脑角蛛网膜炎与该区肿瘤相鉴别，该区肿瘤多为听神经瘤，此外尚有脑膜瘤及表皮样囊肿。视交叉部位蛛网膜炎与该区肿瘤鉴别，该区最常见肿瘤为垂体腺瘤及颅咽管瘤。大脑半球凸面蛛网膜炎与大脑半球表浅胶质瘤、血管瘤、转移瘤及结核球等病变相鉴别。

【治疗及预后】

控制颅内和颅外感染，积极防治各种颅脑损伤。

（余　晖　张晶晶　冯国栋　高　波）

参 考 文 献

程忱, 江滢, 鲍健, 等, 2013.视神经脊髓炎脑部瘤样脱髓鞘病变五例临床及影像学特征分析.中华神经科杂志, 46(4): 233-237..

娇毓娟, 张伟赫, 李小璇, 2014.长节段脊髓病变的常见病因及影像学特征分析.中华医学杂志, 68(41): 3229-3233.

秦军, 高勇安, 秦文, 2015.多发性硬化与视神经脊髓炎视神经病变 MRI 对比研究.临床放射学杂志, 34(4): 337-340.

张伟赫, 娇毓娟, 焦劲松, 2015.伴系统性自身免疫病的视神经脊髓炎谱系疾病临床和影像学特点分析.中华神经科杂志, 32(4): 324-327.

张晓君, 许贤豪, 2014.视神经脊髓炎谱系病神经眼科表现.中国现代神经疾病杂志, 34(10): 845-848.

Alper G, Petropoulou KA, Fitz CR, et al, 2011, Idiopathic acute transverse myelitis in children: an analysis and discussion of MRI findings. Mult Scler, 17(1): 74-80.

Alvarenga MP, Thuler LC, Neto SP, et al, 2010. The clinical course of idiopathic acute transverse myelitis in patients from Rio de Janeiro.J Neurol, 257(6): 992-998.

Bergsland N, Tavazzi E, Laganà MM et al, 2017. White matter tract injury is associated with deep gray matter iron deposition in multiple sclerosis.J Neuroimaging, 27(1): 107-113.

Cohen JA, Barkhof F, Comi G, et al, 2010. Oral fingolimod or intramuscular interferon for relapsing multiple sclerosis.N Engl J Med, 362(5): 402-415.

Galimi R, 2011. Extrapulmonary tuberculosis: tuberculous meningitis new developments. Eur Rev Med Pharmacol Sci, 15(4): 365-386.

Grayev AM, Kissane J, Kanekar S, et al, 2014. Imaging approach to the cord T2 hyperintensity(myelopathy).Radiol Clin North Am, 52(2): 427-446.

Hulst HE, Steenwijk MD, Versteeg A, et al, 2013. Cognitive impairment in MS: impact of white matter integrity, gray matter volume, and lesions. Neurology, 80(11): 1025-1032.

Kappos L, Radue EW, O'Connor P, et al, 2010. A placebo-controlled trial of oral fingolimod in relapsing multiple Sclerosis.N Engl J Med, 362(5): 387-401.

Kim SM, Go MJ, Sung JJ, et al, 2012. Painful tonic spasm in neuromyelitis optica: incidence, diagnostic utility, and clinical characteristics. Arch Neurol, 69(8): 1026-1031.

Kremer L, Mealy M, Jacob A, et al, 2014. Brainstem manifestations in neuromyelitis optica: a multicenter study of 258 patients. Mult Scler, 20(7): 843-847.

Marcus JF, Waubant EL, 2013. Updates on clinically isolated syndrome and diagnostic criteria for multiple sclerosis. Neurohospitalist, 3(2): 65-80.

Pandit L, Kundapur R, 2014. Prevalence and patterns of demyelinating central nervous system disorders in urban Mangalore, South India.Mult Scler, 20(12): 1651-1653.

Rabiei K, Tisell M, Wikkelsø C, et al, 2014. Diverse arachnoid cyst morphology indicates different pathophysiological origins.Fluids Barriers CNS, 11(1): 1-28.

Rossi F, Liu W, Rossi EM, et al, 2015.A neuroimaging case of chronic arachnoiditis.Acta Neurol Belg, 115(4): 711-712.

Sepúlveda M, Blanco Y, Rovira A. et al, 2013. Analysis of prognostic factors associated with longitudinally extensive transverse myelitis.Mult Scler, 19(6): 742-748.

Tang Q, Xiao H, 2014. Analysis of age of onset, pre-existing infections, and features of magnetic resonance imaging results in patients with acute myelitis. Genet Mol Res, 13(2): 4545-4551.

Wingerchuk DM, Weinshenker BG, 2012.The emerging relationship between neuromyelitis optica and systemic rheumatologic autoimmune disease. Mult Scler, 18(1): 5-10.

第十五章　周围神经病变

第一节　臂丛神经炎

【概述】

臂丛神经炎（brachial plexus neuritis）可因神经根压迫引起颈椎病、颈椎间盘脱出，以及颈椎结核、肿瘤、骨折和脱位，颈髓肿瘤和蛛网膜炎等，也可因先天性疾病（Parsonage-Turner综合征）、病毒性疾病、免疫介导性或中毒性疾病、莱姆病引起。神经干压迫可因胸腔出口综合征、颈肋、颈部肿瘤、腋窝淋巴结肿大（如转移性癌肿）、锁骨骨折、肺沟瘤和臂丛外伤等所致。

【临床表现】

臂丛神经炎多见于成人，常在受凉、感冒、手术后发生。起病急性或亚急性，疼痛剧烈，先起于一侧锁骨及肩部，然后向上臂、前臂及手放射。发病前后可有发热，患手麻木、上肢无力。可侵及臂丛的任意束支，以尺神经及正中神经受侵概率较大。患肢外展、下垂时疼痛加重，故患者多以手扶或悬吊患肢，继之出现肩部及上肢麻痹、肌萎缩。查体：骨上区压痛明显，有放射痛，被动外展、上举上肢可诱发剧痛。患肢感觉减退，前锯肌、冈上肌、冈下肌、三角肌麻痹或萎缩。发病过程先是痛，其次出现运动障碍及肌肉萎缩，持续数周或数月缓解。

【实验室检查】

1. 脑脊液检查　蛋白质含量和细胞数可轻度升高。
2. 肌电图　可有失神经改变。

【影像学表现】

常规扫描序列包括 SE T_1WI、FSE T_2WI，T_1WI 显示臂丛节后神经局部解剖，包括神经轮廓和邻近肌肉、血管、肋骨及锁骨，T_2WI 检测臂丛神经内部病理变化。神经组织成分复杂，包括承载蛋白的轴突、髓鞘、神经外膜-束膜间脂肪组织及一些结缔组织。尽可能清晰显示神经的病变部位、范围、程度及邻近结构变化，常规 MRI 检查序列无能为力，而有赖于 MR 神经成像（MRN）实现，MRN 对评价臂丛神经炎性病变具有很高的敏感性。炎性病变使其内水分改变、水分子物理状态和间隙变化，T_2WI/STIR、DWI 信号增高，MRN信号增高，ADC 值增高，提示臂丛神经病变；臂丛神经增粗，走行僵硬，T_1WI 稍低信号，T_2WI/STIR 稍高信号，T_1WI 增强神经边缘及周围组织轻中度强化。2D STIR 及 3D FSPGR较常规序列神经显示更为直观，分界更加清晰。3D STIR SPACE、3D MRM 可以分别显示臂丛节后神经、节前神经解剖关系。3D STIR SPACE 有助于观察臂丛节后神经形态、信号及周围软组织改变。臂丛神经急性炎在 2D STIR 序列上较常规序列更为直观，且臂丛神经边界清晰，臂丛神经增粗，信号增高，3D STIR SPACE 序列表现为右侧臂丛神经弥漫性增粗，信号增高，走行自然，其病理主要是神经干肿胀、水肿。

【诊断依据】

1. 肩部及上肢不同程度疼痛。

2. 急性或亚急性起病。

3. 臂丛分布区感觉障碍、肌萎缩和自主神经障碍，腱反射减低。

4. 蛋白质含量和细胞数可轻度升高。

5. 肌电图可有失神经性改变。

6. MRN 臂丛神经增粗，走行僵硬，信号增高。

【鉴别诊断】

本症常需与 CIDP、MMN、转移瘤和神经根炎鉴别。

1. 与 CIDP 和 MMN 的区别　慢性炎性脱髓鞘性多发性神经病（chronic inflammatory demyelinating polyneuropathy，CIDP）、多灶性运动神经病（multifocal motor neuropathy，MMN）也可累及臂丛神经，CIDP 为感觉运动性神经病变，对称性累及上下肢，导致无力及感觉障碍；MMN 为非对称性运动障碍，无感觉障碍。CIDP 和 MMN 考虑为免疫介导的神经病变，高剂量静脉免疫球蛋白类制剂治疗有效。三者的 MRI 表现相似，T_1WI、T_2WI 序列可见臂丛神经增粗，部分 T_2WI 信号增高，其余病变多为阴性；MRN 表现为臂丛神经上部轻度肿胀，伴信号增高。

2. 转移瘤　锁骨上、腋窝区转移性淋巴结病较常见，尤以乳腺癌最常见，因向腋窝顶部的淋巴引流是其主要淋巴引流途径之一；其次为肺癌，而真正的血源性臂丛神经转移非常罕见。转移和放射性臂丛神经炎都可表现为 T_1WI 低信号，T_2WI 高信号，增强后有强化。鉴别的关键在于臂丛神经周围有无肿块出现，短期放射性纤维化亦可见强化，而有无强化并不能鉴别两者。转移瘤锁骨上下臂丛神经周围多发大小不等、结节影，部分包绕臂丛神经，周围多发软组织肿块。臂丛神经炎患者均表现为臂丛神经增粗，走行僵硬，边界清晰，周围无明显肿块影。

3. 神经根炎　脊神经根炎为多种原因所致的脊神经根炎症或变性的总称，以颈胸神经根和腰骶神经最常受累，可引起肩背痛及腰腿痛。颈胸神经根炎起病以急性和亚急性多见，常表现为一侧或两侧肩臂部的疼痛、麻木、无力，疼痛常沿上肢外侧或内侧远端放射，咳嗽、用力及解便时加重。检查可发现在受累神经根支配区域感觉过敏（早期）、减退或消失（后期）；上肢肌肉可有轻度萎缩，相应颈、胸椎旁可有压痛。脑脊液可有轻度淋巴细胞增高。诱发电位显示受损范围内肌肉可呈失神经改变，周围神经运动和感觉传导速度减慢。

神经根分为膜内段和膜外段，膜内段炎症原因以感染、中毒、营养代谢障碍和外伤多见，膜外段炎症主要以椎体退行性变或压迫、外伤多见。该病损害部位通常在神经根刚出椎间孔处，但是马尾在椎管内沿蛛网膜下腔行程较长，其通路中任何部位都可发生节前损害。常规 MRI 很难清楚显示腰骶神经细微结构，MRI 增强表现为脊膜、神经根强化，3D STIR 显示双侧神经根高信号。放射性臂丛神经炎 MRI 表现为臂丛神经增粗，走行僵硬，T_1WI

稍低信号，T₂WI 及 STIR 稍高信号；2D STIR、3D FSPGR 显示较常规序列更为直观，且臂丛神经边界清晰，周围未见明显肿块影。

【病例分析一】

男，20 岁；有发热，突发左上手麻木、上肢无力，近期有病毒性上呼吸道感染。MRI 图像如图 15-1-1 所示。

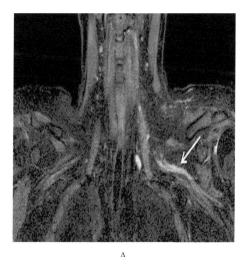 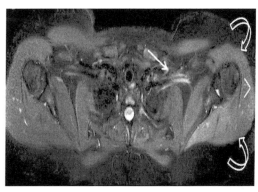

A   B

图 15-1-1　臂丛神经炎（一）

A. 冠状位左侧臂丛神经弥漫性增粗及多处高信号（箭头）；B. 轴位示左肩胛带失神经支配变化（曲箭头）

定位诊断　患者以左侧臂丛分布区感觉障碍就诊，提示臂丛神经病变，结合影像定位于左侧臂丛神经。

定性诊断　亚急性起病，有呼吸道病毒感染表现，臂丛神经由一般至轻度增厚排列，MRI 平扫 STIR 呈高信号，失神经支配信号强度变化出现在肩胛带与胸部肌肉处，符合臂丛神经炎影像改变。

临床随访证实为臂丛神经炎。

【病例分析二】

女，52 岁；乳腺癌术后放疗后 1～2.5 年，现左侧颈肩部及上肢疼痛，被动外展、上举时可诱发剧痛，右肩颈部 MRI 平扫 2D STIR 序列 CPR 显示如图 15-1-2 所示。

定位诊断　患者以左侧颈肩部、上肢疼痛麻木就诊，提示臂丛神经病变，结合影像定位于左侧臂丛神经。

定性诊断　乳腺癌放疗最常见，症状的出现距离放疗后几个月至几年，多在 5～30 个月，以 10～20 个月为高峰，与放疗剂量相关，多发生于放疗剂量大于 60 Gy 患者。患者术中见臂丛 C₅～T₁ 各根及上、中、下干明显增粗水肿，伴外膜增厚，神经质地偏硬，连续性存在，无明显神经粘连改变，符合放射性臂丛神经炎改变。周围未见明显淋巴结。

临床证实为放射性臂丛神经炎。

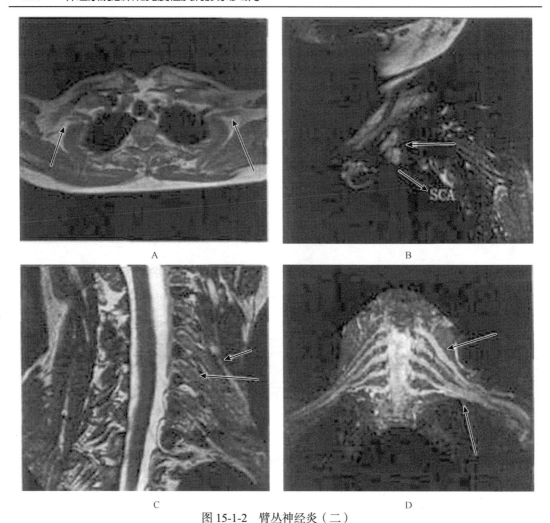

图 15-1-2　臂丛神经炎（二）

A. 横断面 T_1WI 示两侧臂丛神经增粗，周围结构清晰，脂肪间隙存在，未见明显肿块影（长箭）；B. 矢状面脂肪抑制 T_2WI 示斜角肌间隙内左侧臂丛神经根明显增粗（长箭），周围结构清晰，无肿块影；C. 3D FIESTA-c 冠状面扫描曲面重建显示右侧臂丛神经明显增粗；D. 2D STIR 曲面重建图显示左侧全臂丛节后神经明显增粗、走行僵硬，邻近结构清晰

【治疗及预后】

肾上腺皮质类固醇激素有消肿止痛作用。神经营养药或神经阻滞疗法，疼痛较剧烈时可用卡马西平。

第二节　吉兰-巴雷综合征

【概述】

吉兰-巴雷综合征（Guillain-Barré syndrome，GBS）是以周围神经和神经根脱髓鞘病变、小血管炎症细胞浸润为病理特点的自身免疫性周围神经病，经典型 GBS 称为急性炎性脱髓鞘性多发性神经病（acute inflammatory demyelinating polyneuropathy，AIDP）。该病的发生可能与感染有关，临床呈急性或亚急性发病，主要表现为四肢对称性迟缓性瘫痪，脑脊液呈蛋白-细胞分离。

我国以儿童和青壮年多见，多发于 15～35 岁和 50～75 岁两个年龄段。病因不清，多数患者发病前有感染、疫苗接种或手术史，可能与空肠弯曲菌、巨细胞病毒、EB 病毒、肺炎支原体、乙型肝炎病毒、HIV 等感染有关。大多数学者认为本病是多种原因导致的一种迟发型过敏性自身免疫性疾病。病原体某些组分与周围神经髓鞘中 P2 蛋白相似，导致交叉免疫反应，引起周围神经脱髓鞘。

【临床表现】

任何年龄均可患病，但以学龄前儿童居多。中国患儿常以空肠弯曲菌为前驱感染，农村多于城市，且夏秋发病多，病前可有腹泻、上呼吸道感染史。

多数患者起病前 1～4 周可有胃肠道或呼吸道感染症状或疫苗接种史。急性或亚急性起病；首发症状为肌无力，多于数日至 2 周发展至高峰，常为上升性麻痹，先出现对称性两腿无力，典型者在数小时或数天后无力从下肢上升至躯干、上肢或累及脑神经。下肢较上肢更易受累，肢体呈弛缓性瘫痪，腱反射降低或消失，通常在发病早期数天内患者即出现腱反射消失，部分患者轻度肌萎缩，长期卧床可出现失用性肌萎缩。除极少数复发病例，所有类型 AIDP 患者均呈单相病程，多在发病 4 周时肌无力开始恢复。感觉障碍一般比运动障碍为轻，表现为肢体远端感觉异常如烧灼、麻木、刺痛和不适感等，以及手套袜套样感觉减退，可先于瘫痪或与之同时出现，也可无感觉障碍。约 30%患者可有肌痛，尤其是腓肠肌压痛。约 50%患者出现双侧面瘫，后组脑神经也常受累，造成延髓支配肌肉无力，并导致清除分泌物及维持气道通畅的困难。自主神经症状常见皮肤潮红、发作性面部发红、出汗增多、心动过速、手足肿胀及营养障碍等；交感神经受损出现 Horner 征、体温调节障碍、胃扩张和肠梗阻等；膀胱功能障碍通常仅发生于严重病例，且一般为一过性。

根据临床表现、病理及电生理表现，将 GBS 分为以下类型：

（1）急性炎性脱髓鞘性多发性神经病（AIDP）：也称经典型 GBS，是 GBS 最常见类型，主要病变为多发性神经病和周围神经节段性脱髓鞘。

（2）急性运动轴突性神经病（acute motor axonal neuropathy，AMAN）：以广泛运动脑神经纤维和脊神经前根及运动纤维轴突病变为主。

（3）急性运动感觉轴突性神经病（acute motor sensory axonal neuropathy，AMSAN）：以广泛神经根和周围神经运动与感觉纤维轴突变性为主。

（4）Miller-Fisher 综合征（Miller-Fisher syndrome，MFS）：以眼肌麻痹、共济失调和腱反射消失为主要临床特点。

（5）急性全自主神经病（acute panantonomic neuropathy，APN）：较少见，以自主神经受累为主。

（6）急性感觉神经病（acute sensory neuropathy，ASN）：少见，以感觉神经受累为主。

【实验室检查】

1. 脑脊液　脑脊液出现蛋白-细胞分离现象是 GBS 特征之一，即蛋白水平升高而细胞数正常；病初 CSF 蛋白正常，通常在第 1 周末蛋白水平升高，临床症状稳定后蛋白仍可继续升高，发病 3～6 周达高峰，迁延不愈患者 CSF 蛋白可高达 20g/L，与神经根病变、根袖吸收蛋白障碍有关。

2. 白细胞计数 一般 $<10\times10^9/L$。

3. 电生理 ①神经传导速度（NCV）：发病早期可仅有 F 波或 H 反射延迟或消失，F 波改变常代表神经近端或神经根损害，运动和感觉神经传导速度明显减慢、失神经或轴索变性证据；②肌电图：最初运动单位动作电位（MUAP）降低，发病 2～5 周可见纤颤电位或正相波，6～10 周近端纤颤电位明显，远端纤颤电位可持续数月。

腓肠神经活检：脱髓鞘和炎症细胞浸润，很少用。

【影像学表现】

GBS 以神经周围渗出为主，神经增粗不明显，神经干及股神经的信号有增高，神经根、神经节的信号无增高。急性 GBS 脊神经、马尾神经有不同程度增粗，T_1WI 呈中等信号，T_2WI 呈中等或略高信号，增粗马尾神经信号变化不明显而容易漏诊；脂肪抑制增强 T_1WI 示神经增粗且明显强化；MRN 呈"蛙征"表现，这是由于 GBS 急性炎性渗出明显，多支神经与神经周围的炎性病变融合，与椎管共同构成"蛙征"表现，是 GBS 典型表现（图 15-2-1）。

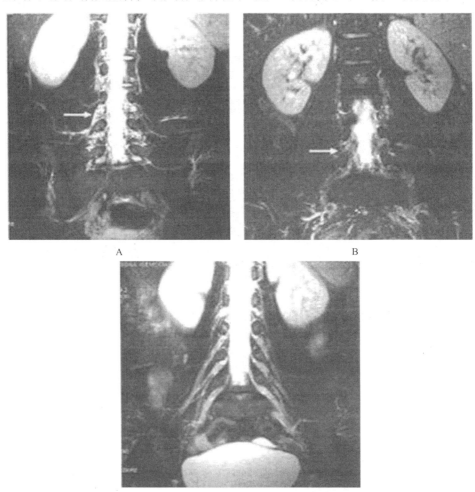

A   B

C

图 15-2-1 腰丛神经 GBS

A. GBS 腰丛神经周围片状渗出病变（T）；B. GBS 神经周围渗出明显，呈"蛙征"（t）；C. CIDP 腰丛神经增粗，周围未见异常信号，神经边缘清楚

【诊断依据】

1. 病前 1～4 周有感染史。

2. 急性或亚急性起病。

3. 四肢对称性下运动神经元瘫痪。

4. 末梢型感觉障碍及脑神经受累。

5. CSF 蛋白-细胞分离现象。

6. 早期 F 波或 H 反射延迟等。

7. MRI 脊神经和马尾神经增粗，T_2WI 呈中等或略高信号，增强扫描显示马尾神经不同程度强化；腰丛神经水肿及周围炎性渗出病变是特征性 MRN 表现，符合 GBS 为急性变态反应性炎症病变，以渗出为主。

【鉴别诊断】

本症常需与 CIDP、脊髓灰质炎、急性横贯性脊髓炎、低血钾型周期性瘫痪、卟啉病伴多发性神经病、重症肌无力鉴别。

1. 与 CIDP 区别　慢性炎性脱髓鞘性多发性神经病（CIDP）的神经周围无明显渗出病变，以神经干的增粗为特征。

2. 与其他疾病区别　临床需与脊髓灰质炎、急性横贯性脊髓炎、低血钾型周期性瘫痪、卟啉病伴多发性神经病、重症肌无力等疾病鉴别，而上述疾病 MRI 检查均无马尾神经增粗及强化表现。

【病例分析一】

患者，女；出现四肢疼痛、乏力，四肢肌力低下。脑脊液检查：蛋白质 0.55～8.65g/L。MRI 平扫+增强如图 15-2-2 所示。

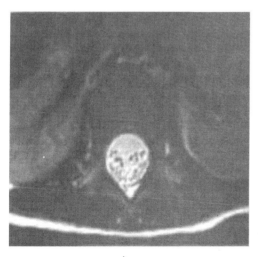
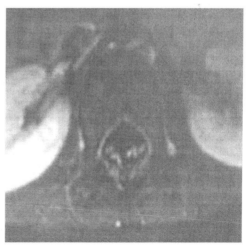

A　　　　　　　　　　　　　　　　　　B

图 15-2-2　急性 GBS

A. 横断位 T_2WI 显示马尾神经不同程度增粗，呈中等或略高信号；B. 增强后脂肪抑制 T_1WI 显示增粗的马尾神经明显强化

定位诊断　患者以肢体乏力，脑脊液蛋白升高，结合影像定位于腰骶丛神经。

定性诊断 急性起病，出现四肢疼痛、乏力，MRI 表现为 T_1WI 中等信号，T_2WI 中等或略高信号，马尾神经不同程度增粗，脂肪抑制增强 T_1WI 前部马尾神经增粗且明显强化，符合急性 GBS 影像改变。

临床随访证实为急性 GBS。

【病例分析二】

患者，男；反复四肢疼痛、乏力 6 年。体检：双下肢肌力下降，脑脊液蛋白升高。MRI 平扫+增强图像如图 15-2-3 所示。

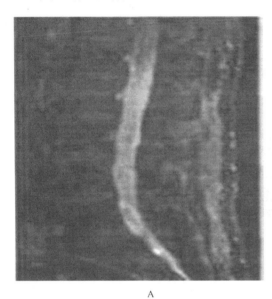 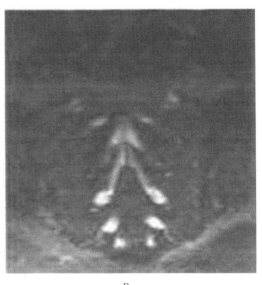

图 15-2-3 慢性 GBS

A. 腰骶椎矢状面 T_2 压脂像显示骶管内的马尾神经弥漫性增粗，无法分辨马尾神经的边缘；B.骶椎长轴 T_1WI 增强显示双侧骶神经对称性明显增粗、强化

定位诊断 患者以四肢疼痛、乏力，脑脊液蛋白升高，结合影像定位提示为腰骶丛神经。

定性诊断 反复四肢疼痛、乏力 6 年，MRI 显示骶管内马尾神经强化弥漫，无法分辨马尾神经，腰、骶管内脊神经和马尾神经弥漫性明显增生、强化，骶椎长轴扫描显示双侧骶神经对称性明显增粗、强化，双侧腰大肌内后方团块影，呈轻度至中度强化，符合慢性 GBS 影像改变。

临床随访证实为慢性 GBS。

【治疗及预后】

治疗包括支持疗法、药物治疗、对症治疗、预防并发症及康复治疗等。

第三节 慢性炎性脱髓鞘性多发性神经病

【概述】

慢性炎性脱髓鞘性多发性神经病（chronic inflammatory demyelinating polyneuropathy，

CIDP）以周围神经近端慢性脱髓鞘为主要病变的自身免疫性运动感觉性周围神经病，属于慢性获得性脱髓鞘性多发性神经病（chronic acquired demyelinating polyneuropathy，CADP），是 CADP 最常见的一种类型。呈慢性进展或缓解—复发病程，大部分患者对免疫治疗反应良好。CIDP 临床表现与 AIDP 相似，免疫治疗有效，提示该病有免疫介导的发病机制，但 CIDP 机制及与 AIDP 的关系并不清楚。在 CIDP 中，自身免疫反应性 T 细胞和 B 细胞发生分化，引起周围神经自身免疫性损害。分子模拟可能是重要病理启动机制。

【临床表现】

本病主要见于成人，儿童也可患病，发病年龄高峰 40～60 岁，男女发病率相近。起病较隐袭或呈亚急性病程，病前很少前驱感染，自然病程包括阶梯式进展、稳定进展和缓解—复发 3 种形式。进展期从数月至数年，平均 3 个月，起病 6 个月内无明显好转，进展过程超过 8 周，可与 GBS 鉴别。慢性起病，症状进展在 8 周以上，但有 16% 的患者呈亚急性起病，症状进展较快，在 4～8 周内即达高峰，且对糖皮质激素反应敏感，这部分患者目前仍倾向归类于 CIDP 而非 AIDP。约 5% 的 CIDP 患者可同时出现中枢神经系统损害，脱髓鞘病变可见于大脑和小脑，类似 MS；免疫治疗后症状和脑部影像学异常可消失。

CIDP 症状局限于周围神经系统，主要表现为：

（1）脑神经异常：不到 10% 患者会出现面瘫或眼肌麻痹，偶可累及支配延髓肌的脑神经，可出现构音障碍（9%）、吞咽困难（9%）。

（2）肌无力：大部分患者出现肌无力，可累及四肢近端和远端，但以近端肌无力为突出特点。典型无力表现为对称性近端和远端肢体无力，一般由双下肢起病，自远端向近端发展；呼吸肌受累较少见（11%）。

（3）感觉障碍：大部分患者表现为四肢麻木，部分伴疼痛，可有手套袜套样针刺觉减退，还可有深感觉减退，严重者出现感觉性共济失调。

（4）腱反射异常：腱反射减弱或消失，甚至正常肌力者的腱反射减弱或消失。

（5）自主神经功能障碍：表现为直立性低血压、括约肌功能障碍及心律失常等。

少数患者出现 Horner 征、阳痿（4%）、尿失禁（2%）、视盘水肿、视力下降等。

【实验室检查】

1. 电生理　运动传导速度明显异常，F 波潜伏期延长。必须有脱髓鞘病变的主要特征：

（1）必须具备下列 4 条中 3 条：①神经传导速度慢于正常低限的 75%（2 条神经以上）；②肯定的一过性离散证据，或近端-远端波幅比低于 0.7（1 条神经以上）；③远端潜伏期延长（2 条神经以上）；④F 波消失或潜伏期延长超过正常上限 130%（1 条神经以上）。

（2）支持诊断：①感觉传导速度下降，小于正常低限的 80%；②H 反射消失。

2. 脑脊液　蛋白-细胞分离，即细胞数正常、蛋白质明显增加，常在 0.8～2.5g/L。

3. 神经活检　可见明显神经纤维髓鞘阶段脱失，伴轴索变性，1/3～1/2 神经纤维有原发髓鞘脱失（腓肠神经活检发现节段性脱髓鞘和典型洋葱头样改变，高度提示 AIDP）。

【影像学表现】

颈、胸、腰段脊神经明显增粗，脊神经节增大，以神经干增粗为特征，T_1WI 呈中等或略低信号，T_2WI 呈中等或略高信号，STIR 信号增高，相应椎间孔扩大，神经周围无明显渗出病变。T_1WI 平扫矢状面示蛛网膜下腔呈略低信号，矢状面 T_2WI 平扫示蛛网膜下腔呈中等和略高信号，冠状面显示受累脊神经和马尾神经的长轴，受累神经呈条状强化，横断面受累神经呈圆形、卵圆形或呈相互聚拢斑片状强化。冠状位 STIR 因神经组织外背景信号被抑制尤其是脂肪信号被抑制，原始图像通过厚层 MIP 及曲面重建，可在同一层面连续显示臂丛神经走行，这是常规 MRI 序列无法实现的。重建图像能清晰显示臂丛神经节后段，呈长条斜行神经结构，分别向前、外、下方走行；冠状面 STIR 厚层 MIP 显示双侧臂丛神经全程肿胀伴信号增高。

【诊断依据】

1. 症状进展超过 8 周，慢性进展或缓解—复发。

2. 不同程度肢体无力，多数呈对称性，少数为非对称性，近端和远端均可累及，四肢腱反射减低或消失，伴有深、浅感觉异常。

3. 脑脊液蛋白-细胞分离。

4. 电生理检查神经传导速度减慢、传导阻滞或异常波形离散。

5. 神经活检除外其他原因引起周围神经病。

6. 糖皮质激素治疗有效。

7. MRI 可发现近端神经或神经根增粗，强化有助于发现活动性病变。

【鉴别诊断】

本症常需与 AIDP、多灶性运动神经病、慢性多发性周围神经病鉴别。

1. 急性炎性脱髓鞘性多发性神经病（AIDP） CIDP 疾病呈慢性进行性或慢性复发性，从发病到停止进展在 3 周以上，一般为数月至数年，平均约 3 个月。由于 CIDP 的慢性过程，发病隐袭，因而很少发现前驱因素。CIDP 病理改变中炎症表现可能不如 AIDP 明显，淋巴细胞很少见，少数病例可发现神经粗大，脱髓鞘同时可伴有神经再生及施万细胞增生，呈洋葱头样表现。CIDP 患者 MRI 检查可见臂丛神经弥漫性肿胀伴 T_2WI 或 STIR 信号增高，CIDP 神经周围无明显渗出病变，以神经干增粗为特征。

2. 多灶性运动神经病（multifocal motor neuropathy，MMN） 是仅累及运动神经的脱髓鞘性周围神经病，主要表现为以肢体远端肌肉开始的非对称性无力，以上肢为主，不伴感觉减退；部分患者血清 GM1 抗体增高，脑脊液蛋白水平和细胞计数通常正常；电生理为多个非嵌压部位出现不完全性运动传导阻滞。MMN 一般对皮质类固醇疗效不佳，可用免疫球蛋白和环磷酰胺治疗。

3. 其他 CIDP 还需与各种原因引起的慢性多发性周围神经病鉴别，如 HIV 感染、丙型肝炎病毒感染、结缔组织病、淋巴瘤、白血病、糖尿病等。

【病例分析】

男，44岁；主因四肢无力5年余入院。5年前患者左上肢自觉无力伴烧灼感，数月后右上肢及双下肢出现相同症状，并呈进行性加重而住院治疗。查体：四肢肌力Ⅲ级，以远端为甚，全身感觉正常，四肢腱反射减弱，病理征阴性，脑脊液呈蛋白-细胞分离，神经传导速度明显减慢，末端潜伏期明显延长，经治疗后肌无力好转出院。颈部MRI见图15-3-1。

定位诊断　临床症状提示有右上肢及双下肢或四肢腱反射减弱，结合影像定位于脊神经。

定性诊断　患者有长期四肢无力，神经传导速度明显减慢，末端潜伏期明显延长，脑脊液（CSF）呈蛋白-细胞分离现象，影像见脊神

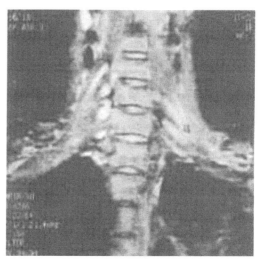

图15-3-1　慢性炎性脱髓鞘性多发性神经病
T_2压脂像，颈段脊神经增粗、肥大并呈高信号

经增粗、肥大并呈明显高信号，其意义与患者肌无力、感觉异常以及周围神经传导速度减慢相一致，提示慢性炎性脱髓鞘性多发性神经病。

临床上除外进行性脊肌萎缩症以及周围神经系统中毒性疾病等而确诊为慢性炎性脱髓鞘性多发性神经病。

【治疗及预后】

免疫治疗可使多数患者病情缓解或得到控制。

第四节　多灶性运动神经病

【概述】

多灶性运动神经病（multifocal motor neuropathy，MMN）又称多灶性脱髓鞘性运动神经病，是近年来被认识的一种少见脱髓鞘性周围神经病，其临床表现为进行性非对称性肢体无力以远端受累为主。电生理特征是在运动神经上存在持续性、多灶性传导阻滞（conduction block，CB），而感觉神经没有或只有很轻受累。其中90%患者以肢体远端起病且主要累及上肢，早期以肌无力为主，双侧可不对称分布的区域多与桡神经、尺神经和正中神经支配的范围一致，晚期可出现肌萎缩。2/3的患者可有肌束颤动和肌肉痉挛，少数患者可有一过性的肩部疼痛和轻度的感觉异常，但无肯定和恒定的感觉障碍。关于本病可能与空肠弯曲菌感染有关，空肠弯曲菌的脂多糖成分（LPS）可能有诱导抗神经节苷脂抗体产生作用。本病的发生与自身免疫有关，一是部分患者血清抗神经节苷脂（GM1）抗体升高；二是相当一部分患者对免疫抑制药（静脉用免疫球蛋白和环磷酰胺）治疗有效。

【临床表现】

（1）起病隐匿，少数患者可为急性或亚急性起病；好发年龄20～50岁；男女比例为4∶1。

（2）90%患者以肢体远端起病且主要累及上肢早期，以肌无力为主，双侧可不对称，分布区域多与桡神经、尺神经和正中神经支配范围一致，晚期出现肌萎缩；2/3的患者可有肌束颤动和肌肉痉挛。

（3）少数患者可有一过性肩部疼痛和轻度感觉异常，但无肯定和恒定的感觉障碍。

（4）腱反射多正常或减弱，偶见腱反射活跃，无锥体束征脑神经和呼吸肌受累罕见。

（5）并发症：病情可有反复，急性期有类似吉兰-巴雷综合征表现，呼吸肌多不受累，常可因肌无力而致日常生活不能自理。

【实验室检查】

1. 神经肌电生理检查　其特征性改变为持续性、多灶性、部分性运动传导阻滞，后者是指在肢体的近端和远端选择两点，分别刺激运动神经，所产生的复合肌肉动作电位幅度和面积降低，下降幅度多大于20%，有时可高达70%以上，且不伴异常短暂分散相。传导阻滞可同时发生于多条周围神经或同一条神经不同节段，在尺神经、正中神经和桡神经容易检测到传导阻滞。

2. 实验室检查　血清肌酸激酶（CK）轻度增高，少数患者脑脊液蛋白可有一过性轻度升高，20%～84%患者血清抗GM1抗体阳性，脑脊液可见高滴度抗GM1抗体阳性。

3. 周围神经活检　是对周围神经病进行鉴别诊断的一项重要实验室检查手段。

【影像学表现】

MRN显示患侧臂丛神经束支部较对侧增粗，MRI平扫STIR信号增高，常规FSE T_2WI 神经病变显示不明显，颈髓形态、信号无异常。

【诊断依据】

缓慢进展或阶梯样进展的局限性非对称性肢体无力，即至少有2条运动神经支配区受累，且症状持续大于6个月，如果症状和体征只见于一条神经支配区，只诊断为可能MMN。

无客观的感觉障碍，除了下肢轻微震动觉异常。

主要累及上肢，腱反射减弱或消失，脑神经不受累，受累肢体痛性痉挛和束颤，免疫抑制剂有效。

部分运动传导阻滞是确诊特有的。

MRN表现为节段性的神经增粗、信号增高，增强后常无强化。

【鉴别诊断】

本症常需与慢性炎性脱髓鞘性多发性神经病、肌萎缩侧索硬化等疾病相鉴别。

1. 慢性炎性脱髓鞘性多发性神经病（CIDP）　CIDP临床上有客观而持久的感觉障碍，

MMN 的感觉症状少且轻微。MMN 可有腱反射活跃和肌束颤动，而 CIDP 无此体征。CIDP 的脑脊液蛋白升高明显而持久，MMN 多正常或轻微升高。泼尼松治疗效果良好，而 MMN 对泼尼松治疗多无效。抗 GM1 滴度升高常见于 MMN，很少见于 CIDP。神经活检 CIDP 有明显的炎症细胞浸润，而 MMN 无。

2. 肌萎缩侧索硬化（ALS） MMN 有时因有明显的肌无力和肌萎缩伴肌束颤动，腱反射亢进容易与 ALS 或 SMA 混淆。运动神经活检发现脱髓鞘改变及 IVIG 试验性治疗有效支持 MMN，磁共振光谱示皮质乙酰天冬氨酸缺失及运动皮质磁刺激发现中枢运动传导损害提示 ALS。

【治疗及预后】

大剂量环磷酰胺冲击治疗。85%的患者临床症状获得改善。

（余　晖　张　刚　李晓璐　高　波）

参 考 文 献

萨日娜，王德杭，施海彬，等，2014.臂丛神经相关疾病的 3.0T MRI 诊断价值.实用放射学杂志，30（2）：275-278.

王红芬，崔芳，杨飞，等，2014.14 例腰骶神经根炎的临床、MRI 及神经电生理特点.中华医学杂志，94（39）：3062-3065.

赵秋枫，王嵩，耿道颖，2013.MRI 在臂丛神经非创伤性病变中的应用.中华放射学杂志，47（7）：643-647.

Deshmukh IS，Bang AB，Jain MA，et al，2015.Concurrent acute disseminated encephalomyelitis and Guillain–Barré syndrome in a child. J Pediatr Neurosci，10（1）：61-63.

Dimachkie MM，Barohn RJ，2013. Guillain-Barré syndrome and variants. Neurol Clin，31（2）：491-510.

Dimachkie MM，Barohn RJ，Katz J，2013. Multifocal motor neuropathy, multifocal acquired demyelinating sensory and motor neuropathy and other chronic acquired demyelinating polyneuropathy variants. Neurol Clin，31（2）：533-555.

Jain S，Bhatt GC，Rai N，et al，2014.Idiopathic brachial neuritis in a child：a case report and review of the literature. J Pediatr Neurosci，9（3）：276-277.

Jean MV，Claudia S，Laurent M，2010.Chronic inflammatory demyelinating polyradiculoneuropaty：diagnostic and therapeutic challeges for a treatable condition.Lancet Neurol，9（4）：402-412.

Lawande M，Patkar DP，Pungavkar S，2012.Pictorial essay：Role of magnetic resonance imaging in evaluation of brachial plexus pathologies. Indian J Radiol Imaging，22（4）：344-349.

Lawson VH，Arnold WD，2014. Multifocal motor neuropathy：a review of pathogenesis，diagnosis，and treatment. Neuropsychiatr Dis Treat，10：567-576.

Mallouhi A，Marik W，Prayer D，et al，2012. 3T MR tomography of the brachial plexus：structural and microstructural evaluation. Eur J Radiol，81（9）：2231-2245.

Mathey EK，Park SB，Hughes RA，et al，2015. Chronic inflammatory demyelinating polyradiculoneuropathy：from pathology to phenotype.J Neurol Neurosurg Psychiatry，86（9）：973-985.

Mazen M. Dimachkie，Richard J，2013. Barohn. Chronic inflammatory demyelinating polyneuropathy.Curr Treat Options Neurol，15（3）：350-366.

Mondelli M，Aretini A，Arrigucci U，et al，2013. Clinical findings and electrodiagnostic testing in 108 consecutive cases of lumbosacral radiculopathy due to herniated disc. Neurophysiol Clin，43（4）：205-215.

Mondelli M，Aretini A，Arrigucci U，et al，2013. Sensory nerve action potential amplitude is rarely reduced in lumbosacral radiculopathy due to herniated disc. Clin Neurophysiol，124（2）：405-409.

Patel K，Bhanushali M，Muley SA，2010. Management strategies in chronic inflammatory demyelinating polyradiculoneuropathy. Neurol India，58（3）：351-360.

Riekhoff AG，Jadoul C，Mercelis R，et al，2012.Childhood chronic inflammatory demyelinating polyneuroradiculopathy–three cases and a review of the literature. Eur J Paediatr Neurol, 16（4）：315-331.

Rossi DP, Doria Lamba L, Pistorio A, et al, 2013. Chronic inflammatory demyelinating polyneuropathy of childhood：clinical and neuroradiological findings. Neuroradiology, 55（10）：1233-1239.

Tagliafico A, Succio G, Neumaier CE, et al, 2012. Brachial plexus assessment with three-dimensional isotropic resolution fast spin echo MRI：comparison with conventional MRI at 3.0 T. Br J Radiol, 85（1014）：e110- e116.

Tanaka K, Mori N, Yokota Y, et al, 2013. MRI of the cervical nerve roots in the diagnosis of chronic inflammatory demyelinating polyradiculoneuropathy：a single-institution, retrospective case-control study. BMJ Open, 3（8）：e003443.

Thawait SK, Chaudhry V, Thawait GK, et al, 2011. High-resolution MR neurography of diffuse peripheral nerve lesions. AJNR Am J Neuroradiol, 32（8）：1365-1372.

Varkal MA, Uzunhan TA, Aydınlı N, et al, 2015. Pediatric Guillain-Barré syndrome：indicators for a severe course. Ann Indian Acad Neurol, 18（1）：24-28.